PUBLICATIONS DU *PROGRÈS MÉDICAL*

RECHERCHES EXPÉRIMENTALES

SUR LES

VARIATIONS PATHOLOGIQUES

DES

COMBUSTIONS RESPIRATOIRES

PAR

LE Dr P. REGNARD

Professeur à l'Institut National Agronomique
Sous-Directeur du Laboratoire de physiologie à la Sorbonne
Ancien interne des Hôpitaux de Paris
Membre de la Société de Biologie

PARIS

Aux bureaux du PROGRÈS MÉDICAL | V. A. DELAHAYE et Cie, Libraires-Éditeurs
6, rue des Écoles. | 23, Place de l'École-de-Médecine.

1879

RECHERCHES EXPÉRIMENTALES

SUR LES

VARIATIONS PATHOLOGIQUES

DES

COMBUSTIONS RESPIRATOIRES

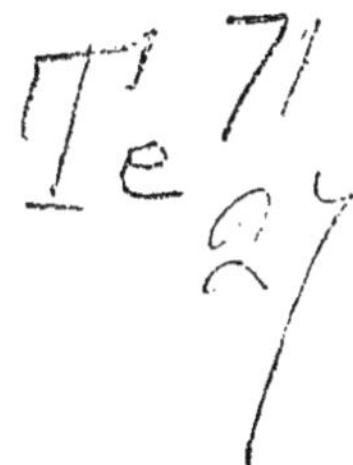

RECHERCHES EXPÉRIMENTALES

SUR LES

VARIATIONS PATHOLOGIQUES

DES

COMBUSTIONS RESPIRATOIRES

PAR

Le Dr P. REGNARD

Professeur à l'Institut National Agronomique
Sous-Directeur du Laboratoire de physiologie à la Sorbonne
Ancien interne des Hôpitaux de Paris
Membre de la Société de Biologie

PARIS

Aux bureaux du PROGRÈS MÉDICAL | V. A. DELAHAYE et Cte, Libraires-Éditeurs
6, rue des Écoles. | 23, Place de l'Ecole-de-Médecine.

1879

A M. LE PROFESSEUR PAUL BERT

Professeur de physiologie à la Faculté des Sciences
Député et membre du Conseil général de l'Yonne

RECHERCHES EXPÉRIMENTALES

SUR LES

VARIATIONS PATHOLOGIQUES

DES

COMBUSTIONS RESPIRATOIRES

> Pas de médecine scientifique sans physiologie, pas de physiologie sans les secours de l'expérimentation elle-même, de l'histologie, de la physique et de la chimie.
>
> (C. BERNARD, *Leçons sur la chaleur animale*).

Etant donnée la conception que l'on a aujourd'hui des phénomènes de la vie, s'il est une question qui mérite d'arrêter le pathologiste et de fixer son attention, c'est bien, à notre avis, celle des combustions respiratoires. Elle domine les autres et à proprement parler elle les renferme toutes.

N'est-ce pas de la respiration que l'être vivant tire son activité ? N'est-ce pas par elle surtout qu'il se distingue de l'être inanimé ? Dans l'ensemble des fonctions qui compose la vie, chacune est nécessaire à l'existence de l'être. Mais chacune aussi est subordonnée aux autres. A la tête de toutes, il faut placer la respiration. C'est par cette fonction que l'être doué de vie transforme et utilise les forces physi-

ques à son profit. C'est par elle qu'il produit la chaleur et se-
condairement le mouvement. La cessation de la respiration
s'accompagne d'une mort immédiate.

Examinons donc d'une manière générale cet acte important, et voyons de quelle façon il peut être modifié par la
maladie.

Le fait de l'introduction de l'air dans la poitrine n'est
qu'une phase nécessaire dans la respiration. Il n'en constitue pas l'essence. La respiration consiste dans le conflit
qui s'opère en nous entre l'oxygène et une série de substances que nous absorbons et qui sont destinées à se combiner
à cet oxygène. D'où combustion, production de chaleur et,
par conséquent, de mouvement. Le mot de respiration devrait donc disparaître et faire place à celui de combustion
organique.

La maladie, de quelque manière qu'elle nous frappe, vient
toujours modifier ces combustions intimes ; mais elle le fait
par des voies différentes suivant sa propre nature, et c'est
l'étude de ces voies et moyens qui va constituer notre travail.

Pour bien comprendre le plan que nous allons suivre et
le but que nous nous sommes proposé, il faut insister un peu
sur la notion que nous devons nous faire des actes respiratoires.

Il faut que nous consommions l'oxygène et que celui-ci
brûle nos aliments. Il serait insuffisant d'admettre que ces
actes s'accomplissent au point même où l'oxygène de l'air
est en rapport avec nos téguments, dans le poumon, par
exemple.

A. — Au point de vue de la physiologie générale, l'être
vivant est composé d'une infinité d'organites, vivant d'une
manière indépendante.

Chaque élément anatomique est un être à part.

Cet être absorbe l'oxygène et se brûle à son contact ; *il*

respire. C'est là la respiration élémentaire, la respiration des tissus. C'est elle surtout que modifie l'état anormal (ou plutôt l'état normal exagéré ou diminué) qui constitue la maladie.

Nous devons donc, avant toutes choses, étudier l'influence qu'ont sur les oxydations intimes les grandes conditions pathologiques que nous pouvons reproduire expérimentalement. Ce sera l'objet de notre première partie.

B.— Mais cet être isolé, cet organite enfoui au milieu de notre corps ne reçoit pas directement l'oxygène. M. Bert a même démontré que, pour la cellule, l'oxygène libre est une cause de mort. Comme l'a dit Bernard, ce serait une erreur de penser que nous vivons dans le monde extérieur. En réalité, nous n'avons pas de contact direct avec lui, nous n'y vivons pas. La vérité est que nous vivons dans notre milieu intérieur, dans notre sang.

C'est le sang qui se charge d'oxygène et qui vient l'apporter à nos tissus. Que la maladie apporte une modification à ce sang, il en résultera deux choses :

1° Il contiendra moins ou plus d'oxygène, et en apportera moins ou davantage aux tissus. Voilà donc que notre étude s'agrandit et qu'il nous faut étudier les modifications pathologiques des gaz du sang ;

2° Si la modification est plus complète, il pourra survenir que le milieu intérieur soit annihilé, que le sang ne puisse plus absorber l'oxygène et que les tissus en soient à peu près privés d'une manière permanente. Il nous faudra donc étudier l'influence qu'ont les actes morbides sur la *capacité respiratoire du sang*.

Voilà pour le milieu intérieur, mais le lecteur a déjà remarqué que notre étude serait stérile si nous ne possédions encore un élément du problème ;

3° Cet oxygène que le sang va porter aux tissus, il s'en empare dans un appareil spécial, l'appareil respiratoire. Si une cause morbide quelconque vient entraver ou exagérer le jeu des organes respiratoires, si l'air entre en plus petite quantité dans la cage thoracique ou s'il y circule plus vite, il arrivera finalement plus ou moins d'oxygène au sang et aux tissus, d'où une variation dans les combustions. Après avoir étudié le *milieu intérieur*, le sang, il nous faudra rechercher l'influence qu'a la maladie sur l'apport du *milieu extérieur*, de l'oxygène atmosphérique.

C. — Les deux premières parties de notre travail nous auront ainsi amenés à connaître les causes et les modes des variations pathologiques dans les combustions organiques. Il nous restera encore à mesurer ces variations elles-mêmes. Or une pareille évaluation peut se faire directement par la mesure de la quantité de chaleur produite, par la *calorimétrie;* elle peut encore être obtenue d'une manière indirecte en tenant compte des produits comburés, en dosant l'*urée* et *l'acide carbonique*.

Après avoir parcouru ces diverses phases de notre étude, nous posséderons tous les éléments que peut fournir l'expérience sur le sujet qui nous occupe.

Nous saurons ce qui se passe dans l'intimité des tissus au moment où les oxydations s'exagèrent. Nous saurons en quoi les divers processus pathologiques peuvent influer sur les milieux où se passent les combustions ; nous saurons enfin ce que sont leurs produits en qualité et en quantité.

Chacun de nos chapitres sera précédé d'une description détaillée de la méthode que nous avons employée, soit qu'elle ait déjà été utilisée par nos prédécesseurs, soit que nous ayons dû l'improviser nous-même. Nous attribuons la plus grande importance à cette description : un résultat expérimental tire toute son importance de la méthode par laquelle il a été obtenu : ne pas la citer, c'est mettre son lecteur dans l'impossibilité de juger l'exactitude de ce qu'on avance et de mesurer la précision qu'on a mise dans ses recherches.

Nous sommes persuadés que bien des résultats seraient absolument rejetés si on connaissait les procédés par lesquels ils ont été acquis. Si la technique était toujours signalée, on ne serait pas exposé à mettre sur le même pied et à opposer l'un à l'autre des travaux dont les uns ont été faits avec des soins minutieux et d'autres publiés hâtivement et sans précautions expérimentales.— Pour l'homme qui ne s'occupe que des conclusions sans s'arrêter à la critique expérimentale, tous les résultats sont égaux, fussent-ils dissemblables, et il ne reste pour se faire une opinion que la pitoyable méthode des moyennes dont on a fait depuis longtemps justice. On nous pardonnera donc d'avoir insisté longuement sur nos procédés de laboratoire. Si notre travail a quelque valeur, il ne le tire pas de l'inattendu de ses conclusions. Mais on reconnaîtra qu'il a été exécuté par des méthodes qui sont une garantie de sincérité et d'exactitude.

Il ne nous a pas suffi d'ailleurs de décrire nos appareils personnels; dans bien des cas, nous avons cru devoir entrer dans quelques détails sur des instruments nouveaux peu connus des médecins : n'était-ce point le seul moyen de les mettre à même de nous juger.

Enfin, toutes les fois que nous l'avons cru nécessaire, nous avons fait précéder notre étude pathologique d'un court exposé des faits physiologiques qui s'y rattachaient. Non point que nous ayons essayé d'être complet sur ce point : bien au contraire nous avons soigneusement évité de faire œuvre de compilateur. Mais dans beaucoup de cas, il était nécessaire d'établir le terrain sur lequel nous nous avancions et de bien fixer l'état normal pour en déduire la modification introduite par la maladie.

En résumé, notre étude comprendra les quatre grandes divisions suivantes :

A. — Variations pathologiques de la *respiration élémentaire*.

B. — Variations pathologiques du *milieu intérieur*.

C. — Variations apportées par la maladie dans l'action du *milieu extérieur*.

D. — Variations pathologiques des *produits de combustion*.

En tirerons-nous des conclusions capables d'élucider complétement les grands problèmes de la fièvre et de la calorification? Non ; mais nous aurons fixé les faits et éclairé la voie à suivre et peut-être notre travail ne sera-t-il pas inutile à quiconque s'occupera de rechercher la solution de ces importantes questions.

PREMIÈRE PARTIE

Variations pathologiques de la respiration élémentaire.

CHAPITRE I

Respiration des éléments et des tissus.

« L'être vivant est un agrégat de particules vivantes comme le corps brut est un agrégat de particules brutes. Or de même que ce corps ne possède aucune propriété physico-chimique qui ne se retrouve dans toutes ses parties consti-tuantes, s'il est homogène, ou dans un certain nombre d'entre elles s'il est hétérogène, de même toutes les qua-lités physico-chimiques ou vitales de l'être vivant, consi-déré dans son ensemble, doivent avoir leur origine dans une qualité similaire d'un certain nombre de ses particules constituantes. Ce que nous appelons fonctions n'est que la somme, somme algébrique, de ces propriétés élémen-taires. »

C'est par cet énoncé général que M. le professeur Bert commence la série de leçons qu'il consacre à l'étude de la respiration des éléments anatomiques. — Nous n'avons pas cru qu'il fût possible de mieux délimiter le problème qu'il ne l'avait fait. — Il est certain que si l'ensemble d'un être vivant absorbe de l'oxygène, c'est que chacune de ses par-ties en consomme elle-même, et les plus fougueux partisans d'un principe vital gouvernant l'économie ne sauraient s'in-surger contre cette idée.

Or, si cette vérité n'est point contestable pour l'état normal, elle ne l'est pas non plus, pour l'état pathologique et il est certain que, si dans une situation donnée, si dans un processus morbide, les combustions intimes sont modifiées, cela ne saurait résulter que de la modification même des fonctions respiratoires de chacun des éléments du corps.

Aussi n'avons-nous pas hésité à suivre M. Bert dans la voie qu'il avait tracée pour la physiologie normale : la physiologie pathologique, la médecine expérimentale ne saurait employer d'autres méthodes. Les conditions seules sont changées, mais elles tombent sous les mêmes moyens d'investigation.

Nous croyons donc avant toutes choses devoir étudier la respiration élémentaire. Et ce qu'elle nous apprendra, nous pourrons plus tard le généraliser et en tirer un point de départ logique pour arriver aux phénomènes plus compliqués des combustions générales.

Examinons tout d'abord le court historique de la question qui nous occupe.

C'est Spallanzani qui, le premier, a parlé de la respiration élémentaire et il a été assez heureux pour en donner une démonstration complète. Cet illustre observateur a étudié la respiration de chaque tissu en particulier ; il a publié des centaines d'expériences et fait connaître des chiffres qui concordent sensiblement avec ceux qui sont obtenus aujourd'hui par nos méthodes chimiques perfectionnées.

Bien longtemps après Spallanzani, G. Liebig a étudié la respiration des muscles et a pu apporter quelques faits nouveaux. En même temps que lui, Matteucci remarquait que le fonctionnement augmentait les combustions et qu'un muscle qui, détaché du corps, se contracte, brûle bien plus qu'un muscle semblable au repos. On verra plus loin l'importance d'un pareil résultat, au point de vue de la réfutation de certaines théories.

Les expérimentateurs ne devaient pas s'en tenir là ; Valentin étudie heure par heure les altérations produites dans l'air confiné par des fragments de muscles enlevés à un animal récemment tué.

Claude Bernard reprend ensuite ces expériences remarquables; il les étend comme Spallanzani à tous les tissus de l'économie.

Enfin, et nous avons hâte d'y arriver, notre maitre, M. Paul Bert a, pour ses leçons sur la respiration, exécuté un certain nombre de recherches dont la connaissance nous est absolument nécessaire pour arriver à la pathologie, à la respiration des tissus malades.

Un mot d'abord des méthodes employées par M. Paul Bert. Elles étaient des plus simples. L'animal sur qui on devait prendre les tissus était tué toujours de la même manière, de préférence par hémorrhagie, pour que les tissus fussent toujours également privés de sang, bien que cela n'ait qu'une médiocre importance.

L'animal étant mort, on coupait rapidement en petits morceaux le tissu sur lequel on voulait opérer et on le passait, sous le mercure, dans une cloche contenant une quantité d'air connue. Les fragments étaient soutenus par de petites grilles de métal afin d'offrir à l'air une superficie plus grande. Les tissus étaient ainsi laissés à eux-mêmes pendant un temps calculé ; on faisait dans la cloche une prise d'une quantité donnée d'air qu'on analysait et, des modifications qu'il avait subies, on déduisait la quantité d'oxygène absorbée et d'acide carbonique produite par le poids de substance mis en expérience.

Dans certains cas où il a voulu procéder avec une précision plus grande, M. Bert s'est servi de grandes cloches reposant sur des plaques rodées et munies de thermomètres et d'un manomètre qui permettaient de tenir compte des plus légères modifications physiques dans la mesure finale des résultats.

On verra plus loin comment nous avons été amenés à

des modifications nécessitées par la nature spéciale de nos recherches.

Mais, avant tout, jetons un coup d'œil sur les résultats obtenus par M. Bert. La première question qu'il se pose, c'est de savoir si tous les tissus d'un animal ont la même activité respiratoire.

Il a déjà été précédé dans cette recherche par Spallanzani qui avait vu que, en dix-sept heures, douze grammes des tissus suivants, placés dans 100 c. c. d'air les altéraient de différentes manières.

12 gr. de tissu cellulaire consommaient	20,8	d'oxygène.
— de fiel..................	19,5	—
— de cerveau..............	18,8	—
— de moelle épinière..........	14,5	—
— de tendons.............	8,5	—
— de graisse	6,0	—

Spallanzani n'avait pas pris soin de donner aux morceaux de tissus sur lesquels il opérait la même forme et la même valeur (il comparait même des liquides avec des solides), enfin, il se servait de vases trop petits dans lesquels l'atmosphère était rapidement viciée, en sorte, qu'au bout de peu de temps, les conditions n'étaient plus normales, les tissus asphyxiaient.

M. Bert a cru devoir reprendre, avec son manuel opératoire, les expériences de son illustre prédécesseur, et il est arrivé aux résultats suivants :

100 gr. de muscles ont absorbé	50,8	d'oxygène et exhalé	56,8. CO_2
— de cerveau	—	45,8	—	—	42,8.
— de reins	—	37,0	—	—	15,6.
— de rate	—	27,3	—	—	15,4.
— de testicule	—	18,3	—	—	27,5.
— d'os	—	17,2	—	—	8,1.

La température extérieure était de 10°.

Dans ces expériences, les tissus étaient placés au milieu de l'air et ils l'altéraient directement. Ce n'est point là, pour eux, les conditions ordinaires de la respiration. Ils puisent dans le sang l'oxygène dont ils ont besoin pour leur combustion ; il était nécessaire de reproduire ces conditions et rien n'était plus facile.

Du sang défibriné est contenu dans des vases fermés. L'un est conservé comme témoin. Dans les autres, on plonge des quantités égales de tissus différents et on les laisse ainsi immergés pendant un temps donné. On analyse ensuite le sang contenu dans chacun des vases et par la différence qu'il présente avec le sang type, on calcule la quantité d'oxygène qui a été consommée à ses dépens par le tissu qui y était immergé.

Les chiffres obtenus par ce procédé concordent et ils marchent dans le même sens que ceux qui ont été obtenus par la respiration directe.

Le résultat le plus important de ces expériences est certainement ce fait que les tissus divers ne respirent pas également et que le tissu musculaire est de tous le plus actif.

Ces données sont utiles à la physiologie générale ; mais, si nous entrons dans le domaine de la pathologie, ce qui est en somme notre but, nous rencontrons deux conditions d'une importance capitale et nous devons nous poser les deux questions suivantes :

1° Comment respirent les tissus en présence d'une quantité trop forte ou trop faible d'oxygène ;

2° Comment respirent-ils en présence des températures incompatibles avec l'état physiologique.

La solution de la première question nous amènera plus tard à comprendre les modifications qu'amènent dans les combustions intimes certaines altérations du sang qui ne peut plus dissoudre d'oxygène et en apporter aux tissus. Elle nous permettra encore d'avoir une notion de ce qui se passe quand des conditions spéciales viennent gêner la ventilation pulmonaire et entraver l'oxygénation du sang, ce qui a encore pour résultat une véritable asphyxie des éléments.

Quant à l'étude de la seconde question, celle qui se rapporte à la température, elle nous permettra d'envisager d'emblée ce qui se passe pendant la fièvre dans la respiration intime des tissus, alors que l'excès de chaleur leur a imprimé des dégénérescences et des modifications qui diminuent leur activité respiratoire.

Spallanzani s'était déjà occupé du premier problème ; il avait bien constaté que des tissus placés dans des milieux de plus en plus oxygénés absorbaient des quantités de plus en plus grandes d'oxygène. M. Bert a maintes fois constaté le même phénomène, et, dans ses études sur l'air comprimé, il a dû en rechercher une mesure exacte.

Pour y arriver, il a imaginé un appareil dans lequel la composition gazeuse demeurait toujours la même.

Cet appareil se composait d'un flacon étroit au fond duquel était une quantité connue d'une solution de potasse exactement dosée. A la partie supérieure, on pendait une quantité donnée de muscle. Le flacon était exactement clos par une fermeture hydraulique, mais il communiquait avec une cloche graduée remplie d'oxygène pur, préparé par la pile. On avait un certain nombre d'appareils et on y produisait des atmosphères d'oxygénation différente. De cette manière, M. Bert a vu que les combustions allaient toujours en augmentant jusqu'à ce que la teneur de l'air en oxygène fût de 50 à 60 0/0. Puis qu'à partir de là, elles diminuaient progressivement. C'est ce qui ressort de la lecture du tableau suivant :

Air à :		Production de CO_2
20,8 0/0 d'oxygène.	. . . .	100 cc.
37,3	—	103
41,5	—	129
49,6	—	106
53,0	—	121
61,2	—	124
79,7	—	112
81	—	103

Ces faits sont importants, mais ils ne s'appliquent directement en pathologie que pour des cas assez rares, ceux où une suroxygénation du sang amène une exagération de combustions dans les tissus.

Ce n'est point ce qui se passe d'ordinaire : il est beaucoup plus fréquent, on le verra plus loin, de voir le sang contenir moins d'oxygène. Il était donc utile de faire une étude directe de ce qui se passerait dans des atmosphères de moins en moins oxygénées.

Nous aurions pu, pour y arriver, employer l'appareil de M. Bert, mais il présente une complication qui est inhérente à sa précision même, et, dans l'espèce, il nous était inutile. Nous avons mieux aimé procéder indirectement.

EXPÉRIENCE I. — Nous suspendons dans les flacons hermétiquement fermés des morceaux de viande bien égaux en poids et en volume. Au fond des flacons se trouve une solution de potasse titrée.

Les vases sont de taille très-différente. A a une capacité de 800 c. c., B, 550 c. c., C, 375 c. c., D, 150 c. c. Ces flacons sont placés l'un à côté de l'autre dans les mêmes conditions de température.

Comme la quantité de tissus qu'ils contiennent est exactement la même, au bout de peu de temps leur atmosphère va en se désoxygénant suivant une progression constante, et comme ils sont de tailles différentes, il en résulte qu'au bout de peu de temps, la progression étant tout d'abord également décroissante, l'atmosphère des petits flacons est beaucoup plus désoxygénée que celle des grands. On est dans les mêmes conditions que si on avait placé dans des flacons égaux des atmosphères de plus en plus pauvres.

En analysant finalement les solutions de potasse et l'air des flacons, on trouve que par kilog. et par heure le tissu musculaire a exhalé :

A dans le flacon de 800 gr. . . . . $15^{cc},0$ CO^2
B   —   550   . . . .   9 ,5
C   —   375   . . . .   7 ,0
D   —   150   . . . .   2 ,0

Or, l'analyse eudiométrique de l'atmosphère de chaque

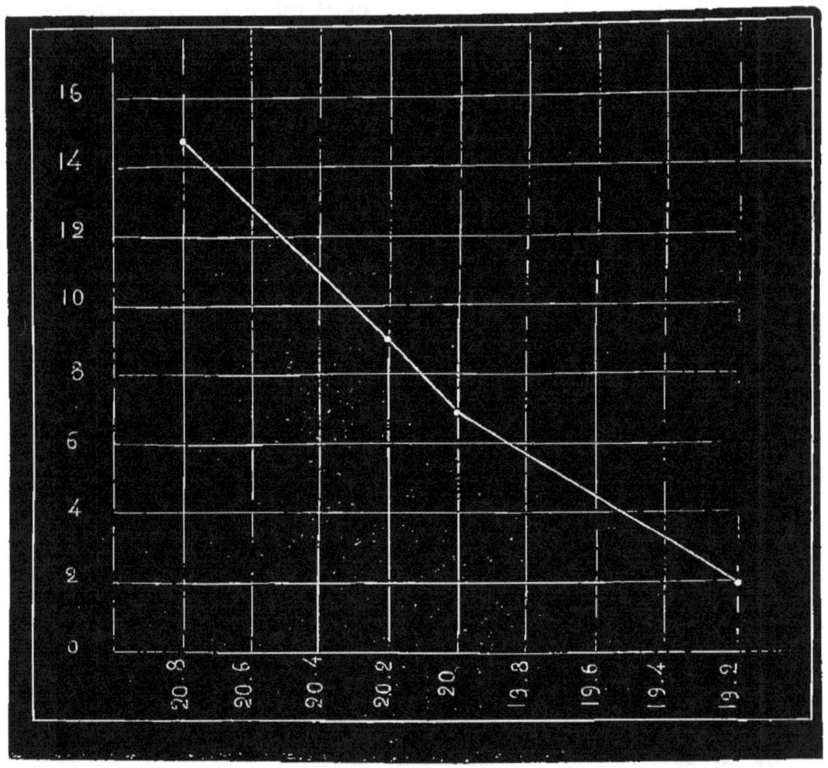

Fig. 1. — Courbe montrant le rapport entre la production de CO^2 et la richesse en oxygène de l'atmosphère.

flacon, a montré que l'air du flacon A contenait 20.7 d'oxygène 0/0, celui du flacon B, 20.2, celui du flacon C, 20.0 et celui du flacon D, 19.2.

Il est possible de représenter par le graphique ci-dessus, les résultats généraux de l'expérience. (*Fig. 1.*)

Si, d'autre part, nous représentons la richesse de l'air dans ses rapports avec la capacité des vases, nous obtenons le graphique n° 2, absolument identique au précédent; preuve que la capacité des vases, la consommation d'oxy-

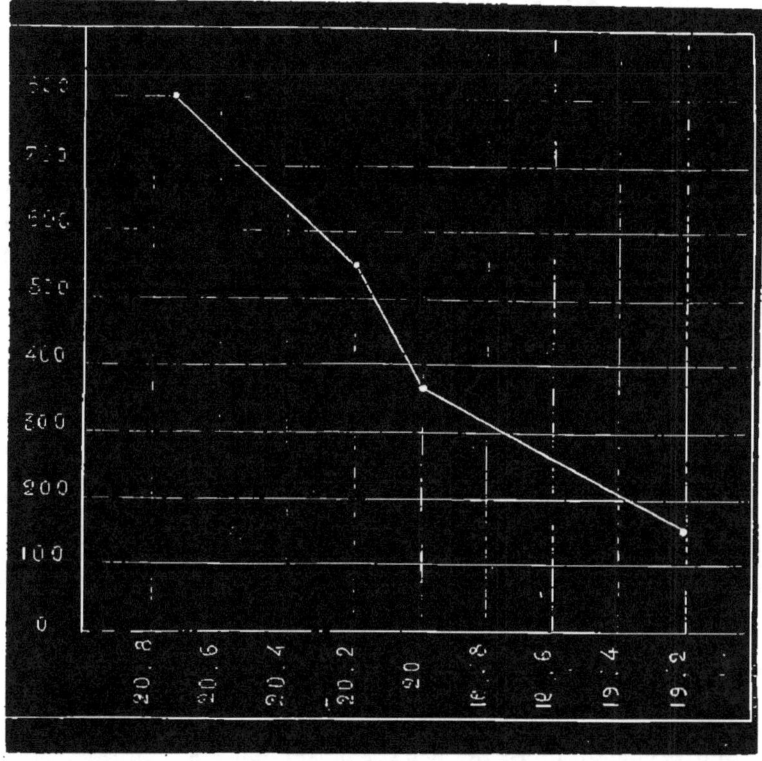

Fig. 2. — Courbe montrant que la désoxygénation de l'air est en raison inverse de la capacité des vases.

gène et la production d'acide carbonique sont bien fonctions l'une de l'autre et déterminent des phénomènes marchant tous dans le même sens.

Les résultats donnés pour cette expérience ont une certaine importance en pathologie. C'est qu'en effet, un apport plus faible d'oxygène diminuera forcément la valeur des

REGNARD.   2 combustions. Or, nous verrons dans la deuxième partie de ce travail que, dans bien des maladies, le pouvoir qu'a le sang d'absorber l'oxygène et de l'apporter aux tissus est considérablement diminué. Nous verrons de plus dans notre troisième partie que, dans ces maladies, les combustions sont effectivement amoindries, qu'il y a moins d'oxygène absorbé et moins d'acide carbonique rendu, et que, de plus, la température est abaissée.

Nous avons donc répondu à la première des questions que nous nous étions posées sur la respiration élémentaire : elle est proportionnelle à l'oxygène de l'atmosphère, que cette atmosphère soit l'air ordinaire ou un liquide oxygéné comme le sang.

Le deuxième problème en face duquel nous nous trouvons placés consiste à rechercher l'influence qu'a sur les échanges des tissus la température à laquelle ceux-ci se trouvent exposés. Poser dans ces termes la question, c'est dire de suite que nous avons dès l'abord et tout au début de notre travail à nous occuper des combustions fébriles ramenées à leur état le plus simple. Quelle est donc l'influence de la température sur la respiration de l'élément anatomique ?

C'est un point qui a déjà occupé nombre d'auteurs. Spallanzani lui-même avait très-bien observé que la température extérieure avait sur ses expériences une influence prépondérante : nous avons voulu reprendre ses recherches avec une précision nouvelle et fixer nettement les résultats.

L'être vivant auquel nous nous sommes d'abord adressé est un végétal. Il avait pour nous un double avantage, d'abord il est uni-cellulaire : chaque cellule, chaque élément anatomique vit séparé et d'une existence propre, et, comme il est de plus privé de chlorophylle, il respire exactement de la même manière que les animaux.

Nos expériences ont porté sur la levûre de bière. Si on met cette levûre dans un liquide approprié tenant en dis-

solution de l'oxygène, cet oxygène disparaît promptement
et de l'acide carbonique se forme à sa place : c'est même le
meilleur moyen qu'on possède pour désoxygéner complètement une quantité donnée d'eau.

Nous avons vu, dans une série d'expériences, que la dés-

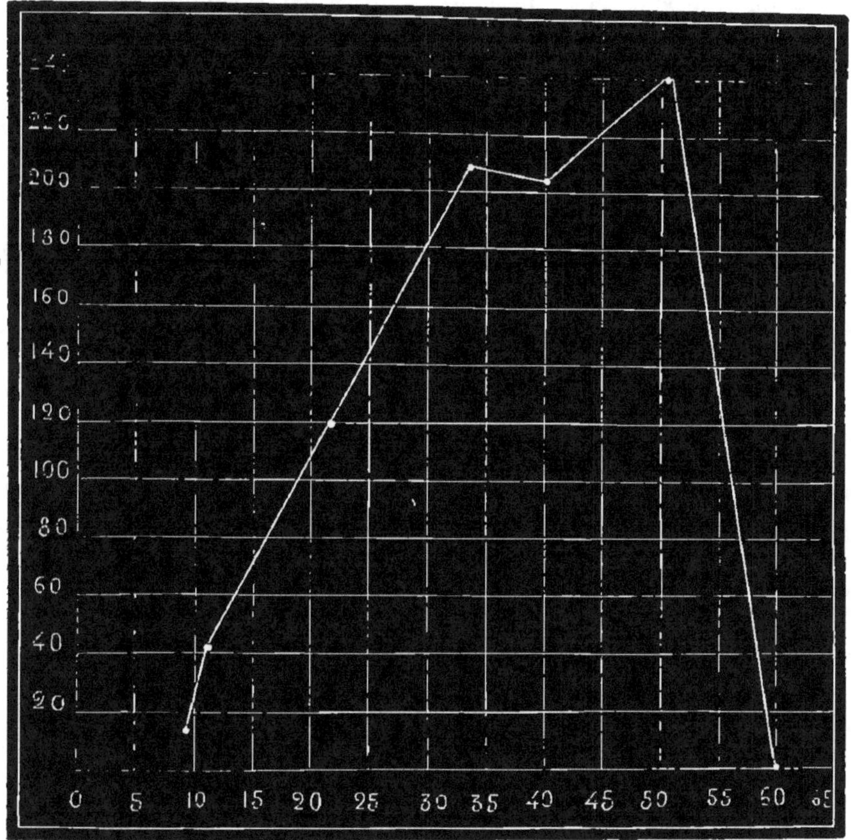

Fig. 3.—Consommation d'oxygène par la levûre a différentes températures.

oxygénation de l'eau se faisait d'autant plus vite que la
température était plus élevée. Nous opérions en mesurant
la quantité de minutes que mettait un gramme de levûre à
désoxygéner un litre d'eau.

Notre procédé avait l'inconvénient de ne pas donner de chiffres directs, aussi préférons-nous le procédé de M. Schutzemberger. Ce savant chimiste analyse d'abord l'oxygène contenu dans un litre d'eau, il y jette un gramme de levûre et, au bout d'une heure, il procède à une analyse nouvelle. La différence entre les deux chiffres de l'oxygène lui donne la consommation de l'élément anatomique.

Voici les chiffres qu'il a ainsi obtenus.

1 gramme de levûre a consommé en une heure :

à 9°	$0^{cc},14.$
à 11°	0 ,42.
à 22°	1 ,20.
à 33°	2 ,10.
à 40°	2 ,06.
à 50°	2 ,40.
à 60°	0 ,00.

Ce tableau est représenté par le tracé n° 3 que nous plaçons ici pour qu'il serve de point de comparaison avec ce que nous ont donné les éléments anatomiques étudiés chez les animaux.

Cette figure nous montre trois choses : c'est d'abord que l'activité de la respiration de l'élément anatomique va en augmentant de 0° à 33°, que de ce chiffre elle demeure à peu près égale jusqu'à 55°, qu'enfin vers 60°, l'élément anatomique est tué et qu'il n'absorbe ni ne consomme plus d'oxygène.

Or nous allons tout à l'heure retrouver la même chose pour les éléments anatomiques quels qu'ils soient, hématies du sang ou fibres striées de la substance musculaire.

En amenant notre étude jusqu'aux animaux, nous avons voulu tout d'abord rechercher quelle était l'influence de la température sur les combustions qui se passent dans le sang lui-même. Et, en effet, si les combustions des tissus sont très-actives, il convient d'ajouter que, dans le sang lui-même, il se passe aussi des combustions qui font qu'abandonné à lui-même, il consomme son oxygène, produit de l'acide carbonique et devient spontanément noir. On sait, depuis longtemps, et Claude Bernard, a insisté sur ce point dans ses leçons sur la respiration des tissus, on sait que ce phénomène se fait plus vite dans le sang à 38° qui sort de l'artère de l'animal que dans le sang défibriné et refroidi.

Nous avons voulu, ici encore, mesurer le phénomène et obtenir une courbe qui nous en donnerait, non-seulement le sens, mais encore la valeur et la marche complète.

Il s'agissait pour nous d'avoir toujours le même sang, puisque l'activité respiratoire dépend du nombre d'éléments anatomiques (hématies) contenus dans le liquide. Toute notre série d'expériences devait donc être faite en moins de douze heures pour que la putréfaction ne vînt pas gêner nos résultats.

Notre méthode était très-simple; nous prenions un litre de sang de bœuf, recueilli le matin même et défibriné. Nous l'agitions à l'air et nous déterminions à la pompe la quantité d'oxygène (toujours la même) que ce sang était capable d'absorber; puis 100^{cc} de ce sang étaient placés dans un flacon *bien plein*, sans bulles d'air, et hermétiquement clos. Le flacon était mis pendant une heure dans un bain à température constante.

Le sang, aussitôt après ce séjour, était porté à la pompe et analysé (1). On le trouvait moins riche en oxygène ; la différence était la consommation.

Mais dès l'abord nous nous sommes trouvés en face d'une grave difficulté. Nous l'avons dit, pour que nos résultats eussent une signification, il nous fallait faire nos prises de sang toujours identiques, et nous servir du sang d'un même animal. La série des expériences à diverses températures devait se faire très-vite. Or, aucun régulateur ne pouvait

---

(1) Voir pour le manuel opératoire le chapitre II de cet ouvrage.

se prêter à nous donner d'un coup et sans tâtonnement la température que nous cherchions.

Les meilleurs régulateurs d'étuves (Schlœsing, Friedel,

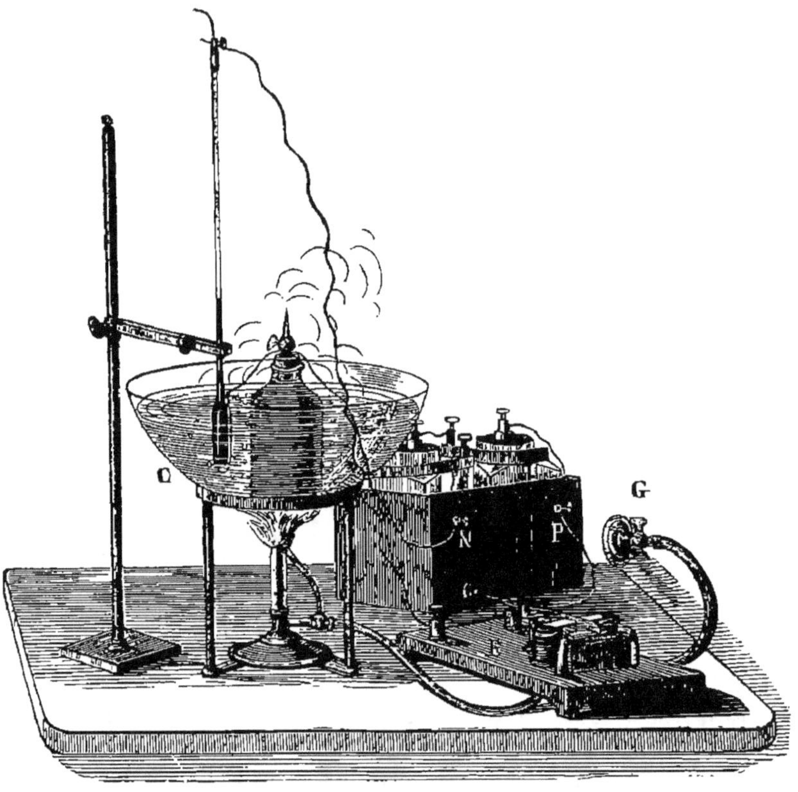

Fig. 4.—Régulateur donnant successivement des bains à des températures différentes.

d'Arsonval) demandent plusieurs heures pour être fixés à un degré convenu.

Nous avons donc dû imaginer une disposition spéciale que nous décrirons ici parce qu'elle est commode et qu'elle pourra servir aux personnes qui auraient à réaliser les conditions que nous étions obligés de subir.

Une grande capsule est remplie d'eau. Au-dessous se

trouve placé un bec de gaz. Le gaz arrive à ce bec par un tube en caoutchouc. Dans un point de son trajet, ce tube est formé par deux très-minces lamelles de caoutchouc, collées sur les bords. La plus légère compression sur ces lamelles empêche le passage du gaz et éteint le bec. Or, justement au-dessus d'elles se trouve un couteau d'acier E qui peut être vivement abaissé par un électro-aimant et produire la compression nécessaire pour arrêter le gaz.

L'électro-aimant est actionné de la manière suivante :

Dans l'eau de la capsule C plonge un thermomètre ouvert à l'une de ses extrémités. Cette ouverture donne passage à un fil de platine que l'on peut descendre ou remonter dans l'intérieur du thermomètre, et que l'on peut, par conséquent, arrêter en face du degré que l'on veut. Dans le réservoir du thermomètre est, d'autre part, soudé un fil de platine noyé dans le mercure. Deux éléments de Leclanché sont mis en rapport avec l'électro-aimant, de telle sorte que le courant est interrompu seulement entre la tige de platine et la colonne de mercure. Si le bain C s'échauffe, le mercure monte dans le thermomètre, et, quand il arrive au degré où on a arrêté la tige, le courant s'établit, l'électro-aimant entre en action et éteint le gaz. La température est réglée. En effet, si peu qu'elle diminue, le mercure quitte la petite tige de platine, l'électro-aimant se relève, le gaz passe, se rallume au petit bec de sûreté et le bain se réchauffe, mais immédiatement le mercure remonte et éteint le feu dès que la température voulue est de nouveau atteinte. D'où une série de mouvements du gaz qui font que le bain ne change pas de température.

Principal avantage : Réglage instantané et sans tâtonnements de la température de l'étuve C. Deuxième bénéfice : Si on veut changer le degré, il suffit de faire mouvoir la tige de platine et de l'amener en face de la graduation du thermomètre pour que *quelques minutes* après (2 ou 3 au plus) l'étuve soit réglée à un degré nouveau et cela sans hésitations, sans même de surveillance.

C'est avec cet appareil que nous avons pu faire nos expériences sur le sang à diverses températures, et un certain nombre d'autres dont nous n'avons pas à nous occuper ici.

Expérience II. — Nous prenons un litre de sang de bœuf et nous déterminons la quantité d'oxygène *maxima* qu'il peut absorber.

Elle est de 20 c. c. 4 pour 100 grammes de sang.

Cela fait, nous divisons notre sang en six échantillons de 100 grammes chacun, placés dans des flacons pleins et hermétiquement clos.

A.	—	L'un est mis dans la glace fondante.			
B.	—	Dans le bain à	20°		
C.	—	—	30°		
D.	—	—	40°		
E.	—	—	50°		
G.	—	—	65°		

Après une heure de séjour, on analyse (1) chaque échantillon et on trouve moins d'oxygène dans chaque flacon qu'il n'y en avait auparavant. En ramenant la consommation à l'heure et au kilogramme de sang, on trouve que :

A	a consommé	3 cc.
B	—	8
C	—	24
D	—	48
E	—	40
G	—	0

Ces résultats sont contenus dans la courbe ci-après.

---

(1) Pour le manuel opératoire, voir chapitre II.

Comme la courbe de la levûre, celle-ci nous montre que la consommation est en rapport avec la température, mais qu'à partir d'un chiffre élevé, 60 à 65°, l'élément anato-

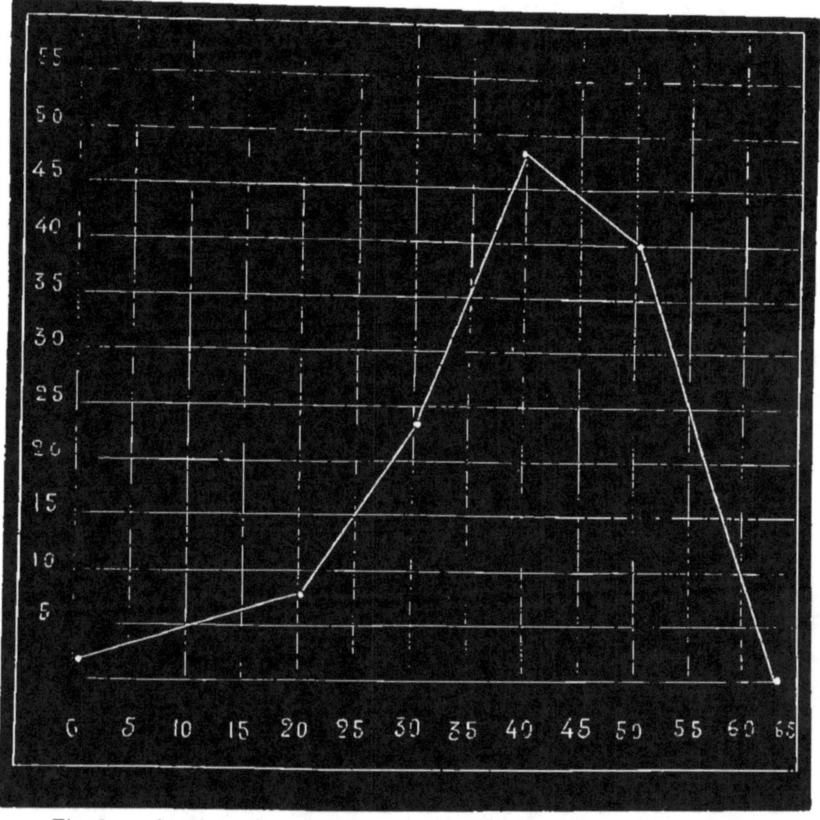

Fig. 5. — Courbe représentant la quantité d'oxygène consommée par 1 kilogr. de sang à diverses températures.

mique est tué, qu'il ne peut plus absorber ni consommer d'oxygène.

Ce dernier fait avait déjà été vu sinon mesuré par Claude Bernard, et, comme le remarque cet illustre physiologiste, il n'a pas une grande importance, car pendant la vie, jamais, même chez les animaux surchauffés, le sang n'atteint les hautes températures où nous le voyons perdre ses propriétés physiologiques.

En revanche, souvent, dans la fièvre, il arrive à 40° et nous voyons que là, il consomme sensiblement plus qu'à l'état normal. Il est en cela semblable, bien qu'à un degré inférieur, aux autres tissus dont nous nous occuperons plus loin.

Expérience III. — L'expérience est répétée, mais avec des degrés plus rapprochés afin de chercher quel est exactement le point maximum où les combustions dans le sang sont le plus intenses.

Nous nous servons de sang dont nous avons déterminé la capacité respiratoire. Nous en faisons cinq échantillons

A	est remis dans	le bain à	15°.
B	—	—	25°.
C	—	—	30°.
D	—	—	35°.
E	—	—	45°.

Au bout d'une heure, la consommation, ramenée à 1 kilogr. de sang, est la suivante :

A	10 cc.
B	40
C	50
D	48
E	46

Ici encore nous observons une marche rapidement ascendante jusque vers 40°, mais à 45°, température incompatible avec la vie, nous voyons, non pas un arrêt absolu (comme à 65°), mais une diminution faible.

Les résultats de cette expérience sont consignés dans la figure 6.

La faible diminution à partir de 45° méritait d'être spécialement étudiée.

C'est ce que nous avons fait dans l'expérience suivante.

Expérience IV. — On prend trois échantillons de 100 gr.
de sang chacun. — A, on détermine la quantité d'oxygène

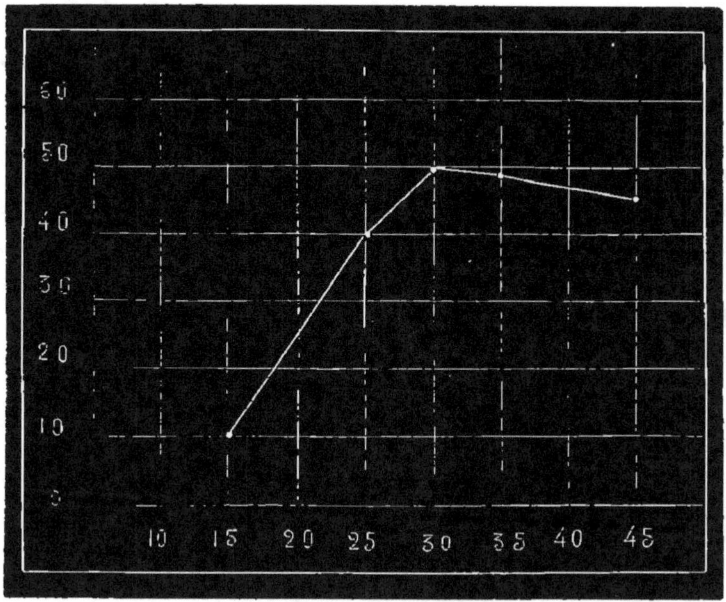

Fig. 6. — Courbe représentant la consommation d'oxygène dans le sang à diverses
températures.

qu'il contient : = 21° 2. — B mis pendant 2 heures dans le
bain à 38°,C pendant 2 heures dans une étuve à 45°.

On procède aux analyses.

B a consommé par kil. et par heure 43 c. c. d'oxygène
C en a consommé 39, soit 4 c. c. en moins.

La légère diminution est encore ici confirmée (1).

------

(1) Il va sans dire que, dans toutes ces expériences, la quantité d'oxygène
contenue dans le témoin est vérifiée à chaque dosage des échantillons, et
que c'est par la différence entre l'échantillon et le sang témoin qu'on calcule la consommation. — Enfin chaque échantillon est porté à la pompe
immédiatement en sortant de l'étuve.

Ainsi, dès que les conditions incompatibles avec la vie normale commencent à se produire, les phénomènes vitaux intérieurs commencent eux-mêmes à diminuer, ou pour parler avec logique, c'est parce que ces phénomènes sont impossibles dans les conditions précitées que celles-ci sont incompatibles avec la vie.

Les expériences sur le sang et sur le *saccharomyces* avaient pour avantage de nous permettre de nous adresser à des éléments anatomiques d'une très-grande simplicité ; mais le moment est venu de passer à ceux qui agissent véritablement d'une manière active dans les phénomènes fébriles, et le tissu musculaire, si répandu dans l'économie, et dont l'activité respiratoire est si grande, nous a paru de tous, celui qui devait servir le plus souvent à nos expériences.

Mais tandis que pour les liquides précités l'absorption de l'oxygène était le phénomène le plus facile à mesurer, nous avons mieux aimé, pour les expériences qui vont suivre, doser l'exhalation de l'acide carbonique qu'il était expérimentalement plus facile d'apprécier.

Voici l'appareil que nous avons employé dans nos recherches sur ce point de la respiration des tissus.

Dans un flacon F à deux tubulures fermées par un bouchon de caoutchouc, se trouve suspendu un fragment de viande. Le flacon est lui-même renfermé dans une enceinte à température constante de d'Arsonval. L'une des tubulures est en rapport par un tube en caoutchouc épais avec une soupape de Müller M qui sépare l'atmosphère du flacon de l'air ambiant et qui sert en même temps d'entrée à l'air qui viendra circuler autour du tissu en expérience.

L'autre tubulure communique avec une série d'appareils d'absorption ainsi construits. Un premier tube en U, A″, est rempli de ponce imbibée d'acide sulfurique et sert à dessécher complétement l'air qui sera analysé.

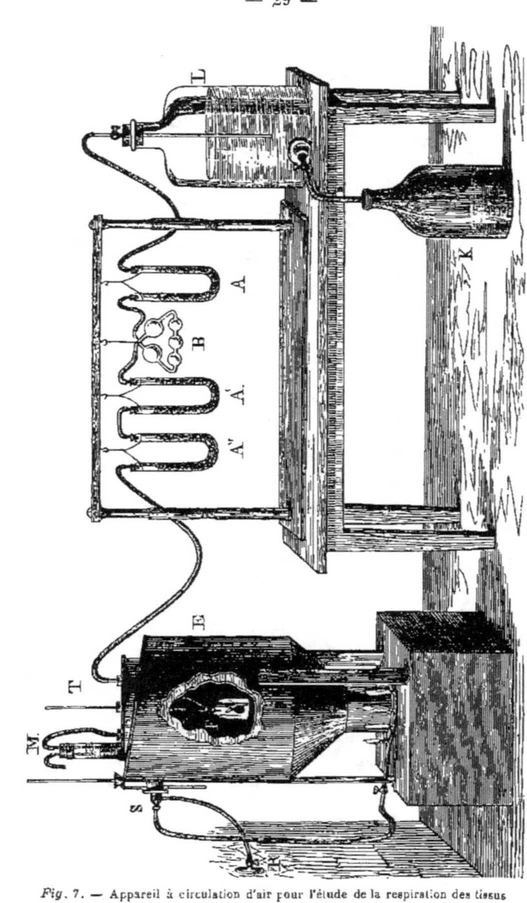

Fig. 7. — Appareil à circulation d'air pour l'étude de la respiration des tissus

Un tube de Liebig B est rempli d'une solution très-concentrée de potasse caustique.

Le tube A est plein de ponce sulfurique et sert à arrêter la vapeur d'eau qui pourrait s'échapper du tube B et en diminuer le poids.

Les choses étant ainsi disposées, on procède de la manière suivante à une expérience.

On pèse très-exactement un fragment de viande pris immédiatement après la mort de l'animal et on le suspend en F. (Nous avons toujours pris 15 grammes.) Puis on pèse au trébuchet d'analyse les tubes B et A. On met tout en place, on note la température de l'étuve et on ouvre lentement l'aspirateur L. Pendant 10 à 12 heures, l'air vient circuler autour du morceau de tissu en expérience, puis il va barboter dans le tube B où il abandonne son acide carbonique. Après l'expérience, on pèse de nouveau les tubes B, A, et, de leur augmentation de poids, on déduit la production d'acide carbonique. Un calcul de proportions des plus simples permet de convertir les milligrammes en centimètres cubes. On ramène au kilogramme et à l'heure et on a des résultats comparables (1).

Expérience V.— Le 10 janvier 1878, on place dans l'appareil un fragment de viande du poids de 15 gr. Le flacon, au lieu d'être mis dans l'étuve d'Arsonval, est placé dans la glace fondante. On l'y abandonne 15 heures.

Acide carbonique produit par kilogramme et par heure, 12 c. c. 4.

Expérience VI. — Le 12 janvier, on recommence l'expérience : l'étuve, grâce à la température extérieure très-basse, a pu être réglée à 10°.

---

(1) A la fin de chaque expérience, il est bon de faire circuler l'air assez rapidement pour bien balayer l'acide carbonique qui pourrait rester en A.

.Acide carbonique produit par kilogramme et par heure, 40 c. c.

Expérience VII. — Le 14 janvier, nouvelle expérience dans les mêmes conditions, sauf que l'étuve a été réglée à la température de 20°.

Acide carbonique exhalé par kilogramme et par heure, 56 c. c.

Expérience VIII. — Le 20 janvier, nouveau fragment de viande de 15 grammes dans l'appareil porté à la température de 25°.

Acide carbonique produit par kilogramme et par heure, 129 c. c.

Expérience IX. — Le 23 janvier, on porte l'étuve à 30°. Nouveau fragment de 15 grammes de viande.

Acide carbonique produit par kilogramme et par heure, 204 c. c.

Expérience X. — Le 27 janvier, l'étuve est amenée à 35° (15 grammes de viande).

Acide carbonique produit par kilogramme et par heure, 294 c. c.

Expérience XI. — Le 3 février, l'étuve est portée à 42°.

Acide carbonique exhalé par kilogramme et par heure, 237 c. c.

Expérience XII. — Le 7 février, on a porté l'étuve à 45°.

Acide carbonique produit par kilogramme et par heure, 136 c. c.

Les résultats de ces diverses expériences sont contenus dans la courbe suivante.

Elle nous montre que la fibre musculaire suit la loi générale, que vers 0° elle ne respire presque pas, mais que les
combustions dont elle est le siége augmentent rapidement
de 20° à 40°. Le maximum est placé entre 35° et 40°.

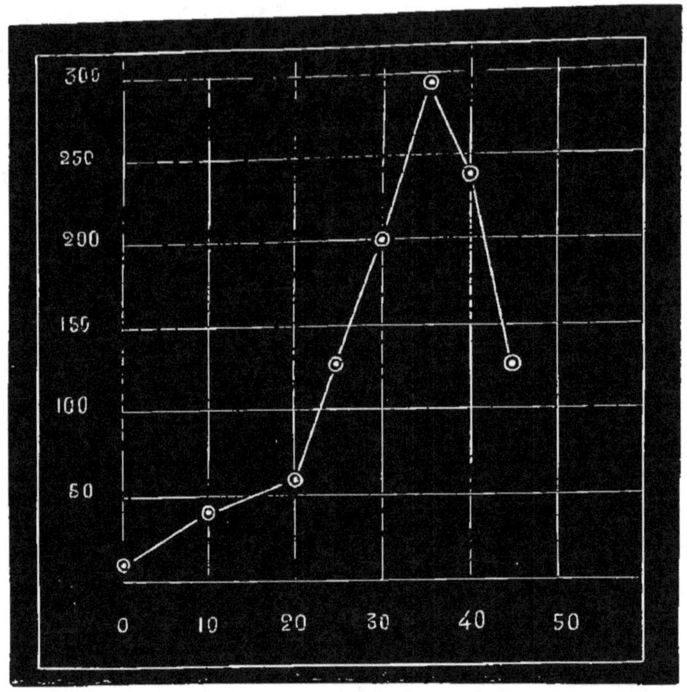

Fij. 8. — Courbe représentant la quantité d'acide carbonique exhalée en une heure
par un kilogramme de tissu musculaire placé à différentes températures.

Déjà, à 42°, il y a bien moins d'acide carbonique produit;
à 45° il n'y en a presque plus.

Examiné au microscope, le muscle a subi une véritable dégénérescence graisseuse; il respire moins parce qu'en réalité,
s'il n'est pas mort, il est altéré : ce n'est plus du muscle et
l'altération, que nous ne pouvions constater dans le sang ou
dans la levûre, tombe ici sous nos sens et sous notre analyse. Peut-être avons-nous là une des raisons de la mort
par températures élevées. On a bien souvent constaté, en

effet, que dans les pyrexies graves, il y avait dégénérescence graisseuse des muscles.

Qu'on nous permette ici une digression qui, au point de vue de la pathologie, n'a peut-être pas d'importance, mais qui a quelque valeur au point de vue de la physiologie générale :

Spallanzani et bien après lui M. le professeur Bert avaient remarqué que les muscles des animaux à sang froid consommaient moins (à la même température) que les muscles des animaux à sang chaud. Il y a donc une sorte d'appropriation des qualités du tissu musculaire de ces animaux à la température du milieu dans lequel ils vivent. Nous avons voulu voir si le maximum des combustions correspondait chez eux à la même température que chez les animaux à sang chaud et nous avons institué les expériences suivantes :

EXPÉRIENCE XIII. — Le 10 septembre 1878, je mets dans l'appareil 25 gram. de muscles de poisson. — Le flacon est placé dans la glace fondante. Production d'acide carbonique par kilog. et par heure = 10 c. c. (Chiffre incertain, difficulté de pesées).

EXPÉRIENCE XIV. — Le 15 septembre 1878, nouvelle expérience à la température du laboratoire, 15° environ.

Acide carbonique produit par kilog. et par heure = 20 c. c. (Chiffre encore incertain puisque, vu la température extérieure, on ne pouvait régler l'étuve à 15°).

EXPÉRIENCE XV. — Le 17 septembre 1878, on met de nouveau 25 gram. de muscles de poisson dans l'étuve réglée cette fois à 26°.

Acide carbonique exhalé par heure par 1 kilogr. de muscles = 142 c. c.

Expérience XVI. — Le 19 septembre 1878, nouvelle expérience à la température de 30°.

Acide carbonique produit par kilogr. et par heure = 159 c. c.

Expérience XVII. — Le 20 septembre 1878, on recommence l'expérience à la température de 35°.

Acide carbonique produit par kilogramme et par heure = 196 c. c.

Expérience XVIII. — Le 24 septembre 1878, on fait l'expérience à 40°.

Acide carbonique exhalé par kilogramme et par heure = 144 c. c.

Expérience XIX. — Le 26 septembre 1878, l'expérience est faite à la température de 43°.

Acide carbonique par kilogramme et par heure = 100 c. c.

Nous réunissons comme pour les autres expériences nos résultats en courbe. (*Fig. 9.*)

Il résulte de la lecture de cette courbe précisément le fait que nous avions soupçonné, à savoir que c'est vers 30° ou 35° qu'a lieu le maximum des combustions dans le muscle des animaux à sang froid. Au-dessus, le muscle est altéré, il respire moins. Or c'est également à cette température de 30 à 35° que meurent les animaux à sang froid, les poissons en particulier.

Ainsi les animaux à sang chaud meurent à 42°, c'est vers ce chiffre que leurs tissus commencent à s'altérer et à respirer moins. C'est vers 33° que meurent les animaux à sang froid, c'est également à cette température que leurs muscles s'altèrent et respirent moins.

Il y a donc entre ces faits : température mortelle, diminution des oxydations, altération des tissus, une corrélation évidente, une identité de cause et de résultats.

Pour en finir avec la physiologie pathologique de la res-

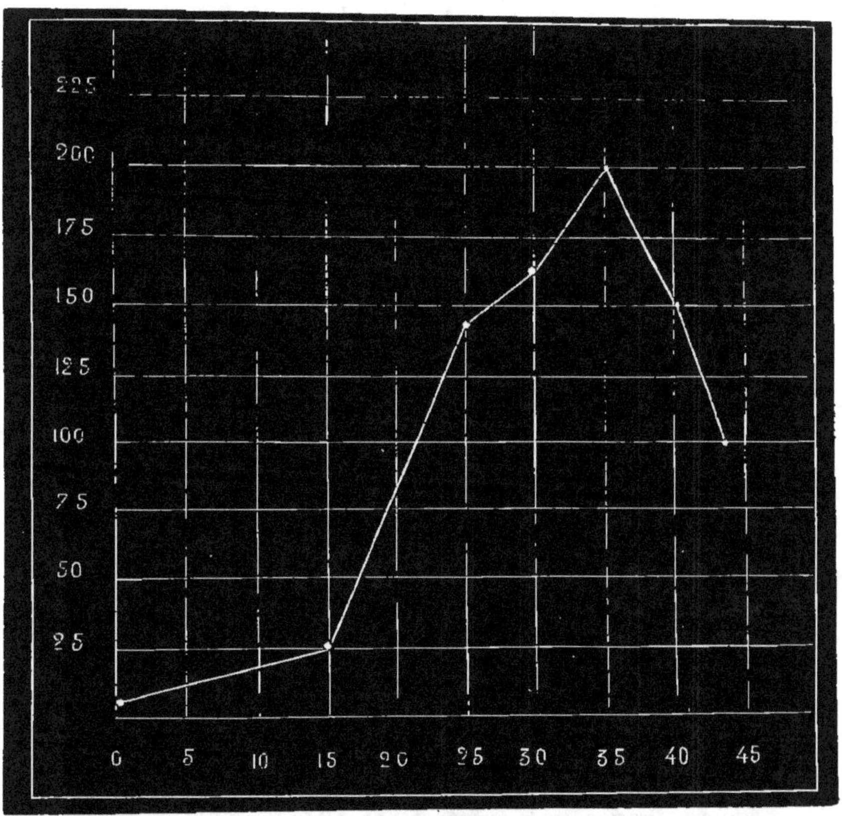

Fig. 9. — Courbe représentant la quantité d'acide carbonique exhalée par un kilog. de muscles de poissons à diverses températures.

piration des tissus, nous devons nous occuper de la respiration de certains tissus particuliers qu'on ne rencontre que dans l'organisme malade ; nous voulons parler des tumeurs.

Il y avait un certain intérêt de curiosité scientifique à connaître les échanges qui peuvent se passer dans ces hétéroplasmes qui envahissent quelquefois une grande partie du corps?

Nous n'avons pas étudié les tumeurs qui, comme le lipôme, par exemple, ne sont que le développement exagéré en un point d'un tissu normal. Nous avons surtout fait porter nos recherches sur les tumeurs de nature spéciale, sur les diverses variétés de cancer, et nous devons ici remercier notre collègue et ami M. Malassez, sous-directeur du laboratoire d'histologie du Collége de France, qui a bien voulu mettre à notre disposition un certain nombre de pièces dont il avait fait lui-même le diagnostic anatomique.

EXPÉRIENCE XX. — Le 22 août 1877, nous mettons dans notre appareil 100 grammes d'un cancer encéphaloïde du poumon. (Etuve à 38°.)

Acide carbonique produit par kilogramme et par heure = 230 c. c.

EXPÉRIENCE XXI. — Le 28 août 1877, nous opérons sur un cancer squirrheux du sein. (Etuve à 38°.)

Acide carbonique produit par kilogramme et par heure = 214 c. c.

EXPÉRIENCE XXII. — Le 1er septembre, nous plaçons dans notre réservoir un fragment d'un sarcôme énorme du testicule, contenant très-peu d'éléments solides et s'étant développé avec une extrême rapidité chez un enfant de quatre ans.

Acide carbonique produit par kilogramme et par heure = 63 c. c.

EXPÉRIENCE XXIII. — Nous faisons cette expérience sur un fragment d'un volumineux sarcôme végétant de la mamelle, contenant une quantité moyenne d'éléments solides et une assez grande quantité de suc.

Acide carbonique par kilogramme et par heure = 112 c. c.

Nous devons conclure de nos expériences que la respiration de ces substances hétéroplastiques est encore assez active, qu'elles sont le siége d'échanges relativement considérables et en rapport en général avec la quantité d'éléments anatomiques qu'elles renferment. On peut, au point de vue de l'intensité, comparer la respiration des éléments du cancer à celle du tissu musculaire lui-même.

Nous en avons fini avec la respiration élémentaire, et avec les modifications que peuvent lui faire subir les processus pathologiques, l'augmentation et la diminution de l'*oxygène* et de la *chaleur*.

Nous devons maintenant examiner une question de première importance; les méthodes que nous avons employées nous permettent-elles de conclure que quelque chose d'analogue à ce que nous avons constaté *in vitro* se passe réellement dans l'économie. — Hermann, qui s'est longuement occupé de la question, répond non. Pour lui les phénomènes dont nous parlons tiennent uniquement à la putréfaction.

M. Bert a déjà répondu à cette objection et il en a fait justice dans des termes si exacts, l'opinion qu'il soutient est si bien la nôtre que nous ne croyons mieux faire que de reproduire ses propres arguments ; la défense qu'il présente de ses expériences physiologiques pouvant s'appliquer absolument à nos recherches de pathologie.

M. Bert vient d'exposer le résultat de ses travaux :

« Et maintenant, dit-il, quelles connaissances pouvons-nous tirer de l'énoncé de tous ces faits? Avons-nous même le droit d'en tirer une conséquence qui soit du domaine de la physiologie? Si nous en croyions le récent travail d'Hermann, il faudrait répondre non. Pour lui, les phénomènes présentés par les muscles (car il ne s'occupe que de ce tissu), lorsqu'ils sont séparés du corps de l'animal et placés au contact de l'air, sont des phénomènes de simple putréfaction. Cette putréfaction a son point de départ dans les surfaces de contact de la substance animale et de l'air, mais il n'y a aucun rapport entre l'absorption d'oxygène que l'on constate et les propriétés vitales du muscle, alors même que ce muscle est encore contractile. La plus grande consommation d'oxygène pendant la contraction, observée par Matteucci, puis par Valentin, dépendrait simplement de ce que le muscle, agité par la contraction même, se trouve en contact avec des couches toujours renouvelées d'air.

« Et sur quoi se fonde cette manière de voir, que je viens d'exposer comme j'ai cru la comprendre. Principalement sur ceci : que, dans les muscles en putréfaction, les échanges gazeux sont plus actifs que dans les muscles frais, que les muscles roidis par la chaleur consomment presque autant d'oxygène que les muscles encore contractiles. Mais, qu'est-ce que cela prouvé, sinon ce qu'on savait depuis longtemps, c'est-à-dire que toutes les matières organiques s'oxydent au contact de l'air, putréfiées, cuites, ou fraîches et vivantes encore ? D'ailleurs il y a, dans la méthode même d'analyse employée par Hermann, une cause de contradiction singulière : je tiens à vous la signaler, parce qu'elle est très-instructive à propos de ces tendances à la précision que je me suis déjà permis de qualifier d'illusoires.

« Hermann se garde bien, comme on l'avait fait jusqu'à lui, d'introduire son muscle dans un volume déterminé d'air, et de faire après un certain temps l'analyse de cet air, en tenant compte de l'augmentation et de la diminution de volume. Mais, il remarque qu'en introduisant des muscles dans une éprouvette sous le mercure, ces muscles entraînent de l'air avec eux, d'où naît une cause d'erreur. Pour l'éviter, il place le muscle dans un volume indéter-

miné d'air, qu'il ne mesure qu'après l'expérience. Cet air, il
l'analyse alors : c'est-à-dire qu'il en dose directement l'acide
carbonique, concluant *par le calcul* à la quantité d'oxygène disparue ; il en a le droit, dit-il, car des recherches
antérieures ont montré qu'il ne s'échappe de quantités
appréciables d'azote que pendant la putréfaction. Mais si la
raison de l'échange gazeux est elle-même une putréfaction
des surfaces, le critérium invoqué n'en est plus un. J'aurais, pour ma part, bien préféré négliger les minimes quantités d'air que les fragments musculaires auraient pu introduire sous l'éprouvette, et faire l'analyse complète des gaz,
de l'oxygène comme de l'acide carbonique.

« Mais n'insistons pas, et allons au fond de la question.
Hermann veut-il dire et c'est, en effet, ce qui me paraît être
l'expression de sa pensée, que les muscles une fois séparés
du corps, la putréfaction s'empare aussitôt de leurs surfaces libres, alors même que les fibres profondément situées
restent encore contractiles? Cette décomposition des surfaces
(*Zersetzung der Oberflæche*), dont il parle est-elle la vraie
putréfaction (*Fœulniss*), ensemble de phénomènes physico-
chimiques, par lesquels l'équilibre instable qui constitue la
vie est définitivement rompu, par lesquels la matière organisée entre, pourrait-on dire, sans esprit de retour, dans le
monde inorganique? Ou bien n'est-elle autre chose qu'une
série de modifications analogues, mais non identiques, avec
celles que subit incessamment la matière organisée dans le
domaine même de la vie?

« La première hypothèse, l'idée que le muscle séparé du
corps est immédiatement, de proche en proche, de la surface à la profondeur, envahi par la mort et la putréfaction,
je la repousse de toutes mes forces. Et comment pourrais-je
l'accepter, après avoir vu des parties vivantes complexes,
des membres entiers avec leurs os, leurs cartilages, leurs
nerfs séparés du corps, non point depuis quelques minutes,
non point depuis quelques heures, mais depuis quatre, six,

huit jours même (température de $+$ 6 à 7 degrés centi-
grades), continuer, après qu'on leur a rendu par la greffe des
conditions normales d'existence, continuer, dis-je, à vivre, à
grandir, achever leur évolution, subir des dégénérescences
cireuse, graisseuse, atrophique, en un mot se bien porter
ou être malades, et la maladie prouve aussi la vie? Et
cependant l'air des tubes dans lesquels je conservais ces
parties s'était appauvri en oxygène et chargé d'acide carbonique. Y avait-il eu là putréfaction? Alors il faut refuser à
ce mot sa valeur universellement acceptée, et déclarer que
la putréfaction est un des phénomènes de la vie.

« Mais Hermann a-t-il voulu dire simplement qu'il se
passe à la surface des muscles ainsi exposés à l'air, des
actes physico-chimiques différents de ceux dont ces surfaces sont le siége lorsqu'elles sont à leur place dans l'organisme vivant? Il a alors beaucoup trop insisté sur une
vérité assez apparente par elle-même. Personne n'a jamais
dit, et j'espère qu'on ne m'attribuera pas de penser qu'une
parcelle de matière vivante, baignant dans l'air, s'y comporte comme elle le ferait au sein des liquides organiques,
et incessamment irriguée par le sang. Qu'on ne puisse pas,
par les expériences de l'ordre de celles que nous avons
faites et plus haut énumérées, se faire une idée exacte, en
quantité et qualité, des actes chimiques qui se passent dans
les muscles, le cerveau, le rein, etc., au simple point de vue
même de l'absorption de l'oxygène et de ses conséquences,
certes, j'y souscris bien volontiers. Mais ce que je ne puis
accepter, c'est que nos résultats n'aient aucun rapport avec
ce qui se passe dans l'organisme, c'est que nous ne soyons
en présence que de simples phénomènes de putréfaction
d'organes divers. Non, ces organes vivent *in vitro*, de la
vie élémentaire ; nous les avons expérimentalement placés
dans des conditions fort différentes de celles que leur fournit le corps vivant ; mais ce trouble général est le même
pour tous, et les différences que nous constatons dans la

manière dont ils se comportent dans ce milieu artificiel sont extrêmement liées à celles qu'ils doivent présenter dans leurs milieux normaux. »

Si ce plaidoyer a pu convaincre notre lecteur comme il nous a convaincus nous-mêmes, on nous permettra de conclure :

1° Que toutes les fois que, par suite d'un état pathologique quelconque, il y aura apport moindre d'oxygène aux tissus, les combustions intimes seront diminuées et il y aura une production de chaleur moindre ;

2° Toutes les fois que la température à laquelle les éléments seront exposés sera diminuée, les échanges, les combustions diminueront encore. D'où une sorte de cercle vicieux, amenant une diminution toujours progressive des échanges et finalement les états où la nutrition des tissus change non-seulement d'intensité mais encore de nature. (Cachexies) ;

3° Toutes les fois que les éléments seront subitement exposés à une température très-élevée (au-dessus de 42°), ils s'altéreront, les échanges seront diminués ou supprimés et la mort de l'élément, sinon celle de l'individu, en sera la conséquence.

DEUXIÈME PARTIE

Variations pathologiques du milieu intérieur.

Variations pathologiques du milieu intérieur.

En commençant notre travail, nous avons dit que la maladie pouvait non-seulement atteindre l'élément anatomique lui-même et en modifier la respiration, mais qu'elle pouvait encore agir sur le milieu intérieur auquel les organites empruntent l'oxygène, sur *le sang*.

Or, les modifications imprimées au sang peuvent être de deux sortes : où bien la composition chimique de ce liquide demeure normale et les causes morbides occasionnelles ne viennent faire varier les gaz qu'il contient que momentanément, ou bien une action plus profonde le prive de son pouvoir absorbant et le milieu intérieur se trouve plus ou moins frappé d'une manière définitive.

Nous avons donc à étudier :

1° Les variations introduites par la maladie dans *l'oxygène contenu dans le sang* resté normal;

2° Les variations créées par les processus morbides dans le *pouvoir absorbant* de ce liquide.

CHAPITRE II

Des gaz du sang.

§ I. Historique et méthodes d'investigation.

Ce que nous avons dit dans notre étude sur la respiration des tissus doit faire comprendre tout ce qu'a d'important pour nos recherches l'étude des gaz du sang dans les conditions pathologiques. — Nous avons rappelé que chaque élément anatomique prenait au sang de l'oxygène.

Bien des causes pathologiques pourront faire varier la quantité de gaz dissoute dans le sang : où bien les dépenses seront trop fortes pour l'apport de l'oxygène, et alors sa proportion ira en diminuant, ou bien, les combustions demeurant les mêmes, il arrivera que les conditions de la pénétration de l'oxygène dans le sang étant changées la diminution aura encore lieu, mais par un mécanisme différent.

Nous reviendrons plus loin sur cette division pathogénique. Examinons d'abord ici les méthodes qui servent actuellement en physiologie pour l'étude des gaz du sang et les perfectionnements par lesquels on a dû passer pour arriver aux procédés actuels. — Ces derniers ne sont pas venus d'emblée à leur exactitude irréprochable et ils sont en somme la synthèse et la réunion de tous ceux qui les ont précédés.

La première méthode qu'on ait mise en œuvre pour isoler les gaz du sang est celle-là même qui sert à isoler les gaz de l'eau, nous voulons parler de l'*ébullition*.

John Mayow, le premier, en chauffant du sang, aperçut de légères bulles qui se dégageaient de toutes parts.

En 1799, Humphry Davy recommença l'expérience et arriva à reconnaître la nature même des gaz auxquels il avait affaire. En faisant bouillir du sang additionné d'eau préalablement privée de gaz, on voit des bulles se dégager au bout de quelques minutes. On recueille ces bulles gazeuses, on leur fait traverser un tube rempli d'eau de baryte. On voit bientôt ce réactif se troubler ; donc il s'échappe de l'acide carbonique qui était contenu dans le sang.

On peut encore démontrer les gaz du sang en les déplaçant au moyen d'un autre gaz. On sait que si on place un liquide contenant des gaz dissous en présence d'un gaz pur, de l'hydrogène par exemple, tous les gaz se dégagent du liquide comme si celui-ci était placé dans le vide.

Cette donnée a été appliquée aux gaz du sang.

Priestley avait déjà observé ce phénomène. Girtanner et Nasse le virent de nouveau et Vauquelin le manifesta par une expérience de cours des plus faciles à répéter.

Il suffit de faire barboter de l'hydrogène dans du sang et de le faire ensuite traverser de l'eau de chaux pour voir cette eau de chaux se troubler rapidement par la formation d'un carbonate.

Le *vide* est encore un procédé commode pour extraire les gaz. Il servit dès 1814 à Vogel pour démontrer la présence de l'acide carbonique dans le sang : son expérience fut plus tard répétée par Collard de Martigny.

Il suffit pour s'assurer de la véracité du fait de faire passer du sang dans la chambre barométrique déjà saturée de vapeur d'eau. On voit rapidement le mercure baisser dans le tube et l'introduction de la potasse et de l'acide pyrogallique viennent ensuite démontrer que c'est bien de l'acide carbonique et de l'oxygène qui se sont dégagés.

Nous parlerons tout à l'heure d'un procédé de substitution, absolument original dans sa conception et qui est dû à Claude Bernard.

Bien que nous ne fassions pas ici l'historique de la question des gaz du sang et que nous ne nous occupions que de la description de l'appareil instrumental qui a servi à l'étudier, nous ne saurions passer sous silence le pas important que firent faire à ce point de science les recherches expérimentales de Magnus d'abord et de Fernet ensuite.

Ces deux auteurs mirent hors de doute la présence dans le sang de l'oxygène, de l'acide carbonique et de l'azote : leurs méthodes permirent d'effectuer les analyses *quantitatives* en qui réside en somme tout l'intérêt de la question.

Bien plus, c'est par ces analyses quantitatives que Fernet arriva à démontrer que la solution de l'oxygène dans le sang ne suivait pas les lois physiques énoncées par Dalton et que cet oxygène devait y exister sous la forme d'une combinaison instable. Il démontra que cette combinaison se faisait avec l'hémoglobine. Il arriva aux mêmes conclusions pour ce qui est de l'acide carbonique et il prouva que ce gaz devait se fixer aux carbonates, pour donner lieu à la formation de bicarbonates alcalins dissociables par une simple diminution de pression.

Ce n'est pas seulement sur l'état des gaz dans le sang, mais bien sur toute la physiologie de la respiration que ces expériences jetaient un jour éclatant. Il devenait en effet facile, non-seulement de comprendre comment se faisait l'emmagasinement d'une grande quantité d'oxygène dans le sang, mais encore pourquoi et comment avait lieu dans les poumons, sous la simple influence de la diminution de pression produite par l'inspiration, le dégagement de l'acide carbonique et sa sortie du liquide sanguin.

Ainsi les expériences purement physiques de Magnus et plus tard celles de Fernet permettaient d'affirmer la présence des gaz dans le sang, leur nature et la manière dont ils étaient combinés.

Ces méthodes sont malheureusement d'une délicatesse extrême, et, tant qu'elles existaient seules, il était impossible que la science avançât bien vite.

La découverte de Claude Bernard sur l'action de l'*oxyde de carbone* est venue nous apporter un procédé commode pour doser l'oxygène du sang avec un appareil instrumental relativement très-simple.

On sait que l'oxyde de carbone a la propriété de déplacer intégralement l'oxygène contenu dans le sang et de se substituer à lui. Or cette substitution se fait volume à volume. Une faible partie d'acide carbonique est mise en liberté et on peut s'en débarrasser facilement.

Le manuel opératoire est des plus simples. Des tubes gradués sont renversés sur le mercure, on y fait passer une certaine quantité d'oxyde de carbone et on fait une première lecture. Au moyen de la pompe à sang, on prend dans l'artère de l'animal en expérience une certaine quantité de sang que l'on fait ensuite passer dans les tubes au moyen d'un ajutage recourbé. On fait alors une deuxième lecture qui permet d'évaluer la quantité de sang sur laquelle on a opéré. On agite vivement pour empêcher la coagulation et pour bien effectuer le mélange avec l'oxyde de carbone. Les tubes sont ensuite laissés 24 heures sur le mercure. L'oxygène au bout de ce temps est redevenu libre, et, par conséquent, susceptible d'être analysé par les méthodes dont nous parlerons plus loin.

Ce procédé a l'avantage de permettre un grand nombre d'analyses comparatives puisqu'il est possible de maintenir sur une même cuve à mercure un nombre considérable de tubes gradués. De plus il a une précision presque absolue.— Nawrocki, dans une suite remarquable d'expériences, a comparé les résultats qu'il donnait avec ceux qu'on obtient par le procédé plus compliqué de la pompe à gaz et il a trouvé une concordance parfaite.

Ce par quoi pèche le procédé de Claude Bernard, c'est par ce qu'il ne permet d'évaluer que l'oxygène et qu'il ne donne aucune notion sur l'acide carbonique et sur l'azote.

Il a fallu, pour faire l'analyse complète des gaz du sang, en revenir aux procédés par *le vide* et la chaleur combinés, et, si c'est en Allemagne (Ludwig, Setschenow-Schöffer) que cette remarquable méthode a été imaginée, on peut dire que c'est en France qu'elle a été rendue pratique et usuelle grâce aux perfectionnements qu'y ont apportés MM. Gréhant et Alvergniat.

Nous voulons parler du procédé par la pompe à mercure. — Il fallait, pour extraire tous les gaz du sang et arriver à les mesurer, qu'ils fussent introduits dans un espace complétement vidé d'air, il fallait, de plus, que la machine pneumatique qui avait servi à faire primitivement le vide pût encore servir à pomper les gaz dégagés du sang et à les pousser dans un tube gradué où ils pussent être mesurés.

La machine pneumatique à mercure présente tous ces avantages. Supposons un tube barométrique correspondant au moyen d'un tube de caoutchouc avec un réservoir ouvert que l'on peut monter ou descendre. Supposons que le tout soit rempli de mercure, il est certain que, lorsqu'on abaissera le réservoir 76 centimètres plus bas que le sommet du tube, le mercure s'abaissera aussi de lui-même en laissant au-dessus de lui le vide barométrique. Et, si le sommet du tube est soufflé en forme de boule, on pourra, sans qu'il en coûte davantage, obtenir le vide parfait dans une chambre barométrique plus ou moins grande. Si cette chambre barométrique communique, à un moment donné, avec un récipient, on conçoit que la pression baissera dans ce récipient et qu'on pourra même en extraire progressivement tout l'air, en répétant plusieurs fois la manœuvre de cette machine pneumatique sans espace nuisible.

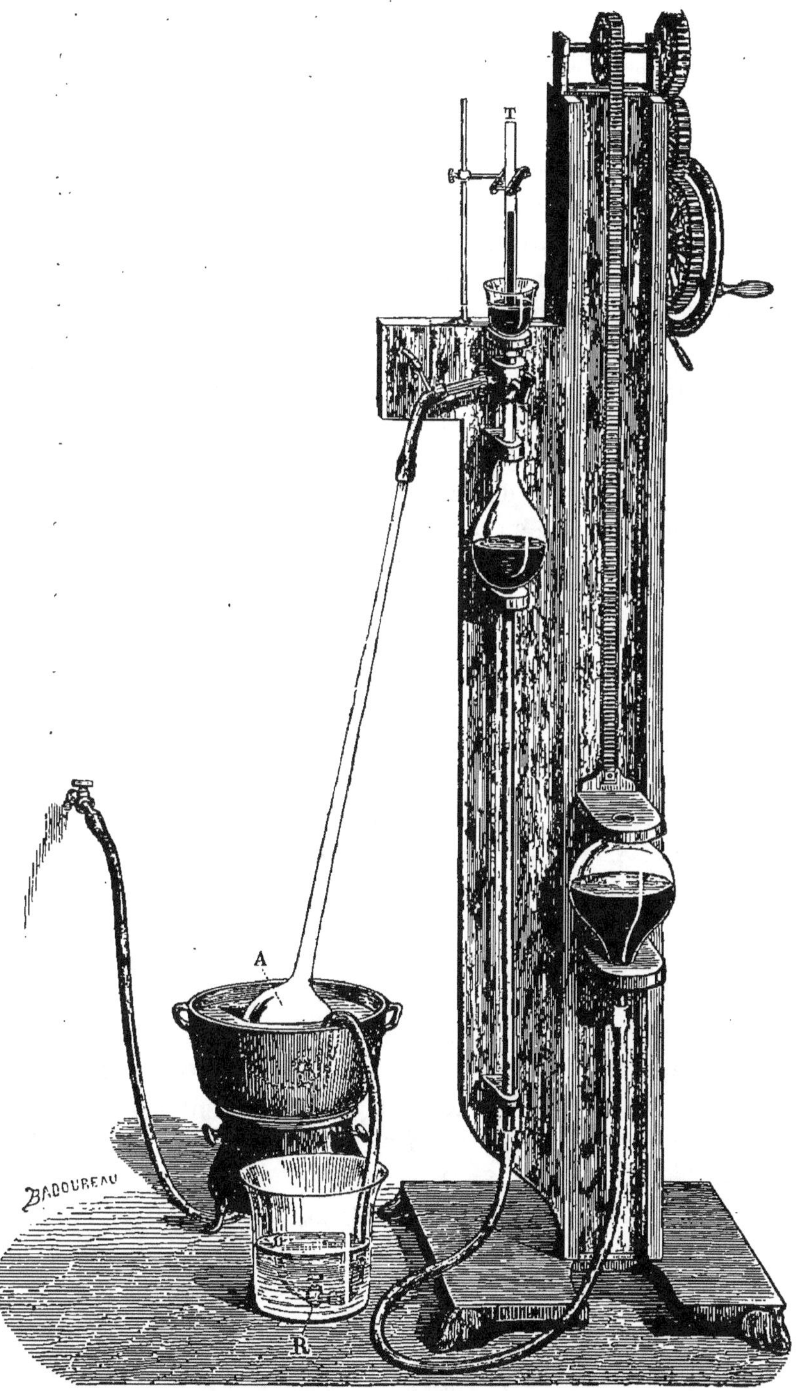

Fig. 10. — Appareil pour l'extraction des gaz du sang.

Si, d'autre part, le récipient contient un peu d'eau et qu'il puisse être chauffé, la vapeur d'eau prendra une tension considérable, et, en s'échappant dans la chambre barométrique, elle entraînera les dernières traces d'air. On aura ainsi obtenu le vide d'air absolu.

C'est dans un semblable appareil que Ludwig introduit le sang pour en extraire les gaz.

Seulement, dans la pratique, l'appareil primitif a subi bien des transformations. Nous ne décrirons ici que la pompe de M. Alvergniat avec le dispositif expérimental, imaginé par M. Gréhant.

C'est, en effet, par la méthode de ces expérimentateurs que nous avons effectué les recherches dont nous aurons à exposer plus loin le détail.

Le long d'un bâti en bois, se trouve appliqué un long tube de verre terminé en boule à sa partie supérieure. Ce tube est terminé en bas par un caoutchouc épais qui le met en communication avec un réservoir qu'une chaîne et un treuil permettent de monter et de descendre alternativement.

Au sommet de la boule terminale du tube se trouve soudé un robinet à trois voies.

L'une des voies communique avec la boule, l'autre avec un tube latéral, l'autre enfin avec un tube supérieur dont l'extrémité est noyée dans une petite cuve pleine de mercure.

Le robinet à trois voies est lui-même entouré d'une boîte métallique et baigne dans l'eau.

A l'ajutage latéral, est adapté un ballon à très-long col A, qui plonge dans l'eau chaude. La communication entre le col du ballon et l'ajutage de la pompe est entourée d'un manchon rempli d'eau. Ici encore les joints sont inaccessibles à l'air.

Supposons notre appareil rempli de mercure et le robinet à trois voies placé de telle sorte qu'il obture tous les passages. Descendons le réservoir, le vide se fait dans la chambre barométrique.

D'un tour de robinet, mettons-la en communication avec le ballon A, une certaine quantité d'air du ballon passera dans la chambre barométrique.

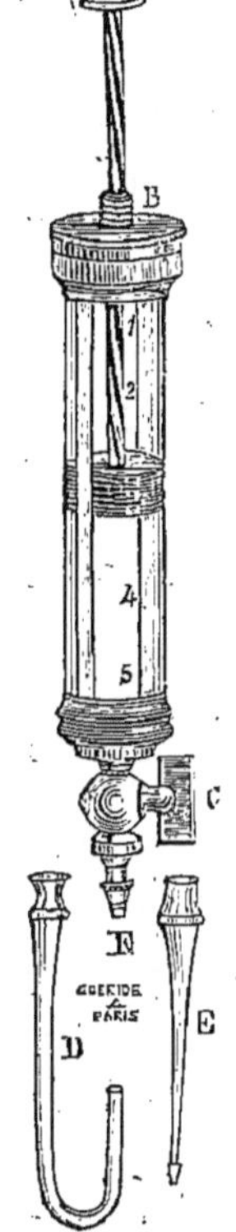

Remettons alors le robinet dans la position où il ferme les trois orifices, et remontons notre réservoir, l'air extrait du ballon se trouve comprimé par l'ascension du mercure.

Nous tournons alors le robinet à trois voies, de telle sorte que la chambre barométrique communique avec le tube supérieur et l'air vient s'échapper en bouillonnant à travers le mercure de la cuvette.

En répétant cette manœuvre pendant quelques minutes, et surtout en chauffant l'eau qui entoure le ballon A, on a bien vite le *vide d'air* absolu.

Il s'agit maintenant d'introduire le sang dans le ballon.

Pour cela on se sert d'une seringue en verre, graduée, et dont le piston est recouvert d'eau. On prend avec elle une certaine quantité de sang dans l'artère de l'animal, on le mesure et on le porte à la pompe.

Pour l'y faire pénétrer, on procède de différentes manières.

Les uns introduisent le sang par l'orifice supérieur qui baigne dans le mercure et cela en donnant au robinet une position convenable. Ce procédé a l'inconvénient grave de beaucoup salir le mercure et d'exiger des manœuvres assez pénibles, étant donnée la hauteur de la pompe.

Un procédé bien plus commode consiste à prendre pour

Fig. 11. — Seringue graduée pour introduire le sang dans la pompe à mercure.

l'expérience un ballon muni d'une tubulure latérale à laquelle est adaptée un tube de caoutchouc très-épais muni
d'un robinet. *(Fig. 10.)*

La tubulure est baignée dans l'eau, le robinet également ;
donc l'air ne peut rentrer d'aucune part. Quand on apporte à la pompe la seringue pleine de sang, on l'adapte au
robinet R, on pousse le sang dans le ballon, puis on introduit du mercure qui chasse et fait tomber dans le ballon le
peu de sang qui aurait pu demeurer dans le tube.

Toute cette manœuvre s'accomplit sous l'eau.

Le sang à peine introduit dans le vide barométrique se
met à bouillonner, les bulles s'accumulent et montent dans
le tube qui conduit à la pompe.

Si on ouvrait alors le robinet, le sang se précipiterait
dans la chambre barométrique et salirait tout l'appareil.

On a dû prendre quelques précautions contre cet accident.

M. Gréhant entoure le long col du ballon d'un manchon
où circule un courant d'eau froide.

Au contact de cette eau froide, les bulles, composées de
vapeur d'eau, se crèvent, s'affaissent et ne s'élèvent plus
dans le tube.

On peut encore, pour empêcher la formation de la
mousse, procéder d'une autre manière : on laisse un peu
d'eau dans le ballon A ; les gaz de cette eau se dégagent
pendant les manœuvres nécessaires à la production du vide
et, quand le sang arrive dans le ballon, il se dilue et ne
mousse plus.

Deux physiologistes de Montpellier, MM. Estor et Saint-
Pierre, ont prétendu que cette addition d'eau pouvait fausser complétement les résultats et que du sang artériel qui,
seul, abandonnait 6 c. c. 6 d'oxygène pour 100 vol. de sang,
en abandonnait 27 c. c. 7 quand il avait été additionné
d'eau.

Il suffit de lire ces deux chiffres pour savoir à quoi s'en

tenir. Il est évident que les deux analyses sont également mauvaises. Jamais le sang artériel n'a contenu tant ou si peu d'oxygène. M. Bert a voulu pourtant vérifier ce résultat de MM. Estor et Saint-Pierre ; il a institué une série d'expériences comparatives, et il a vu que le sang pur ou additionné d'eau donnait sensiblement la même quantité de gaz. Si les expérimentateurs de Montpellier avaient fait plus d'expériences, ils se seraient convaincus du peu de fondement de leur assertion.

Mais revenons à notre analyse. Le sang est introduit dans le ballon. On donne un tour de robinet, les gaz se dégagent et pénètrent dans la chambre barométrique.

On remonte alors le réservoir et on les fait passer sur la cuvette où on a disposé un petit tube gradué T, rempli de mercure. On répète la manœuvre jusqu'à ce qu'il ne vienne plus la moindre bulle de gaz.

Le tube T est alors enlevé et porté sur la cuve à mercure; on fait une première lecture qui donne la totalité des gaz extraits.

On introduit ensuite de la potasse caustique, on agite et on fait une seconde lecture ; la différence entre les deux chiffres obtenus représente la quantité d'acide carbonique contenu dans le sang. On introduit enfin une solution d'acide pyrogallique et on agite vivement. La deuxième différence donne l'oxygène : le reste représente l'azote.

Voilà l'opération complète, telle que nous la pratiquons.

Nous devons maintenant signaler quelques modifications de détail apportées par quelques auteurs dans un but de perfectionnement.

MM. Mathieu et Urbain, qui ont fait sur les gaz du sang un travail remarquable, ne prennent pas le sang au moyen d'une seringue ; ils le font passer directement du vaisseau dans la pompe au moyen d'un tube de caoutchouc rempli d'eau bouillie. Cela ne nous a point paru avantageux ; les joints sont multipliés et, par conséquent, les chances de rentrée d'air : de plus l'eau bouillie contient toujours un peu de gaz dont il est fort difficile de la débarrasser ; nous nous en sommes convaincus dans plus de deux cents analyses des gaz de l'eau que nous avons faites avec notre collègue M. Jolyet. (*Respiration des animaux aquatiques.* Paris, 1877.) Enfin ce procédé force d'amener l'animal tout près de la pompe, ce qui est en somme fort embarrassant.

Rien de tout cela ne peut être reproché au manuel opératoire que nous employons à la suite de MM. Bert et Gréhant.

M. G. Noël, préparateur du cours de médecine au Collége de France, a imaginé un dispositif expérimental que nous tenons à décrire ici, parce qu'il permet d'opérer sur de très-faibles quantités de sang et que, par conséquent, il est éminemment propre aux études sur l'homme.

L'appareil de M. Noël est représenté par la figure 12 que nous empruntons à son mémoire. Il se compose d'un ballon A muni d'un réfrigérant semblable à celui que nous avons décrit.

A la partie supérieure du ballon se trouve une tubulure à laquelle est adaptée une sorte de coupe C fermée par une soupape conique P. Cette soupape peut être soulevée au moyen de la tige D, et dès lors le ballon est en communication avec l'extérieur. La coupe C est remplie d'huile et sa partie inférieure est graduée. Quand on a recueilli le sang de l'animal dans la seringue, on le passe sous l'huile ; il tombe de lui-même dans la partie rétrécie et graduée, sans avoir été au contact de l'air, et on le mesure en faisant une lecture du nombre de graduations qu'il occupe. On soulève la tige D et le sang pénètre de lui-même dans le ballon A où on a fait primitivement le vide.

La graduation de la coupe peut être très-fine ; on peut donc opérer sur de très-faibles quantités de sang, ce qui est souvent un avantage considérable, car on verra plus loin que les saignées successives modifient considérablement les conditions expérimentales.

Un autre perfectionnement introduit par M. Noël dans le manuel opératoire de l'analyse des gaz du sang consiste dans l'appareil dessiccateur qu'il a ajouté à l'appareil classique. En effet, la petite quantité d'eau que les gaz entraînent en se dégageant vient se condenser dans la pompe et

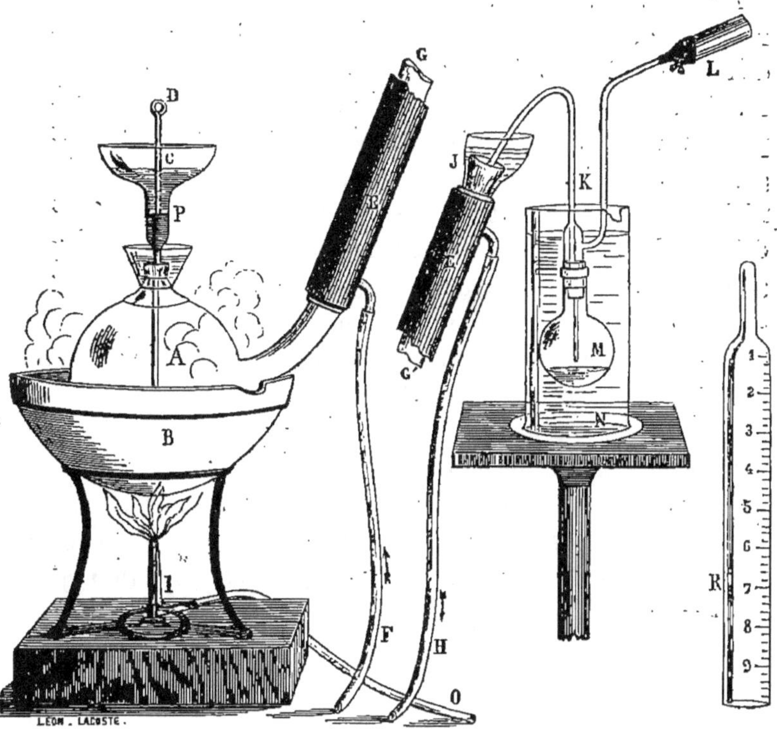

Fig. 12. — Appareil de G. Noël pour l'analyse des gaz du sang.

elle est repoussée jusque dans le tube où se fait la mesure des gaz. Il en résulte qu'une petite portion d'acide carbonique se redissout dans cette eau et échappe à la lecture.

Pour obvier à cet inconvénient qui peut être très-réel quand on opère sur de faibles quantités, M. Noël interpose sur le trajet des gaz un ballon M contenant de l'acide sulfurique qui condense la vapeur d'eau.

J'ajouterai enfin que, pour donner à la lecture de l'azote une plus grande précision, il termine le tube de jaugeage par une partie rétrécie qui peut être graduée en vingtièmes de centimètres cubes et, par conséquent, donner une rigueur considérable aux résultats obtenus.

Au point de vue de la critique expérimentale on, pourrait reprocher une chose à ce procédé nouveau : la pénétration de l'huile qui peut donner par elle-même des gaz. A cela M. Noël répond que l'huile de lin qu'il emploie absorbe à peine un quart de centimètre cube d'oxygène pour cent grammes d'huile. Supposons donc qu'on introduise dans le récipient un centimètre cube d'huile (ce qu'on peut toujours éviter), c'est donc deux millièmes de centimètre cube d'oxygène qu'il y aura en trop dans l'appareil. Il n'y a pas d'instrument capable d'apprécier une pareille quantité et ce serait se leurrer soi-même que de supposer qu'on a à s'occuper de telles quantités quand un seul mouvement respiratoire de l'animal au moment où on lui prend du sang cause une erreur au moins cent fois plus forte.

Nous pensons donc que toutes les fois qu'on agira sur de faibles quantités de sang, il y aura avantage à se servir du procédé de M. Noël malgré la légère complication qu'il comporte.

CHAPITRE III

Des gaz du sang.

§ II. Variations physiologiques.

Notre intention n'est pas de faire une histoire complète
des variations des gaz du sang. Notre but est, ici, comme
dans tous les chapitres de ce travail, une étude pathologique et expérimentale. Toutefois nous ne pouvons aborder
immédiatement ce point si compliqué de la question, sans
avoir pris un aperçu rapide des conditions physiologiques
qui se rapprochent le plus des états pathologiques que nous
avons à décrire et qui en sont, en réalité, le point de départ.

Les seuls gaz que l'on rencontre dans le sang, sont l'oxygène, l'acide carbonique et l'azote.

L'oxygène est contenu dans le sang sous deux formes
différentes : il est dissous dans le sérum en faible quantité
et il est combiné à l'hémoglobine. Ce fait est aujourd'hui
démontré, nous n'avons pas à y insister. Il en résulte une
conséquence de première importance au point de vue de la
physiologie pathologique. Il suffira, en effet, que le sang
contienne une quantité moindre d'hémoglobine ou ce qui
est la même chose, de globules rouges, pour que, par ce
fait même, il ne puisse fixer qu'une quantité moindre d'oxygène. D'où un apport moindre aux tissus, de ce gaz nécessaire aux combustions organiques. D'où en réalité une

diminution de ces combustions et une déchéance de tout l'être vivant.

Mais restons-en encore à l'état physiologique et voyons quelles sont les causes qui peuvent faire varier la quantité d'oxygène que le sang peut dissoudre en un temps donné et transporter ensuite jusque dans nos tissus.

Rien n'est plus variable que la quantité d'oxygène contenue dans le sang artériel. Les conditions qui déterminent sa dissolution sont multiples et variables et le lecteur qui jette un coup d'œil sur le tableau qu'a publié M. Bert dans son livre sur la pression barométrique (tableau qui contient un nombre considérable d'expériences) voit que les chiffres sont souvent très-dissemblables d'un cas à l'autre, assez même pour qu'il ne soit pas possible de fixer une normale.

Pourtant, comme il faut pour des études sur la maladie partir d'un chiffre moyen, nous admettrons que le sang artériel contient le plus souvent de 15 à 18 0/0 d'oxygène et 28 à 30 0/0 d'acide carbonique. Mais ces chiffres nous ne les donnons qu'avec les réserves que nous avons faites et nous ne saurions considérer comme morbides que les cas qui s'en écarteront considérablement.

D'ailleurs, on verra que, dans toutes les expériences qui nous sont personnelles, nous avons toujours mesuré les gaz du sang avant d'avoir produit l'état pathologique, ce qui nous laissait un point de comparaison et nous dispensait de nous appuyer sur une moyenne que nous-mêmes nous déclarons peu certaine.

Cette précaution n'est pas la seule que nous ayons prise. On a vu dans le compte-rendu de nos expériences sur la respiration des tissus que le sang est, comme tous les éléments, le siége de combustions. Il est donc possible que, malgré sa marche rapide, il perde une partie de son oxygène dans l'intérieur même des artères et avant de l'avoir fourni aux tissus.

Cette opinion a été soutenue par MM. Estor et Saint-Pierre. Ces deux savants ont même apporté des chiffres que nous répétons après tous nos devanciers. Selon eux, le sang de la carotide contiendrait 21 0/0 d'oxygène et celui de la crurale 7 0/0 seulement. Dans les quelques secondes qui séparent la sortie du sang du cœur de son arrivée à la cuisse, il aurait perdu les deux tiers de son oxygène. Voilà un résultat bien singulier par lui-même ; les expérimentateurs de Montpellier s'appuient-ils sur des expériences? Non. Ils cherchent dans la littérature scientifique des analyses des gaz du sang où on ait désigné le vaisseau où la prise a été faite; ils en trouvent onze provenant d'observateurs divers, d'animaux différents et obtenues par des méthodes variées; ils les groupent et en tirent le résultat que nous avons énoncé.

Le lecteur pensera, sans doute, comme nous, qu'il n'y a aucun compte à tenir de résultats ainsi obtenus. Et si nous sommes venus, après tant d'autres, relever cette manière de conclure, c'est parce que nous avons été heureux de trouver une occasion de protester contre cette physiologie qui tend à s'implanter en médecine, physiologie qui se fait sans laboratoire et sans expériences et au moyen d'inductions plus ou moins ingénieuses faites à propos d'expériences dont on n'a pu contrôler ni la valeur ni même la possibilité.

Quoi qu'il en soit, il semblerait résulter de recherches bien faites, dues à MM. Mathieu et Urbain, qu'il y a une très-légère différence dans le sang des diverses artères, et cela en raison du diamètre de ces vaisseaux. Les plus petites laissant passer plus de sérum et moins de globules dans un temps donné, le sang qu'elles charrient contiendrait un peu moins d'oxygène. Bien que cette différence soit extrêmement minime et qu'on puisse la négliger, nous avons tenu à nous adresser toujours au même vaisseau, et c'est toujours à l'artère crurale que nous avons fait nos prises, de façon à rendre nos expériences toujours comparables.

Une des causes qui fait varier le plus les gaz du sang à l'état physiologique, c'est la *digestion.* M. Bert a vu que, le sang artériel d'un animal à jeun contenant 20 0/0 d'oxygène, le sang du même animal en digestion en contenait seulement 18 0/0. Cette expérience, répétée nombre de fois depuis, a donné toujours le même résultat général. Il est possible d'attribuer ce fait à plusieurs causes. D'abord à l'absorption des boissons qui diluent le sang et diminuent, par conséquent, sa teneur en hémoglobine d'où diminution corrélative d'oxygène. M. Bert pense encore qu'il faut tenir compte d'une combustion plus active qui se ferait en ce moment à cause du passage des aliments dans le sang. Il nous semble qu'il faut aussi se souvenir que, pendant la digestion, le cœur bat plus vite et que la respiration est un peu ralentie. Le sang traverse donc plus rapidement le poumon ou d'autre part le renouvellement de l'air se fait moins bien. Deux circonstances qui arrivent à un même but : la diminution de l'oxygénation du sang.

C'est qu'en effet la *ventilation pulmonaire* a la plus grande influence sur les gaz du sang. On comprend sans peine que si le thorax demeure immobile, le sang a vite épuisé l'oxygène que contient l'air désormais incapable de se renouveler ; d'où l'asphyxie. Si, au contraire, l'animal respire avec une grande rapidité et que l'air se renouvelle très-vite dans son poumon, le sang sera dans le même temps mis en rapport avec de l'oxygène sous plus forte tension et en quantité plus grande, d'où oxygénation plus complète.

Or, entre ces deux extrêmes, tous les intermédiaires sont possibles, et on peut, en respirant plus ou moins vite, donner pour ainsi dire à son sang artériel telle teneur en oxygène que l'on désire. Nous verrons plus loin le parti que l'on peut tirer de cette connaissance dans l'étude des dyspnées. Qu'on nous permette auparavant de répéter une expérience déjà ancienne, mais à laquelle nous avons donné une certaine précision. Elle démontre pleinement l'influence du rhythme respiratoire sur les gaz du sang.

EXPÉRIENCE XXIV. — Nous prenons un chien du poids de 11 kil. Nous le curarisons et nous lui plaçons une canule dans l'artère crurale. La respiration artificielle est faite par la trachée. Dès que l'animal est paralysé, nous réglons le soufflet de telle sorte qu'il fasse huit insufflations à la minute, et nous faisons une prise de sang.

Volume des gaz	50^{cc},5 pour 100 c. c.	
Oxygène	12 ,2	—
Acide carbonique	36 ,6	—
Azote	1 ,7	—

Puis nous activons la respiration, le soufflet produit seize insufflations à la minute.

Nouvelle prise à la crurale :

Volume total des gaz	45^{cc},8 pour 100 c. c.	
Oxygène	15 ,8	—
Acide carbonique	28 ,2	—
Azote	1 ,8	—

Enfin le soufflet est disposé de manière à ne plus donner que quatre insufflations.

Volume total des gaz	51^{cc},5 pour 100 c. c.	
Oxygène	7 ,4	—
Acide carbonique	42 ,5	—
Azote	1 ,6	—

Ainsi l'aération rapide du poumon a eu pour conséquence l'oxygénation plus grande du sang et la diminution de l'acide carbonique qu'il contenait.

Ici il y a quelque chose d'exagéré par l'expérience elle-même, et il est certain que, dans les respirations normales, l'écart ne doit pas être aussi grand.

On trouvera d'ailleurs un nombre considérable d'expériences analogues dans les travaux de M. Bert sur la respiration et sur la pression barométrique.

Les *mouvements exagérés* de l'animal, s'ils ne s'étendent pas au thorax et s'ils se font sans une aération extrême du poumon, ont pour effet de diminuer l'oxygène du sang, puisqu'il y a consommation plus grande et d'exagérer la quantité d'acide carbonique puisque la production en est augmentée.

C'est là un fait très-facile à constater sur le sang veineux qui revient des muscles. Dans le sang artériel qui vient de passer dans le poumon, il y a encore insuffisance d'oxygène et excès d'acide carbonique, si une ventilation pulmonaire active n'a pas rétabli l'équilibre.

Il en est généralement ainsi, comme le prouve l'expérience suivante :

Expérience XXV. — Nous prenons un chien, du poids de 15 kilogrammes, respirant tranquillement, ayant une température de 38° et ayant mangé cinq heures avant. — On lui prend à l'artère crurale 25 c. c. de sang, qu'on porte à la pompe.

A. — Volume des gaz .... $52^{cc},0$ pour 100 c. c.
Oxygène .... 14 ,4 —
Acide carbonique.......... 36 ,0 —
Azote .... 1 ,6 —

Pendant cinq minutes on excite vivement l'animal, au moyen d'un courant faradique que l'on promène sur tout le corps. L'animal s'agite beaucoup, se détache à moitié, pousse des hurlements. Sa respiration est profonde et rapide.

On lui prend rapidement 25 cc. de sang à la crurale.

```
B. — Volume des gaz..............    42cc,3 pour 100 c. c.
      Oxygène..................      18 ,0      —
      Acide carbonique...........    22 ,8      —
      Azote....................       1 ,5      —
      Température de l'animal, 39°3
```

Ainsi, bien que les contractions aient été augmentées et que la température se soit élevée, le sang contenait moins d'acide carbonique et plus d'oxygène qu'avant l'expérience. Cela tient évidemment à la ventilation plus grande qui s'est faite par le poumon.

On trouvera la preuve directe de ce fait dans la partie de notre travail où nous nous occupons des échanges intra-pulmonaires, ainsi que dans le chapitre où nous traitons de la pathologie des gaz du sang. Nos conclusions, sur ce point, sont, d'ailleurs, en rapport avec celles de Smith et de Vierordt.

MM. Mathieu et Urbain ont examiné le sang artériel pendant le travail musculaire. Ils l'ont trouvé toujours plus oxygéné pendant le travail qu'avant, et pourtant, ils s'étaient mis à l'abri des variations du rhythme respiratoire en sectionnant les deux pneumo-gastriques. Il semble alors que le résultat doive être attribué à la forme même des mouvements respiratoires qui gagnaient en amplitude ce qu'ils avaient perdu en fréquence.

Nous ne signalerons ici que pour mémoire les variations observées par MM. Mathieu et Urbain, suivant *la taille*, *l'âge et le poids* des sujets. Les animaux de petite taille ayant des combustions plus actives, auraient un sang moins oxygéné, bien que leurs mouvements respiratoires soient très-fréquents. La même remarque s'appliquerait aux jeunes animaux. Nous ne saurions suivre les deux auteurs sur ce terrain, qui nous éloignerait trop du but de nos recherches.

Nous ne voudrions pas, au contraire, passer sous silence les recherches du professeur Bert, sur l'influence qu'a la pression atmosphérique sur les gaz du sang. Il résulte, en effet, de ses recherches la solution d'un problème d'hygiène et d'acclimatation qui intéresse au premier chef le médecin.

En effet, si la diminution de tension de l'oxygène dans l'air a pour résultat sa moindre dissolution dans le sang, il en résultera que la mort par diminution de pression sera un phénomène d'ordre chimique, une véritable asphyxie par défaut d'oxygène fixé sur le globule : c'est ce qui se passe en réalité. Et dans de plus faibles proportions, l'anémie spéciale qui atteint les Européens vivant sur les hauts plateaux des Andes, n'est très-certainement qu'une *anoxhémie* progressive et inévitable. Donc, acclimatement difficile dans ces régions élevées, et impossibilité d'une colonisation de ces contrées, par des populations qui n'y seraient point adaptées.

De sorte que cette connaissance, toute physiologique, sur les gaz du sang nous conduit à d'importants résultats politiques et sociaux.

Le remarquable travail de notre maître, M. Bert, doit être lu en entier et dans son texte même, aussi ne voulons-nous en donner ici que le résumé que nous en avons fait autrefois pour les lecteurs de la *Revue mensuelle de médecine*.

Pour étudier les gaz du sang à différentes pressions, le manuel opératoire a la plus grande importance.

Il fallait opérer sur des animaux de grande taille. Dès lors, de petites cloches de verre étaient insuffisantes. M. Bert a fait fabriquer de grandes cloches d'acier dans lesquelles non-seulement l'animal, mais l'opérateur lui-même pouvaient être renfermés. Le vide était fait au moyen d'une machine à vapeur.

Quant au sang, il était tiré du dehors même de l'appareil au moyen d'un système très-ingénieux, dont nous ne saurions reproduire ici tous les détails.

En opérant de cette sorte sur un grand nombre d'animaux, M. Bert a vu que, d'une manière générale, les gaz du sang diminuent en raison même de la pression. Mais cette diminution n'est pas régulière : elle ne suit point la loi de Dalton, et, la pression étant réduite de moitié, il reste encore plus de la moitié de l'oxygène contenu dans le sang. Et même, tout bien considéré, la perte en oxygène est plus rapide que celle en acide carbonique.

Donc, sous l'influence de la diminution de pression, l'hémoglobine oxygénée se dissocie; mais ce n'est pas aux plus basses pressions que cette dissociation est surtout énergique : l'expérience prouve que c'est aux environs d'une demi-atmosphère.

Ces faits sont en contradiction avec les conclusions de Fernet, qui considérait l'oxygène fixé à l'hémoglobine comme combiné complétement et tout à fait à l'abri des variations que la pression fait subir aux gaz dissous, et qui, d'autre part, regardait l'acide carbonique comme simplement dissous dans le sérum et comme suivant la loi de dissolution des gaz. On pressent d'avance toute l'importance de ces résultats pour l'explication du mal des montagnes.

Après la diminution de la pression, il fallait étudier son augmentation et l'influence qu'elle a sur la quantité des gaz dissous dans le sang.

Un grand cylindre d'acier pouvant supporter jusqu'à 10 atmosphères fut construit. Une puissante pompe en bronze du système Denayrouse servait à y pousser l'air et à produire la compression.

Ici encore, l'animal étant maintenu dans la cloche, on pouvait du dehors extraire le sang de l'artère pour l'analyser. Au moyen de cet appareil instrumental, M. Bert a pu étudier la variation des gaz du sang aux diverses pressions. Il a vu que l'oxygène augmente de proportion; que cette augmentation est remarquable surtout pour les pressions voisines de la pression normale. Après deux atmosphères, l'augmentation a toujours lieu, mais plus lentement; la courbe monte moins vite qu'entre une et deux atmosphères.

Il y a donc, aux environs de la pression normale, un point de saturation pour l'oxygène, au-dessus duquel il ne s'ajoute plus au sang que de l'oxygène dissous dans le sé rum, suivant la loi de Dalton. Ainsi un ouvrier qui travaille à cinq atmosphères dans une pile de pont n'a pas beaucoup plus d'oxygène dans le sang que lorsqu'il était à la pression normale.

L'acide carbonique est tantôt augmenté un peu, tantôt diminué. En somme, ceci nous démontre que les accidents de la compression ne sauraient tenir à l'emmagasinement de l'acide carbonique. Maintenant pourquoi diminue-t-il quelquefois? Cela tient probablement à ce que, par suite de l'augmentation de pression, l'acide carbonique contenu dans les vésicules pulmonaires se trouve comprimé; sa valeur en devient d'autant moindre; de là une plus grande facilité pour l'acide carbonique du sang à s'échapper au dehors. C'est en somme une condition meilleure de ventilation.

L'azote, lui, n'entrant dans aucune combinaison, se dissout d'autant plus que la pression est plus grande, et cela d'une manière presque régulière. Ceci a une grande importance au point de vue des phénomènes qui suivent la décompression brusque.

En résumé, chez l'animal vivant, lorsque la pression barométrique augmente, l'oxygène augmente dans le sang artériel, mais avec une extrême lenteur; l'azote augmente plus vite, mais pas autant, à beaucoup près, que le voudrait la loi de Dalton; quant à l'acide carbonique, il diminue presque toujours.

Ici se pose une question subsidiaire. Si la diminution de pression provoque, comme nous l'avons dit, une véritable asphyxie par absence d'oxygène, on devra observer sur les gaz du sang la même influence par la respiration d'un air pauvre en oxygène, mais soumis à la pression normale. C'est, en effet, ce qu'a vu M. Bert. Il a fait respirer ses chiens dans des sacs remplis d'air appauvri, et il a vu une concordance parfaite entre la proportion centésimale d'oxygène contenu alors dans le sang et celle qui existait chez les animaux soumis à une dépression qui amenait dans l'air une désoxygénation identique. Ce résultat est applicable aussi bien au sang veineux qu'au sang artériel.

Ainsi, il ressort des expériences de M. Bert que la dissolution des gaz dans le sang est grandement influencée par les changements de la pression ; il arrive même un moment où l'oxygène se trouve en quantité telle dans le sang qu'il produit l'effet d'un poison, et que l'animal meurt au milieu des convulsions.

On sait, en effet, aujourd'hui que l'oxygène, cet élément si nécessaire à notre vie, est en même temps un de nos ennemis les plus redoutables, et, s'il arrive à une dose qu'on peut évaluer à 30 0/0, il nous tue comme le ferait la strychnine par exemple.

Cette donnée a conduit M. Bert à une notion toute nouvelle des phénomènes de la vie. Pour lui, nous sommes tous des êtres *anaérobies*. L'oxygène nous tue dès qu'il arrive à nous à l'état de gaz *dissous*. Nos éléments sont comme des ferments ; ils vivent aux dépens de l'oxygène *combiné* à l'hémoglobine, mais dès que cette hémoglobine est saturée, dès que l'oxygène devient libre et se trouve dissous en nature, il tue les éléments. Cette conclusion, si extraordinaire qu'elle paraisse, est pourtant inévitable quand on considère les phénomènes qui ont été découverts et décrits par M. Bert.

A côté de l'influence de la pression extérieure sur les gaz du sang, nous devons examiner l'influence de la *température extérieure*. Il résulte des recherches de MM. Mathieu et Urbain que la quantité d'oxygène contenue dans le sang est en raison inverse de la température extérieure. En d'autres termes, plus l'air respiré est froid, plus il y a d'oxygène dissous dans le liquide sanguin, bien que la température de ce liquide demeure sensiblement invariable. Cela tiendrait d'après leurs observations à un simple phénomène physique. La membrane qui, dans le poumon, sépare l'air du sang contenu dans les vaisseaux est humide. Or, d'après les lois de la diffusion, les gaz de l'air, pour passer dans le sang, doivent se dissoudre dans les liquides qui humectent la paroi : réciproquement pour sortir du sang l'acide carbonique doit également se dissoudre dans ces liquides. Or, cette dissolution est d'autant plus rapide et d'autant plus complète que la paroi est plus froide et cela, simplement en vertu de la loi de dissolution des gaz.

On le voit donc, les quantités de gaz dissous dans le sang varient suivant les individus, les races, les âges, l'état physiologique et les circonstances atmosphériques.

Elles varient bien davantage encore suivant les états anormaux et pathologiques. C'est ce qui nous reste à étudier pour en avoir fini avec cette partie de notre travail.

CHAPITRE IV

Des gaz du sang.

§ III. Variations pathologiques.

L'influence pathologique, la plus simple qui puisse faire
varier la quantité des gaz contenue dans le sang, est la diminution même des éléments qui, dans ce liquide, ont la
propriété de fixer ces gaz ; c'est la diminution des globules
rouges.

Anémie. — C'est donc le processus hémorrhagique que
nous aurons à examiner tout d'abord.

On sait maintenant ce qui se passe immédiatement après
une saignée. La pression sanguine baisse subitement, mais
elle se relève vite ; une quantité considérable d'eau a passé
dans le système circulatoire, et en même temps il s'est régé-
néré un certain nombre de globules. Mais les globules ne
sont plus proportionnels à la quantité de liquide qui les
baigne ; ils sont plus dilués que primitivement, aussi une
même quantité de sang ne peut-elle plus dissoudre une aussi
grande quantité de gaz. Il y a donc moins d'oxygène dans
le sang après qu'avant une hémorrhagie, toute condition
de volume étant gardée.

MM. Mathieu et Urbain ont signalé ce fait important,
mais l'explication qu'ils en donnent est un peu différente de
la nôtre. Pour eux, la diminution de la pression artérielle
entraînerait des contractions plus rapides du cœur ; le sang,

circulant plus vite, demeurerait moins longtemps dans le poumon au contact de l'air, d'où des échanges moins complets. — Cela doit être en effet : en tous cas, cette deuxième cause vient se joindre à celle que nous signalons plus haut et marche dans le même sens.

Quoi qu'il en soit de l'explication, nous avons fait quelques expériences pour mettre le fait lui-même bien en lumière.

Expérience XXVI. — Nous prenons à la crurale d'un chien barbet bien portant et respirant tranquillement 30 c.c. de sang artériel que l'on porte à la pompe. T. $= 38°\,5$.

Volume des gaz..............	$76^{cc},2$ pour 100 c. c.	
Oxygène	24 ,0	—
Acide carbonique........,..	50 ,3	—
Azote......................	1 ,9	—

L'animal est vigoureux, il pèse 11 kil., on lui pratique une saignée de 150 gr. Une heure après, nouvelle analyse de 25 c.c. pris à la crurale.

Volume des gaz..............	$68^{cc},4$ pour 100 c. c.	
Oxygène	22 ,8	—
Acide carbonique..............	43 ,6	—
Azote	2 ,0	—

Dans cette expérience, une saignée de 150 gr. a diminué l'oxygène de 1 c.c. 2 et l'acide carbonique de 6 c.c. 7. La respiration était demeurée très-normale.

Expérience XXVII. — Sur un gros chien de chasse de 15 kil. nous prenons 30 c.c. de sang à la crurale. L'animal est très-calme et dans des conditions excellentes :

Volume des gaz...............	$60^{cc},0$ pour 100 c. c.	
Oxygène	16 ,8	—
Acide carbonique...............	41 ,2	—
Azote	2 ,0	—

On pratique une hémorrhagie de 200 gr. et on laisse l'animal se bien reposer.

Volume des gaz	$52^{cc},0$ pour 100 c. c.
Oxygène	14 ,4 —
Acide carbonique	36 ,0 —
Azote	1 ,6 —

La saignée a amené une perte de 2 c.c. 4 sur l'oxygène et de 5 c.c. 2 sur l'acide carbonique.

Ces deux expériences sont très-concluantes. On en trouvera un grand nombre de semblables dans les mémoires de MM. Mathieu et Urbain et dans celui de M. Noël.

Nous avons fait connaître l'explication donnée par MM. Mathieu et Urbain du phénomène qui nous occupe : diminution de la pression artérielle, circulation plus rapide, d'où oxygénation moins complète dans le poumon. — Si leur explication est exacte de tous points, ou plutôt si elle contient à elle seule toute la vérité, une injection de sérum égale à la perte de sang, rétablissant la pression intégralement, devrait ramener les gaz du sang à leur taux primitif. Or, il n'en est rien.

EXPÉRIENCE XXVIII. — A un chien levrier de 8 kil., nous prenons 25 c.c. de sang à la crurale.

Volume des gaz	$52^{cc},2$ pour 100 c. c.
Oxygène	17 ,2 —
Acide carbonique	23 ,2 —
Azote	1 ,8 —

Immédiatement nous lui faisons subir une hémorrhagie de 150 gr., ce qui pour lui est une perte assez considérable; puis, grâce à un robinet à 3 voies adapté à la seringue, nous injectons de suite 150 gr. de sérum. Après 1/4 heure, nouvelle prise de 25 c.c. de sang.

Volume des gaz....................	$32^{cc},1$ pour 100 c. c.
Oxygène........................	14 ,0 —
Acide carbonique................	16 ,0 —
Azote..........................	2 ,1 —

Voilà une expérience où la pression sanguine n'a pas changé sensiblement et où, grâce à la simple dilution des globules dans une plus grande quantité de liquide, les gaz du sang ont beaucoup diminué. — Quand nous nous occuperons du plus grand volume d'oxygène absorbé par le sang, nous signalerons une expérience qui plaide absolument dans le même sens. Ce n'est pas à dire pour cela que la cause invoquée par MM. Mathieu et Urbain doive être complétement rejetée ; elle agit et tout particulièrement dans les instants qui suivent immédiatement la saignée.

Il faut également savoir qu'une perte de sang légère peut amener un léger ralentissement de la respiration qui pourrait diminuer l'oxygène du sang. — Mais ce n'était pas le cas dans les expériences personnelles que nous avons rapportées. L'hémorrhagie avait été assez considérable pour avoir amené, au contraire, une véritable anhélation. Il semblait que l'animal compensât par la ventilation de ses poumons l'insuffisance de la capacité absorbante de son sang. La dyspnée est, en effet, un des symptômes communs des hémorrhagies considérables et des anémies profondes.

En résumé, qu'elle agisse par la diminution des globules ou par la diminution de la pression sanguine, l'hémorrhagie a toujours pour résultat une diminution dans les gaz dissous dans le sang, diminution qui porte principalement sur l'oxygène.

Chaleur animale. — *Fièvre.* — Immédiatement après avoir parlé de l'hémorrhagie, nous devons nous occuper des modifications dans la chaleur propre de l'animal. La température étant proportionnelle aux combustions et celles-ci utilisant des quantités également proportionnelles d'oxygène, on conçoit que ce gaz devrait être en raison inverse de la température. Mais ici intervient encore l'influence perturbatrice de la mécanique respiratoire ; une ventilation pulmonaire plus active venant remplacer l'oxygène à mesure qu'il est utilisé dans les tissus et éliminer l'acide carbonique qui est produit en excès.

C'est ainsi qu'il résulte d'expériences nombreuses de MM. Mathieu et Urbain qu'il y a d'autant plus d'oxygène dans le sang artériel que la température de l'animal est plus élevée et qu'il y en a d'autant moins qu'elle est plus basse. Ces résultats semblent contradictoires. En effet, les combustions étant plus actives quand la température est élevée devraient avoir employé plus d'oxygène et produit plus d'acide carbonique. Mais les mouvements plus fréquents du thorax ont amené une compensation qui a même dépassé la normale et entraîné un résultat final inverse. Les chiffres obtenus par MM. Mathieu et Urbain nous semblent tenir aux variations considérables qu'ils provoquaient chez les animaux sur lesquels ils opéraient. C'est ainsi qu'ils refroidissaient des chiens jusqu'à 25° et qu'ils en échauffaient d'autres jusqu'à ce que leur température rectale fût de 42° 5. — Ces états incompatibles avec la vie et rares sinon inconnus, même en pathologie, amenaient dans le rhythme respiratoire des variations de 5 à 200 inspirations à la minute, de là, nous l'avons dit, la diminution de l'oxygène dans le refroidissement et son augmentation dans la fièvre.

Nous avons voulu procéder plus doucement et amener des changements de température assez lents et assez modérés pour que le rhythme respiratoire fût peu modifié et pour que l'état des gaz du sang indiquât mieux le sens dans lequel ils étaient utilisés ou produits par les combustions intimes.

Et alors nous sommes arrivés à des résultats peu marqués, il est vrai, mais inverse, de ceux qu'avaient signalés MM. Mathieu et Urbain.

Expérience XXIX. — On prend, à un petit chien de 8 kil., 25 c.c. de sang à l'artère crurale. — T. R. $= 38°,5$, R. $= 16$.

Volume des gaz.................	$53^{cc},0$ pour 100 c. c.
Oxygène......................	15 ,8 —
Acide carbonique...............	35 ,4 —
Azote	1 ,8 —

On attache alors l'animal sur le dos pendant 4 heures.

La température extérieure est de 12°. Au bout de ce temps la température du chien est tombée à 36°. Le nombre des respirations est de 14 à 15 à la minute.

Nouvelle prise de sang :

Volume total des gaz,...........	$50^{cc},8$ pour 100 c. c.
Oxygène......................	18 ,2 —
Acide carbonique...............	30 ,8 —
Azote	1 ,8 —

I ci la respiration est restée presque la même ; le refroidissement a entraîné un gain de 2 c.c. 4 d'oxygène et une diminution de 5 c.c. d'acide carbonique.

Nous avons encore utilisé pour amener le refroidissement l'action hyposthénisante de l'alcool.

Expérience XXX. — Un chien de 13 kil. (T. R. $= 38°$) est soumis à une saignée de 25 c. c. à la crurale. R. $= 18$.

Volume total des gaz............	$58^{cc},8$ pour 100 c. c.
Oxygène......................	18 ,0 —
Acide carbonique...............	38 ,8 —
Azote	2 ,0 —

On lui injecte 70 grammes d'alcool à 36° sous la peau.

L'animal, d'abord agité, tombe rapidement dans le collapsus ; on attend deux heures et on pratique une nouvelle analyse des gaz du sang artériel. (T. R. = 37°, R. = 17.)

Volume total des gaz	52^{cc},8 pour 100 c. c.
Oxygène	20 ,0 —
Acide carbonique	31 ,6 —
Azote	1 ,2 —

L'animal est mort dans la nuit.

Voilà encore une expérience où le refroidissement a amené une augmentation de l'oxygène et un abaissement du chiffre de l'acide carbonique.

EXPÉRIENCE XXXI. — Nous prenons à l'artère crurale d'une chienne épagneule de 11 kil. 25 c.c. de sang. T. R. = 27°, R. = 15.

Volume des gaz	63^{cc},2 pour 100 c. c.
Oxygène	21 ,1 —
Acide carbonique	40 ,3 —
Azote	1 ,8 —

On injecte alors dans divers points du tissu cellulaire 100 grammes d'alcool à 36°. Une heure après l'animal est inerte, anesthésié même à la conjonctive, mais la respiration est encore active. R. = 18. La température rectale est tombée à 35° 8. Nouvelle analyse.

Volume des gaz	56^{cc},9 pour 100 c. c.
Oxygène	23 ,7 —
Acide carbonique	31 ,4 —
Azote	1 ,8 —

Mort dans la nuit.

Ici encore le refroidissement a fait gagner au sang 2 c. c. 6 d'oxygène. Il lui a fait perdre 8 c. c. 9 d'acide carbonique.

Le refroidissement n'a pas toujours la même action. M. Légerot l'a produit en passant un vernis sur la peau d'un lapin. Il a vu ainsi l'oxygène tomber de 15 c. c. à 10 c. c. 0/0 et l'acide carbonique de 28 à 21.

Inversement, nous avons vu une augmentation modérée de la température, amener une diminution dans les gaz du sang artériel.

EXPÉRIENCE XXXII. — Nous prenons à un chien épagneul du poids de 10 kil. 25 c.c. de sang à l'artère crurale. (T. R. = 38°, R. = 20.)

Volume total des gaz	56^{cc},5 pour 100 c. c.
Oxygène	16, 2 —
Acide carbonique	38, 4 —
Azote	1, 9 —

Puis nous lui injectons dans le tissu cellulaire environ 10 c. c. cubes d'urine commençant à se putréfier. Le surlendemain le lieu de l'injection (aisselle) est le siége d'un phlegmon étendu. (T. R. = 39° 6, R. = 24.)

Nouvelle analyse de 25 c.c. de sang.

Volume des gaz	56^{cc},8 pour 100 c. c.
Oxygène	14, 8 —
Acide carbonique	40, 0 —
Azote	2, 0 —

Ici la fièvre a diminué l'oxygène et augmenté l'acide carbonique d'une quantité à peu près égale.

Nous avons encore tenté deux fois cette expérience, mais, dans ces deux cas, la respiration est devenue très-fréquente, et alors, conformément aux conclusions de MM. Mathieu et Urbain, nous avons eu une augmentation de l'oxygène et une diminution de l'acide carbonique.

Ainsi nous ne saurions trop insister sur ce point, c'est,

le rhythme respiratoire, la ventilation pulmonaire qui règle et domine la quantité de gaz dissous dans le sang, et cela au point d'arriver souvent à masquer l'action propre des processus physiologiques ou morbides. On conçoit donc combien les maladies qui entravent le jeu du thorax ou du diaphragme peuvent avoir d'action sur les combustions intimes (1).

Nous retrouvons le même résultat si nous nous occupons de l'influence des convulsions sur la teneur du sang en oxygène et acide carbonique.

Nous l'avons déjà dit quand nous nous sommes occupés du travail musculaire, les mouvements exagérés des membres sont accompagnés de mouvements exagérés du thorax, et alors l'accumulation d'acide carbonique, qui devrait se faire dans le sang artériel n'a pas lieu et l'appauvrissement en oxygène est empêché.

Dans les convulsions intenses et pathologiques, il en est de même souvent, seulement la dépense dans les muscles et la surcharge carbonique du sang veineux deviennent tels que la ventilation pulmonaire n'est plus suffisante et on voit alors l'exagération des combustions se révéler dans la

---

(1) On remarquera que nous ne nous appuyons pas sur le travail que MM. Éstor et S. Pierre ont fait sur les gaz du sang veineux dans les parties enflammées. — Voici, en effet, les chiffres trouvés par ces expérimentateurs :

		Oxygène pour 100 c. c.	Acide carbonique.
1re expérience.	Membre enflammé......	6.01	7,3
	Membre sain..........	2.41	5.7
2e expérience.	Membre enflammé......	4.7	» »
	Membre sain..........	2.3	» »
3e expérience.	Membre enflammé......	» »	6.7
	Membre sain..........	» »	5.6

Du sang veineux qui contient seulement 7 0/0 de CO_2. Il y a là de quoi inspirer bien des doutes sur la valeur des analyses.

composition du sang artériel. C'est ce qui ressort des expériences suivantes.

EXPÉRIENCE XXXIII. — Nous analysons 25 c. c. de sang pris à la crurale d'un chien matiné, du poids de 13 kil. (T. R. 37°,5 — R = 20.

Volume des gaz................	$44^{cc},6$ pour 100 c. c.	
Oxygène	16 ,4	—
Acide carbonique..............	25 ,6	—
Azote	2 ,6	—

Immédiatement après l'analyse, nous injectons dans l'estomac du chien, 4 gr. d'acide phénique dissous dans 150 gr. d'eau. Au bout de trois minutes, l'animal est pris de convulsions, de trépidations. Les mouvements respiratoires sont tellement rapides que nous ne pouvons les compter.

Nous faisons une nouvelle analyse de 25 c. c. de sang :

Volume des gaz................	$50^{cc},0$ pour 100 c. c.	
Oxygène	14 ,0	—
Acide carbonique..............	24 ,0	—
Azote	2 ,0	—

Voilà donc une expérience où, malgré la rapidité des mouvements respiratoires, l'oxygène, activement employé dans les muscles, a diminué dans le sang artériel.

Du reste, la ventilation pulmonaire si rapide, a eu, néanmoins, son effet bienfaisant sur l'acide carbonique qui a été éliminé et a diminué dans le sang.

Les convulsions produites par l'acide phénique sont des convulsions cloniques. Si l'on étudie les gaz du sang pendant les convulsions toniques qui immobilisent la cage thoracique, on trouve un effet encore bien plus accusé.

C'est ce que démontrent les deux expériences qui suivent.

Expérience XXXIV. — Le 27 juillet, on met en expérience un grand chien dogue, du poids de 14 kil. (T. R. = 38°), assez mal portant, ayant subi deux saignées et portant des plaies suppurantes.

On analyse 25 c. c. de sang crural.

Volume total des gaz	$58^{cc},9$	pour 100 c. c.
Oxygène	21 ,6	—
Acide carbonique	35 ,2	—
Azote	2 ,1	—

On injecte sous la peau 5 milligrammes de sulfate de strychnine. En cinq minutes, l'animal devient très-excitable, et immédiatement au début de la première grande convulsion, on fait une prise de 25 c. c. de sang. La cage thoracique n'a pas été immobilisée ; la respiration a été lente, mais très-ample.

Volume total des gaz	$64^{cc},8$	pour 100 c. c.
Oxygène	11 ,6	—
Acide carbonique	51 ,2	—
Azote	2 ,0	—

Diminution de près de moitié de l'oxygène et augmentation considérable de l'acide carbonique.

Ce fait est encore plus évident dans l'observation suivante.

Expérience XXXV. — Le 27 juillet, on prend un chien barbet, adulte, de 4 kil. Ce chien a déjà été opéré et suppure (T. R. = 38°).

On analyse 25 c. c. de sang de l'artère crurale.

Volume des gaz	$66^{cc},7$	pour 100 c. c.
Oxygène	17 ,0	—
Acide carbonique	48 ,1	—
Azote	1 ,6	—

On injecte dans l'aisselle 4 milligrammes de sulfate de strychnine. Dix minutes après, grandes convulsions toniques, puis secousses spontanées multiples (T. R. = 38°5). A la suite d'une des convulsions, où le thorax a été un peu immobilisé, on prend 25 c.c. de sang qu'on analyse.

Volume des gaz............	61^{cc},5 pour 100 c. c.
Oxygène	9 ,2	—
Acide carbonique................	50 ,3	—
Azote	2 ,0	—

Ici encore, une diminution de l'oxygène par suite de son utilisation dans les tissus jointe à un certain défaut dans l'aération du poumon.

On attend encore dix minutes, deux grandes convulsions ont lieu (T. R. = 39°).

L'animal fait des respirations très-lentes mais très-profondes.

Nouvelle prise de sang (il est noir dans la pompe).

Volume des gaz.................	33,0 pour 100 c. c.
Oxygène	1,0	—
Acide carbonique................	30,8	—
Azote ,................. ..... :	1,2	—

L'animal est en pleine asphyxie, les résultats n'ont plus d'importance.

Avant d'en finir avec les convulsions, nous avons voulu voir ce qui advenait des gaz normaux du sang artériel dans les convulsions cloniques de l'urémie. Cela avait une certaine importance à cause de l'action particulière qu'a sur le sang le carbonate d'ammoniaque.

Ce sel, en effet, semble diminuer le pouvoir d'absorption de l'hémoglobine pour l'oxygène. Malgré cela, le rhythme respiratoire est suffisamment exagéré pour que le sang continue à s'oxygéner au-delà de la normale. Il résulte de là, qu'après la convulsion, l'animal n'éprouve plus le besoin de respirer et qu'il demeure en apnée. Nous verrons plus loin le parti qu'on a tiré de ce fait pour expliquer le phénomène de Cheyne-Stokes dans l'ammoniémie.

L'augmentation de l'oxygène dans le sang ressort de l'expérience suivante.

EXPÉRIENCE XXXVI. — Sur un chien griffon de 5 kil., nous faisons une analyse de 25 c. c. de sang crural.

Volume total des gaz	$54^{cc},9$ pour 100 c. c.	
Oxygène	15 ,2	—
Acide carbonique	37 ,5	—
Azote	2 ,2	—

On injecte dans la veine un gramme de carbonate d'ammoniaque dissous dans 25 c.c. d'eau tiède. Très-rapidement commencent des convulsions et une *dyspnée intense*, l'animal s'agite.

Analyse de 25 c. c. de sang.

Volume total des gaz	$56^{cc},9$ pour 100 c. c.	
Oxygène	17 ,4	—
Acide carbonique	37 ,5	—
Azote	2 ,0	—

En résumé, les convulsions augmentent la température et les combustions. Elles diminuent l'oxygène du sang artériel et en augmentent l'acide carbonique, à moins qu'une ventilation pulmonaire compensatrice ne vienne détruire cet effet et même dépasser le but (convulsions cloniques).

C'est à côté de ces phénomènes dus à la variation de la chaleur animale que nous devons placer ceux qui résultent de certains agents anesthésiques comme le chloroforme, la morphine, le chloral. Ces agents agissent en diminuant les mouvements et, par suite, les combustions. Il est donc probable qu'ils agissent comme la section de la moelle, l'alcoolisme ou la simple immobilisation : ils augmentent légèrement l'oxygène et diminuent considérablement le taux de l'acide carbonique. Mais ici encore intervient le facteur important dont nous avons eu à nous occuper tant de fois : le mécanisme respiratoire. On sait, en effet, que le chloroforme peut changer considérablement le rhythme de la respiration qui est accéléré dans la période d'agitation, qui est diminué au point que la mort devient imminente dans certains cas pendant la période de collapsus. Nous ne pouvons donc nous étendre sur ce point et il nous suffira de signaler au passage ces agents et leur action sur les phénomènes intimes de la respiration.

Une des causes qui, on le comprendra, doit avoir sur la composition gazeuse du sang l'influence la plus considérable, c'est l'intoxication du sang lui-même.

Certaines substances ont la propriété de se fixer à l'hémoglobine et de détruire temporairement ou définitivement son pouvoir d'absorber l'oxygène. Tels sont l'oxyde de carbone et les nitrites. — Il est évident que ces substances, supprimant d'emblée une portion de la partie utile du sang, agissent à la façon d'une saignée, diminuent l'oxygène du sang et consécutivement son acide carbonique.

Cela ressort des expériences suivantes :

Expérience XXXVII (1). — Nous prenons un chien du poids de 14 kil. : Cet animal respire tranquillement. Nous analysons 25 c. c. de sang pris à l'artère crurale :

Volume total des gaz....................	$54^{cc},5$ pour 100 c. c.
Oxygène	18 ,2 —
Acide carbonique.................	34 ,5 —
Azote	1 ,8 —

---

(1) Faite en commun avec M. le Dr Jolyet, professeur à la Faculté de médecine de Bordeaux. (Voir *Gazette médicale*, 1876.)

Puis nous lui faisons inhaler quelques gouttes de *nitrite d'amyle* placées dans un flacon. Prise de 25 c. c. de sang noirâtre :

Volume total des gaz............	32^{cc},4	pour 100 c. c.
Oxygène	8 ;4	—
Acide carbonique................	22 ,4	—
Azote........................	1 ,6	—

Donc diminution considérable d'oxygène, le sang ne pouvant plus en absorber autant ; diminution également de l'acide carbonique consécutive à celle de l'oxygène.

EXPÉRIENCE XXXVIII. — Nous prenons une chienne du poids de 13 kil. 200, respirant tranquillement. Nous analysons 25 c.c. de sang crural :

Volume total des gaz............	49^{cc},4	pour 100 c. c.
Oxygène	16 ,2	—
Acide carbonique................	31 ,2	—
Azote........................	2 ,0	—

Nous lui faisons inhaler du nitrite d'amyle et nous procédons à une nouvelle analyse :

Volume total des gaz............	25,5	pour 100 c. c.
Oxygène	4,8	—
Acide carbonique................	19,5	—
Azote........................	1,2	—

EXPÉRIENCE XXXIX. — Un chien vigoureux du poids de 14 kil. est mis en expérience. On lui prend 25 c.c. de sang à la crurale :

Volume total des gaz............	54,7	pour 100 c. c.
Oxygène	17,2	—
Acide carbonique................	35,6	—
Azote	1,9	—

On lui injecte sous la peau 3 grammes environ de nitro-glycérine. On analyse trois heures après 25 c. c. de sang.

Volume total des gaz.............	31,5 pour 100 c. c.
Oxygène	5,4 —
Acide carbonique...............	24,2 —
Azote	1,9 —

Expérience XL. — Chien de 8 kil. 200 déjà un peu malade (suppuration). Analyse de 25 c.c. de sang pris à la crurale :

Volume total des gaz.............	53,7 pour 100 c. c.
Oxygène	17,5 —
Acide carbonique...............	34,2 —
Azote	2,0 —

On lui fait inhaler un mélange non titré d'air et d'oxyde de carbone ; dès que l'animal se débat on retire le sac. On attend une demi-heure, l'animal a vomi, a eu une convulsion : il dort. On prend 25 c.c. de sang à la crurale. La respiration est très-active :

Volume total des gaz.............	$26^{cc},9$ pour 100 c. c.
Oxygène	4 ,9 —
Acide carbonique...............	20 ,2 —
Azote	1 ,8 —

Donc en résumé, l'action des poisons du sang consiste à diminuer l'oxygène qu'il contient et, par contre-coup, l'acide carbonique dont il est chargé.

Il convient de rapprocher de ces substances celles encore peu connues qui, par leur ingestion, déterminent la septicémie. Il semble, en effet, qu'elles aient pour effet de détruire l'hémoglobine et de diminuer le pouvoir absorbant de celle-ci.

C'est ce qui semblerait résulter d'une étude assez complète faite sur ce sujet par M. le docteur Légerot. On verra plus loin, au chapitre où nous traitons de la capacité respiratoire du sang que les études que nous avons faites directement sur les malades viennent bien à l'appui des assertions de cet expérimentateur.

M. Légerot rendait ses animaux septicémiques en leur injectant dans les veines quelques centimètres cubes de sang putréfié. Voici, en abrégé, les résultats numériques qu'il a obtenus :

	Oxygène	Acide carbonique
Chien de 13 kil..............	19,4	43,2
Après injection.............	7,6	26,6
Chien de 9 kil	18,2	27,7
Après injection............	11,0	45,9
Chien de 14 kil.............	20,4	45,4
Après injection............	11,0	29,3

Nous avons tenu à revoir ces faits et, dans une expérience que nous avons faite dans ce but, nous sommes arrivés à des résultats à très-peu près semblables.

Expérience XLI. — On analyse 25 c. c. pris à la crurale d'un chien de petite taille bien portant et respirant tranquillement :

Volume des gaz.................	67^{cc},1 pour 100 c. c.
Oxygène	20 ,2 —
Acide carbonique...............	45 ,1 —
Azote	1 ,8 —

On injecte ensuite dans la veine fémorale un centimètre cube de sang putréfié. L'animal est pris le lendemain de phénomènes de septicémie. T. = 40°, 5, il a vomi, il a la diarrhée, la respiration n'est pas très-active. Prise de 25 c.c. de sang crural.

Volume total des gaz.............	44^{cc},7 pour 100 c. c.
Oxygène	11 ,2 —
Acide carbonique...............	31 ,4 —
Azote	2 ,1 —

Une longue suppuration agit dans le même sens que la septicémie. Il nous semble qu'il faut attribuer ce fait à l'anémie progressive qui accompagne la suppuration. En tout cas voici deux résultats publiés par M. Légerot.

	Oxygène	Acide carbonique.
Chien de 14 kil. 400	21	36
Suppuration 11ᵉ jour	19	43
— 19ᵉ jour	19	44,8
— 25ᵉ jour	17,5	40,0
— 34ᵉ jour	11,5	38,9
Chien de 14 kil.	17,6	39,3
Suppuration 12ᵉ jour	20	33,4
— 39ᵉ jour	15	40
— 42ᵉ jour	15	36

Toutes les causes que nous venons de signaler en dernier lieu, diminuent les gaz du sang par un processus chimique, en diminuant la quantité de sa partie active. Ces gaz peuvent encore être diminués par des procédés mécaniques. C'est ainsi que toutes les affections pulmonaires, qui viennent rétrécir le champ de l'hématose (pneumonie, pleurésie, phthisie) doivent diminuer en même temps les gaz du sang artériel.

Mais, en revanche, la compensation se fait très-vite par l'augmentation de l'amplitude et du nombre des mouvements thoraciques. Toutes ces affections sont accompagnées de dyspnée. Il n'y a donc pas d'intérêt à étudier la question sous ce point de vue puisque tout dépend de la réaction que la malade pourra opposer aux causes qui tendent à amoindrir son hématose.

Voilà en somme tout ce qu'on peut dire de certain sur l'état des gaz du sang dans les divers [processus pathologiques. — Nous n'avons étudié que le sang artériel parce qu'il est le seul qui présente un intérêt réel au point de vue de notre étude du milieu intérieur, le sang veineux étant plus particulièrement tributaire de l'étude du résultat des combustions intimes.

Mais notre travail n'est pas achevé. Il nous reste maintenant à faire l'étude la plus importante de l'hématologie, la recherche du pouvoir absorbant du sang, ou, comme nous le disons par abréviation, l'étude de sa capacité respiratoire. — C'est elle, en effet, qui domine toute la situation. — Tout ce que nous avons dit s'applique à l'état transitoire de l'oxygène dans le sang suivant les conditions mécaniques qui règlent sa dissolution ou suivant les processus chimiques qui président à son utilisation.

Mais à côté de cela le milieu intérieur subit des atteintes pathologiques qui le modifient à tout jamais. L'état du milieu intérieur dépend donc absolument de la capacité respiratoire du globule.

CHAPITRE V

Dé la capacité respiratoire du sang.

Nous insisterons particulièrement sur l'étude de la capacité respiratoire du sang : ce sera en somme l'étude des *maladies* de ce liquide, considérées au point de vue de ses fonctions les plus importantes.

Cette recherche se présente d'ailleurs à nous avec un intérêt d'autant plus grand qu'on peut la poursuivre jusqu'en clinique, grâce à l'extrême simplicité des méthodes expérimentales qu'elle met en œuvre.

Nous allons donc, comme nous l'avons fait jusqu'à présent, nous arrêter tout d'abord à la description et à la critique de ces procédés.

Ils consistent à doser directement l'hémoglobine ou à mesurer l'oxygène qu'une quantité donnée de sang peut absorber au maximum.

A. Dosage de l'hémoglobine.

Occupons-nous tout d'abord des premiers procédés, de ceux qui consistent à doser directement l'hémoglobine.

1° PESÉES.

Le plus simple, sinon comme manuel opératoire, au moins comme principe, est celui que l'on doit à Hoppe-

Seyler. On commence par traiter le sang défibriné par son volume d'une solution à 1/10 de chlorure de sodium et on chauffe le mélange à 40° pendant deux heures. On prend le magma qui s'est formé et on le traite par l'eau et l'éther. L'hémoglobine reste dans l'eau qui se trouve, à la fin de l'opération, au-dessous de la couche d'éther.

On évapore cette eau dans le vide, on dessèche et on pèse. Le poids obtenu donne l'hémoglobine, car on peut, surtout en clinique, négliger la petite quantité de matières minérales qu'elle a pu entraîner.

Voilà, en somme, un procédé exact, mais il comporte des manipulations chimiques difficiles à réaliser dans nos laboratoires des hôpitaux. Il faudra recourir, en pratique ordinaire, à d'autres méthodes.

On peut doser l'hémoglobine indirectement en cherchant la quantité de fer contenue dans une quantité donnée de sang. Cette opération est légitime, car l'hémoglobine contient le fer en proportion définie (0 gr. 43 0/0); un simple calcul de proportions conduit donc très-simplement du fer à l'hémoglobine, dès que la quotité du premier a été déterminée. Mais l'objection que nous avons faite au procédé d'Hoppe-Seyler s'applique encore à celui-ci. Il faut une quantité considérable de sang et des manipulations longues et délicates qui sont plus du ressort de la chimie pure que de celui de la physiologie ou de la médecine.

A plus forte raison, devrons-nous abandonner encore la méthode de Brozeit, qui consiste à transformer toute l'hémoglobine en hématine, à peser cette hématine et à en tirer la valeur de l'hémoglobine par un calcul. Ce n'est là qu'une complication sans avantages du procédé d'Hoppe-Seyler.

2° MÉTHODES INDIRECTES

Si les procédés directs sont longs et compliqués, il convient de dire aussi qu'ils sont d'une grande précision.

Les procédés indirects, pour être moins exacts, ont néanmoins une valeur réelle, puisque, s'ils n'arrivent pas absolument au même degré de précision, ils permettent d'avoir des données dont on manquerait toujours sans eux.

Méthodes colorimétriques. — Elles reposent sur cette donnée de l'expérience que l'hémoglobine est la seule matière colorante rouge du sang ; que cette matière colorante, quand elle est oxygénée au maximum, a toujours la même *qualité* de couleur, toujours le même ton et que la *quantité* seule de couleur peut varier dans des sangs différents qui ne contiendraient pas la même *quantité* d'hémoglobine. On voit donc, de suite, de quelle manière on pourra utiliser ces données. On pourra avoir un étalon d'une coloration toujours la même, et étendre d'eau le sang, jusqu'à ce qu'on soit arrivé à la couleur type. On aura ainsi un point de comparaison invariable entre des sangs de diverses provenances. On pourra à l'inverse prendre le sang tel qu'il est et l'approcher successivement d'une série d'étalons colorés jusqu'à ce qu'on en ait trouvé un dont la teinte lui soit identique. La valeur de chaque degré de l'échelle colorée étant connue, on aura encore un point de repère pour évaluer la quantité d'hémoglobine contenue dans le sang.

Avec M. Malassez, nous rangerons dans le premier groupe les méthodes de Hoppe-Seyler, de Preyer et de Worm-Muller. Nous y ajouterons celle de MM. Jolyet et Laffont.

Dans la deuxième catégorie prendront place les procédés de Welcker, Hayem, Mantegazza et Malassez.

1° *Méthode colorimétrique d'Hoppe-Seyler*. — Le procédé d'Hoppe-Seyler est le plus simple de tous. Il consiste à prendre deux cuves à glaces parallèles d'épaisseur absolument égale. Dans l'une, on met une solution titrée d'hémoglobine, dans l'autre une quantité donnée, et toujours la même, du sang à essayer. Puis on étend ce sang jusqu'à ce qu'il ait exactement la teinte de la solution d'hémoglobine.

On a soin de mesurer très-exactement la quantité d'eau que l'on ajoute et on a dès lors tous les éléments du problème.

Soit X la quantité d'hémoglobine que l'on cherche, S la quantité de sang employée, E la quantité d'eau ajoutée, H la quantité d'hémoglobine contenue dans la solution titrée ; on tire la quantité d'hémoglobine contenue dans le sang en expérience de la formule

$$x = \frac{(s + e)\, h}{s}$$

Nous renvoyons d'ailleurs le lecteur, pour plus amples détails, à l'excellent mémoire publié sur ce sujet par M. Malassez. (*Archives de Physiologie*, 1877, p. 7.)

Ce procédé est exact, mais on peut lui faire deux objections de la valeur desquelles j'ai tenu à m'assurer moi-même.

D'abord il faut faire une solution titrée d'hémoglobine *pure* et sèche dans l'eau ; cette opération présente déjà quelques difficultés ; mais ensuite il faut la refaire presque chaque jour, car n'est rien plus altérable que l'hémoglobine en solution. On a bien essayé de la transformer en hématine, mais alors en raison de la coloration même de cette substance le procédé perd toute sa rigueur.

Rajewski a eu l'idée de faire une fois pour toutes une solution de picro-carminate d'ammoniaque identique à la solution titrée d'hémoglobine et de s'en servir désormais à la place de celle-ci, comme point de comparaison. Cette innovation était heureuse, car, très-dilué, le picro-carminate a une coloration qui se rapproche beaucoup de celle du sang et sa solution est pour ainsi dire inaltérable.

Une seconde critique à adresser au procédé de Hoppe-

Seyler c'est que l'addition lente de l'eau ne permet pas de bien juger de l'identité subite des deux teintes. Tel observateur reste en deçà, tel autre dépasse le but. Il est rare que deux expériences soient très-concordantes et que deux observateurs tombent sur le même chiffre. C'est d'ailleurs là une objection que nous ferons à tous les procédés colorimétriques en en exceptant toutefois le procédé de MM. Jolyet et Laffont dont la rigueur nous paraît comparable à celle des meilleures méthodes de la physique.

2° *Méthode colorimétrique de Preyer*. — Cette méthode repose sur ce fait connu qu'une solution d'hémoglobine concentrée, placée dans une cuve à glaces parallèles, a pour effet de supprimer tous les rayons du spectre sauf les rayons rouges.

Si, cependant, nous étendons d'eau cette solution, il arrivera un moment où les rayons verts apparaîtront. Nous nous arrêterons alors, puis nous referons l'expérience avec une quantité connue du sang que nous voulons examiner. Nous l'étendrons d'eau jusqu'au moment où apparaîtront de nouveau les rayons verts. Le sang contiendra à ce moment la même quantité d'hémoglobine que la solution type. La connaissance de la quantité d'eau que nous aurons dû ajouter pour arriver à égalité de teintes nous permettra d'établir une équation d'où nous tirerons facilement la quantité d'hémoglobine contenue dans le sang en expérience.

C'est, on le voit, une modification de la méthode d'Hoppe-Seyler, modification qui laisse subsister la solution altérable d'hémoglobine, la liberté d'appréciation de l'observateur et son erreur personnelle et qui, de plus, suppose que l'éclairage du spectroscope est toujours identique, ce dont on n'est jamais certain, même avec les rhéomètres les plus parfaits. Les perfectionnements apportés par Quincke et Subbotin rendent la méthode plus maniable, mais ne parent pas aux inconvénients que nous venons de signaler.

Nous ne dirons rien de la méthode de Worm-Muller qui nous semble peu applicable à nos études ; elle n'est, en somme, que la méthode d'Hoppe-Seyler renversée ; elle consiste à ajouter, non pas de l'eau à du sang, mais du sang à de l'eau jusqu'à ce qu'on arrive à la teinte d'une solution titrée d'hémoglobine qui sert d'étalon. Les mêmes causes d'erreur persistent, et ce renversement de la méthode exige l'emploi de quantités plus grandes de sang, ce qui, pour nous, n'est pas un avantage.

3° *Méthode de Jolyet et Laffont.* — Nous avons hâte d'arriver à celle des méthodes à point fixe de comparaison qui nous semble l'emporter sur toutes les autres.

MM. Jolyet et Laffont se servent du colorimètre de Dubosq qui a pour avantage de supprimer en grande partie l'erreur qui dépend de l'appréciation de chaque observateur quand il s'agit de juger l'égalité des deux teintes.

Il se compose de deux cuves à fond plat en glace. Un miroir incliné éclaire le fond de ces cuves.

Dans chaque cuve descend un tube bouché par une glace plane, et dans lequel le liquide ne peut pas pénétrer. Si on se place au-dessus de ces tubes et si on regarde le liquide contenu dans les cuves à travers le fond du tube, on verra ce liquide en couche d'autant plus mince et par suite d'autant moins colorée que le tube sera plus enfoncé dans la cuve. Or, cet enfoncement se règle au moyen de vis micrométriques, munies d'échelles et de verniers. Si les cuves contiennent des liquides de teintes différentes, il sera possible en abaissant plus ou moins l'un des tubes de les rendre égales et de lire sur les échelles les rapports des épaisseurs qui seront en même temps les rapports colorimétriques.

Pour que l'erreur personnelle devienne presque insignifiante, l'image de chaque cuve est recueillie par un prisme qui vient la dévier de telle sorte qu'en regardant dans un oculaire situé au-dessus, on voit la moitié de chaque cuve se projeter dans l'œil à côté de la moitié de celle du côté opposé. (*Fig. 14.*) La moindre différence de teinte peut donc être appréciée et corrigée par un mouvement de la vis

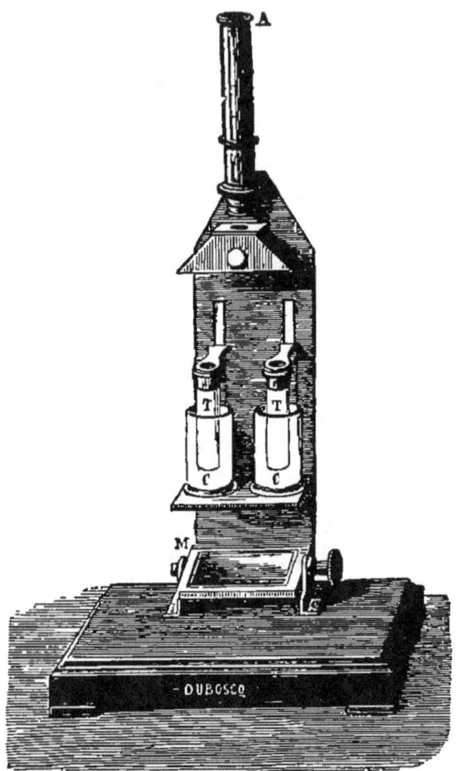

Fig. 13. — Colorimètre de Duboscq.

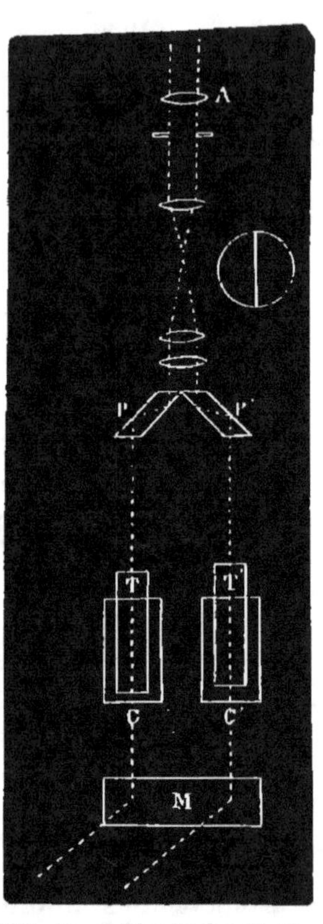

Fig. 14. — Marche des rayons lumineux dans le colorimètre.

micrométrique. Plusieurs observateurs venant l'un après l'autre ne se trompent pas d'un dixième de millimètre.

Voilà donc déjà un des inconvénients de la méthode d'Hoppe-Seyler corrigé. Il en restait un second : l'altérabilité de la solution type, qu'elle fut composée d'hémoglobine ou de picro-carminate toujours un peu variable.

MM. Jolyet et Laffont ont pris comme point de comparaison un verre coloré, substance parfaitement inaltérable dont ils ont une fois pour toutes déterminé la valeur comparée à une solution d'hémoglobine titrée.

Dès lors, il reste à procéder par leur méthode comme par celles de leurs devanciers, mais avec des conditions telles que la précision est absolue. Si nous avons longuement insisté sur ce point de technique, c'est qu'ayant été à même de nous servir de la méthode de MM. Jolyet et Laffont, nous en avons apprécié la rigueur et l'exactitude.

Nous arrivons maintenant aux méthodes dans lesquelles ce n'est plus le sang examiné, mais bien l'étalon lui-même qui varie.

4° *Méthode de Welcker*. — La première, en date, appartient à Welcker. Elle consiste à se servir d'une longue série de solutions sanguines titrées et de coloration décroissante. On en approche l'échantillon à examiner jusqu'à ce qu'on trouve un degré de l'échelle qui lui soit à peu près semblable. On déduit la quantité d'hémoglobine du sang de celle qui existe dans la solution type.

Ici, outre l'erreur de l'observateur qui est illimitée, on a encore l'inconvénient des solutions d'hémoglobine qui ne peuvent pas être conservées. C'est pour remédier à cet inconvénient que Welcker imagina la méthode des taches de sang. Il prend ses solutions titrées et avec chacune d'elles il colorie avec toutes les précautions voulues, des carrés de papier. Ces papiers servent ensuite au lieu et place des solutions titrées. Ils s'altèrent peut-être un peu moins qu'elles, mais en somme la méthode des taches colorées comporte absolument les mêmes inconvénients et mérite les mêmes reproches que celle des échelles liquides.

5° *Méthode d'Hayem*. — Malgré cela elle a été remise en honneur par M. Hayem (1876) vingt-deux ans après l'apparition des travaux de Welcker. Et, comme la méthode de

M. Hayem a servi à faire un grand nombre de travaux sur le sang, nous ne saurions mieux faire que de reproduire ici la description qu'il en donne lui-même. (Soc. de Biologie 1876-1877.)

M. Hayem utilise le mélange sanguin qui lui sert à compter les globules, mélange qui se trouve être au 249e. « Ce mélange, dit-il, est déposé dans une petite cuvette de verre formée par un anneau de verre blanc (sans couleur) collée sur une lame également de verre blanc. En la mettant, lorsqu'elle contient le mélange sanguin, sur une feuille de papier écolier et en la regardant directement et non par transparence, le mélange sanguin présente une teinte qui varie nécessairement suivant la richesse du sang en hémoglobine.

« Comme, d'autre part, j'ai fabriqué à l'aquarelle un certain nombre de rondelles colorées de même diamètre que la cellule et constituant une échelle de teintes aussi analogues que possible à celles des divers mélanges sanguins, il ne reste plus qu'à déterminer par comparaison à quelle teinte correspond la couleur du sang dilué contenu dans la petite cuvette de verre.

« Il faut avoir soin, pour faire cet examen, de se placer près d'une fenêtre tournée vers le nord, et en tout cas d'éviter les rayons du soleil. La cellule de verre renferme toujours une même épaisseur de mélange sanguin, et celui-ci ayant été fait à l'air libre, l'hémoglobine du sang est toujours également oxygénée. Dans ces conditions, les teintes que fournissent les divers échantillons de sang sont comparables entre elles.

« Pour graduer l'échelle des teintes, j'ai choisi comme point de départ, comme étalon en quelque sorte, la plus forte coloration que puisse donner chez l'adulte le sang du bout du doigt... Cette première teinte porte le n° 1... Le maximum de l'échelle correspond à 6 millions de globules sains.

« En faisant varier les dilutions du sang normal dans des proportions convenables, nous avons pu estimer la valeur de chaque teinte par rapport à 1. De plus, comme contre-épreuve, en comptant le nombre des globules dans chaque dilution, on a pu inscrire, à coup sûr, à côté de cette valeur, le nombre correspondant de globules normaux. »

M. Hayem a obtenu de cette façon la table suivante :

N° DE LA TEINTE.	RICHESSE globulaire.	RICHESSE en hémoglobine.
1	6.000.000	1.000
2	5.500.000	0.916
3	5.000.000	0.833
4	4.500.000	0.750
5	4.000.000	0.666
6	3.500.000	0.583
7	3.000.000	0.500

Au-delà, l'appréciation des teintes n'ayant plus une exactitude suffisante, au lieu de faire le mélange ordinaire, on prend le double, le triple ou le quadruple de sang ; la proportion d'hémoglobine se trouve alors être égale à la moitié ou au tiers ou au quart de celle indiquée par la table. Il arrive assez souvent que le mélange sanguin ne correspond pas très-exactement à l'une des teintes ; mais avec un peu d'habitude il est facile d'apprécier, avec une approximation suffisante, les valeurs intermédiaires. »

Plus tard M. Hayem a un peu modifié sa méthode : nous lui laissons encore la parole pour la description de la modification qu'il a apportée à son procédé. (Voir *Comptes rendus de la Société de Biologie*, 1876.)

Dans le but de gagner du temps, M. Hayem faisait le dosage de l'hémoglobine en utilisant la dilution préparée pour la numération. (Voir *Comptes-rendus de la Société de Biologie*, 1876).

« Après avoir reconnu que cette manière d'opérer offre
des inconvénients, il a donné la préférence aux dilutions
de sang dans l'eau. De plus, pour rendre plus facile la détermination de la valeur de ces dilutions, il se sert d'une
double cuvette de verre construite de la manière suivante :
deux anneaux de verre de même diamètre sont mis côte à
côte sur une lame de verre, après avoir été usés au
niveau des points tangents de façon à former deux petites
cuvettes parfaitement semblables, séparées l'une de l'autre
par une mince cloison.

Voici comment on procède: on met dans chacune de ces
cuvettes 500 millimètres cubes d'eau ; dans l'une on ajoute
une certaine quantité de sang à examiner, soit 4 millimètres cubes, par exemple, tandis que l'autre conserve son
eau pure. En plaçant cette dernière au-dessus des teintes
coloriées représentant des dilutions de sang de valeur
connue, il est facile de trouver dans l'échelle des teintes
celle qui correspond au mélange sanguin. Supposons que
ce soit la teinte n° 7, c'est celle qui représente le mélange
de 500 millimètres cubes d'eau et de 14,500,000 globules
sains. On a, d'autre part, fait la numération des globules
du sang qu'on examine. Ce sang contient, par exemple,
4,715,000 globules ; comme on a pris 4 millimètres cubes de
ce sang, on saura ainsi que 4.715.000 globules $\times$ 4, soit
18,860,000 globules donnent la même teinte que 14,500,000
globules sains. On en concluera que la valeur individuelle
des globules du sang examiné sera

$$G = \frac{14500}{18860} = 0,77$$

et que la richesse globulaire de ce sang sera

$$R = 4,715,000 \times 0,77 = 3,630,550.$$

Les teintes fabriquées par M. Hayem représentent des dilutions de sang ne variant entre elles que de 1/2.000^{mo}. Vues à travers une couche de liquide, elles simulent parfaitement le mélange sanguin, et quand on a trouvé la teinte exacte, il est difficile, surtout si l'on n'est pas au courant des détails de l'opération, de distinguer la cuvette contenant le sang dilué de celle qui renferme l'eau pure.

A l'aide de ce procédé, et même en opérant avec une cuvette simple, M. Hayem a pu poursuivre ses recherches cliniques et entreprendre des expériences pathologiques exigeant une grande précision. Il estime qu'il est impossible de se tromper sur la valeur d'une teinte à l'autre, si l'on veut bien prendre certaines précautions relatives à l'éclairage. Il faut, en se tournant du côté du nord ou de l'est, choisir un jour venant d'en haut, de façon à ce que la table de travail soit dans la pénombre. Cette disposition est toujours facile à réaliser à l'aide d'un écran.

M. Hayem a, en outre, remarqué que la couleur de l'hémoglobine varie avec l'état de l'atmosphère. Par un temps couvert, et toutes les fois qu'on a devant soi des nuages blancs ou gris, les dilutions de sang sont jaune-orangé-*rouge*; lorsque le ciel est d'un bleu pur et que la lumière solaire (diffuse) est très-intense, les dilutions sont jaune-orangé-*jaune*. Cette différence est encore appréciable lorsqu'on prend soin de tamiser à travers un verre dépoli la lumière qui vient éclairer les mélanges sanguins. Pour obvier à cet inconvénient, et pour pouvoir travailler par tous les temps sans erreur possible, M. Hayem a fabriqué deux échelles, l'une pour la gamme tirant sur le rouge et l'autre pour celle qui tire sur le jaune.

Pour se rendre compte de la valeur de la méthode des teintes colorées avec examen des dilutions sanguines par lumière réfléchie, M. Hayem a poursuivi les essais qu'il a entrepris avec le « colorimètre » de Duboscq.

Il a fait subir à cet instrument quelques modifications, et

comme étalons il a employé successivement les substances suivantes : 1° une solution de picro-carmin, analogue à celle dont se sert M. Malassez; 2° une solution d'hémoglobine Brisson glycérinée; 3° un objet coloré et transparent formé par une couche de papier à filtre fin trempé dans du picro-carmin glycériné et monté entre deux lames, comme une préparation microscopique : 4° un quartz taillé dans le rouge ou l'orangé et placé entre deux prismes Nicol, afin d'essayer un procédé recommandé par M. Andrieux pour l'examen des vins fuchsinés, à l'aide de la lumière polarisée. (Voir *la sophistication des vins*, par M. Gautier, Paris, 1877.)

Aucun de ces moyens ne lui a permis d'obtenir des résultats aussi nets et aussi constants que ceux donnés par le procédé des teintes coloriées. De plus, tous exigent un instrument relativement volumineux et compliqué, ainsi que l'emploi d'une beaucoup plus grande quantité de sang, ce qui est un désavantage sérieux pour les études cliniques; enfin, la graduation du colorimètre, quel que soit l'étalon employé, est plus difficile et plus incertaine que celle des dilutions de sang examinées par lumière réfléchie. Même en interposant entre le miroir réflecteur du colorimètre et les objets qu'on examine un verre dépoli plus ou moins épais, il est difficile d'obtenir le même éclairage pour la dilution du sang et l'étalon; de plus, lorsque ce résultat a été atteint, il est impossible de le maintenir constant et de rendre ainsi, à des intervalles quelconques, les divers examens comparables entre eux. »

Nous avons tenu à décrire en détail le procédé de M. Hayem à cause de la critique que nous en voulons faire. Nous croyons que c'est peut être retourner en arrière que de vouloir faire des recherches de précision au moyen d'une méthode qui comporte tant de causes d'erreur. Est-on bien sûr que l'aquarelle reproduira des teintes exactement décroissantes ? que de causes d'erreur dans le coloriage de l'échelle : admettons même qu'il soit parfait.

Alors c'est l'observateur qui commence à se tromper. Il hésite entre une teinte ou l'autre, il se décide dans un sens tandis qu'un autre observateur, placé à côté, croit qu'il faut choisir l'autre rondelle colorée. Suivant qu'on choisira une case de l'échelle ou la suivante, on se trompera d'une quantité énorme ! Et l'erreur n'est pas bien difficile puisqu'il suffit, M. Hayem le dit lui-même, que le ciel soit clair ou sombre pour que les résultats obtenus avec un même sang soient dissemblables. Et cela au point qu'on a deux échelles coloriées, l'une pour les temps clairs, l'autre pour les temps couverts. A quel moment prendra-t-on l'une ou l'autre. Comment et sur quel indice l'observateur se décidera-t-il ? Où finit un ciel clair, où commence un ciel sombre ? Enfin, où est la précision ? Mais bien plus encore, l'étalon, la première teinte de l'échelle, comment a-t-elle été obtenue ? par un dosage d'hémoglobine ? Non ; en copiant à l'aquarelle la plus forte coloration que puisse donner chez l'adulte le sang pris au bout du doigt.

Ce n'est pas à dire pour cela que le procédé de M. Hayem soit à rejeter, il peut, en clinique, rendre de vrais services. Surtout si le point de départ de la confection de l'échelle devenait plus certain.

Il a l'avantage de demander fort peu de sang et d'être en tous cas applicable. Mais en raison même de son inexactitude possible, il devrait toujours être désigné par les auteurs qui s'en servent, les résultats qu'il peut donner étant, selon nous, sujets encore à plus de réserves que ceux qu'on obtient par les autres méthodes colorimétriques.

6° *Méthode de Mantegazza*. — Le professeur de Milan remarque d'abord qu'il est possible, en interposant une cuve remplie d'une solution titrée de sang entre l'œil et une bougie, puis en faisant passer un certain nombre de verres bleus devant la bougie, d'arriver à un moment où la flamme disparaît. Mantegazza construit d'après ce principe un appareil qu'il nomme *globulimètre*. La valeur des verres bleus est toujours la même, et la teinte de chaque verre est identique.

Cela étant connu, il suffit de faire un essai préalable de ces verres avec une solution titrée d'hémoglobine et de voir combien il en faut pour effacer la flamme. Les mêmes verres serviront ensuite à doser des solutions quelconques. Mais là encore, il faudra toujours faire chaque fois un essai comparatif avec la solution type, car il nous paraît difficile d'avoir toujours, et à plusieurs jours de distance, une flamme d'intensité égale. Or, si la flamme est plus ou moins vive, il faut, avec le même sang, plus ou moins de verres bleus pour la faire disparaître : dont le globulimètre n'est plus gradué.

7° *Hémochromomètre de Malassez.* — On ne peut faire à l'instrument qui a été imaginé par M. Malassez les reproches que nous avons adressés à tous les procédés colorimétriques destinés à la clinique. Il se rapproche beaucoup, en effet, des méthodes de la physique.

M. Malassez place la dilution du sang à examiner dans une cuve spéciale (mélangeur Potain). Tout à côté se trouve un orifice que vient obturer un prisme triangulaire transparent rempli d'une solution de picro-carminate. Ce prisme peut avancer devant l'orifice en présentant naturellement des teintes de plus en plus foncées. Il est mu, pour ce mouvement, par une vis micrométrique. Or, on peut l'arrêter juste au moment où il offre la teinte de la solution de sang que l'on examine. Le prisme porte une graduation qui a été faite une fois pour toutes, comparativement avec une solution titrée d'hémoglobine, ou par des dosages à la pompe : cette graduation correspond aux chiffres d'une table qui donne immédiatement la teneur du sang en hémoglobine ou en oxygène dissous.

Nous faisons pourtant à cet appareil un reproche : son auteur a voulu qu'il fût trop pratique. Il agit sur des quantités de sang si minimes (millimètres cubes !) que la moindre erreur, que le plus petit défaut de graduation se multiplie par des millions et que l'erreur pourrait bien, dans quelques cas, dépasser la valeur des variations qui font le but des recherches. Rien d'ailleurs ne serait plus facile à corriger, on supprimerait le mélangeur et en conservant le système du prisme mobile, on agirait sur un ou deux grammes de sang qu'il est toujours facile d'avoir avec une ventouse. On ferait moins d'expériences, mais elles seraient plus certaines et il y aurait gain final, l'erreur (même commise avec un appareil *clinique*) n'étant jamais un bénéfice.

B. Mesure de la capacité respiratoire.

Les méthodes que nous allons maintenant passer en revue sont celles qui nous donneront les résultats les plus intéressants au point de vue de notre étude. Nous recherchons, en effet, les variations du milieu dans lequel les éléments viennent prendre l'oxygène nécessaire à leur vie. — Cet élément, ce milieu respiratoire, c'est le sang, or dans le sang la partie qui concourt à la respiration c'est le globule. Nous aurions pu, en somme, avoir sur les effets utiles du sang des renseignements assez complets en recherchant, dans chaque état pathologique les variations des globules. Mais c'était prendre le sujet de trop loin, puisque nous savons que, dans le globule, la partie active est l'hémoglobine et que nous avons des moyens commodes de l'étudier. Et puis, pour le globule même, la technique est peu avancée. Rien de difficile comme le dosage par la méthode des pesées, sans compter que ce procédé exige des quantités considérables de sang, qu'on ne peut plus se procurer sur les malades, aujourd'hui que les saignées sont si justement proscrites. Restait donc les méthodes de numération. Nous avouons que nous manquons d'enthousiasme pour ces procédés où on agit sur des cent millièmes de millimètre cube en commençant l'expérience pour ne plus parler que par millions quand elle est faite, où on multiplie les causes d'erreur par des nombres de six chiffres et où une erreur de quelques centaines de mille passe pour péché véniel et faute sans conséquence.

Les méthodes colorimétriques, dont quelques-unes, nous venons de le voir, sont très-bonnes, qui peuvent le devenir toutes avec une correction légère, nous permettent de connaître la quantité d'hémoglobine. Mais il faut maintenant aller plus loin ; l'hémoglobine, tout en gardant sa couleur, est-elle toujours capable d'absorber les mêmes quantités d'oxygène ? S'il en est ainsi la méthode colorimétrique pourra nous renseigner sur la capacité respiratoire du sang. Mais nous ne savons s'il en est ainsi. Le sang qui vient d'être frappé par l'oxyde de carbone a toujours sa teinte rutilante : le colorimètre dira qu'il a une grande capacité d'absorption pour l'oxygène : or, en réalité, il l'a complétement perdue. Il en est peut-être de même dans bien des états morbides et un des premiers mérites de la méthode colorimétrique sera de nous révéler un jour ce fait important.

Pour connaître, certainement, la vraie puissance respiratoire du sang, il n'y a selon nous qu'un moyen, lui faire absorber de l'oxygène, puis le lui faire rendre et le mesurer directement une fois rendu. De cette façon le médecin aura trois notions importantes sur l'état du sang : 1° connaissance approchée du nombre des globules (globulimétrie) ; 2° quantité d'hémoglobine (colorimétrie) ; 3° capacité respiratoire (méthode gazométrique).

Pour la mesure de la capacité respiratoire du sang nous n'avons que deux méthodes : la pompe à mercure (procédé de Gréhant) ; l'hydrosulfite de soude (procédé de Schutzemberger et de Quinquaud).

1° *Procédé de M. Gréhant.* — Pour mesurer la capacité respiratoire du sang par la pompe, on commence par monter l'appareil que nous avons décrit à propos des gaz du sang (fig. 10). Puis on prend le sang qu'on veut essayer et on l'agite vivement en présence de l'air dans un flacon, il devient subitement rutilant et absorbe son maximum d'oxygène. On arrête l'agitation, et comme le sang est rempli de bulles de gaz qui, introduites dans la pompe, fausseraient les résultats, on le met dans un flacon attaché au bout d'une corde et on le fait rapidement tourner en fronde, les bulles de gaz se rapprochent du centre de la rotation et viennent former une mousse à la surface. Au moyen de la seringue graduée, on recueille le sang au-dessous de cette mousse, on le mesure et on l'introduit dans le récipient de la pompe. Les gaz se dégagent immédiatement, on les recueille sur la cuvette et il ne reste plus qu'à les doser par la potasse et l'acide pyrogallique.

2° *Procédé de M. Quinquaud*. — Ce procédé repose sur l'action réductrice de l'hydrosulfite de soude. Il est assez compliqué. Aussi n'en donnerons-nous ici qu'une idée générale. Dans un vase complètement clos on a une assez grande quantité d'eau tiède privée de gaz, au-dessus de laquelle se trouve une atmosphère d'hydrogène pur, (il est important de procéder toujours hors de l'accès de l'oxygène qui viendrait fausser les résultats). On mêle à l'eau, avec les précautions voulues, une quantité donnée de sang préalablement agité à l'air, on teint légèrement avec un peu de bleu Coupier. Puis on laisse couler lentement une certaine quantité d'une solution titrée d'hydrosulfite de soude, jusqu'à ce que la teinte bleue ait disparu. A ce moment tout l'oxygène du sang a disparu. Or on sait par un essai préalable la quantité d'oxygène que peut absorber un centimètre-cube de la solution d'hydrosulfite. Un très-simple calcul de proportions permet d'en tirer la quantité d'oxygène qu'il y avait dans le sang à l'essai.

Nous n'avons donné là que le principe général de la méthode. Le lecteur qui voudrait en connaître les nombreux

et intéressants détails devrait se reporter au livre de
M. Schutzemberger sur les fermentations.

Nous en avons fini avec l'étude des méthodes, nous avons
tenu à les signaler toutes, bien que nous n'ayons employé que celles de MM. Jolyet et Laffont et Gréhant. —
Les procédés de dosage d'oxygène doivent entrer dans *la
clinique*. Nous avons voulu mettre sous les yeux du clinicien tout ce qui avait été fait sur la technique de la question. Et maintenant nous pouvons entrer dans le détail de
nos propres travaux.

CHAPITRE VI

Capacité respiratoire du sang.

§ II. Variations pathologiques.

Les méthodes directes par les pesées n'ont encore pu donner aucune notion sur les variations pathologiques de l'élément actif du sang, de l'hémoglobine. Elles obligent à l'emploi de trop de sang, nous nous sommes suffisamment expliqués sur ce sujet à propos de la technique pour que nous n'ayons plus à y revenir.

Les recherches de Quincke sur l'hémoglobine dans les maladies, celles de Welcker ont été malheureusement faites au moyen de procédés si imparfaits qu'il faut refaire complètement ces études. — Il serait utile qu'en médecine, le procédé de MM. Jolyet et Laffont fût employé journellement.

En attendant, nous pourrons utiliser ici les travaux qui ont été faits dans nos laboratoires tant en pathologie expérimentale que sur le sang extrait des malades à l'hôpital.

Nous allons, comme pour l'étude des gaz du sang, jeter un coup d'œil rapide sur ce qui a été publié par nos devanciers : nous intercalerons à leur place les expériences que nous avons cru devoir tenter pour jeter quelque jour sur la question.

Anémie aiguë. — Tout d'abord nous avons voulu constater l'influence qu'aurait sur la capacité respiratoire du sang la spoliation rapide d'une grande quantité de ses éléments actifs, les *globules*. — Il était évident que la perte d'une certaine quantité de sang devait diminuer la puissance respiratoire de la masse du sang : il eût été puéril de le chercher.

Nous nous sommes posé la question autrement. Il fallait chercher : 1° ce qu'absorbaient au maximum 25 centimètres cubes du sang d'un animal ; 2° lui faire une forte saignée ; 3° analyser quelques heures après 25 centimètres cubes de son sang agité à l'air.

Si rien ne s'était passé dans l'arbre vasculaire, le sang de la seconde prise devait avoir la même capacité respiratoire que celui de la première. Mais, si une certaine quantité d'eau avait pénétré dans le système circulatoire pour y rétablir la pression, alors les globules devaient être plus dilués qu'avant et la capacité respiratoire amoindrie.

C'est cette dernière alternative que l'expérience a démontré être vraie.

EXPÉRIENCE XLII. — On prend un chien de 8 kil. et on lui extrait, à la fémorale 25 c. c. de sang.

Ce sang est battu à l'air, filtré et introduit dans la pompe. (L'animal avait déjà été opéré et suppurait.)

Capacité respiratoire, 18 c. c. 3, 0/0.

On provoque une hémorrhagie de 200 c. c., et, deux heures après, on prend de nouveau 25 c. c. qu'on agite et qu'on analyse.

Capacité respiratoire, 14 c. c. 6, 0/0.

Diminution 3 c. c. 7, 0/0.

EXPÉRIENCE XLIII. — Un terrier vigoureux est mis en expérience. — On prend la capacité respiratoire de son sang.

Capacité respiratoire, 24 c. c. 2.

On provoque une hémorrhagie de 200 c.c., et, deux heures après, nouvelle prise de sang.

Capacité respiratoire, 20 c. c. 8.

Diminution, 3 c.c. 4.

Ainsi un même volume de sang contenait plus d'eau et moins de globules, il s'était fait une hydrémie subite qui avait rétabli la pression artérielle.

On se souvient que nous avons invoqué cette expérience contre MM. Mathieu et Urbain, qui prétendaient que, dans l'anémie, la diminution de l'oxygène du sang tient surtout à la diminution de pression et à la rapidité de la circulation. Si le sang circule plus vite et reste moins longtemps dans le poumon, en revanche, il y revient plus souvent, et il serait tout aussi oxygéné qu'avant, s'il n'était pas plus dilué.

M. Quinquaud a pu étudier quatre cas d'anémies aiguës, suites d'hémorrhagies puerpérales. Chez la femme, comme chez les animaux de nos expériences, la capacité respiratoire du sang s'était considérablement abaissée.

Elle était tombée à 5 0/0 dans un cas, à 8 0/0 dans un deuxième, à 9 0/0 dans un autre, et à 10 0/0 dans le dernier. L'hémoglobine était tombée à 24 gr., 38 gr., 43 gr., et 48 gr., au lieu de 125 à 150 gr. pour 1.000, que l'on peut considérer comme étant la normale.

Cachexies. — On peut rapprocher de ces chiffres ceux qui ont été obtenus dans l'étude des anémies acquises, des anémies de la tuberculose, du cancer, de la syphilis et de la chlorose. C'est encore à M. Quinquaud que nous emprunterons un certain nombre d'expériences.

Il a observé quatre cas de tuberculose au premier degré. Dans ces quatre cas, la capacité respiratoire était tombée à 22, 23, 20, 24 c.c, 0/0. — La normale est entre 27 et 30.

Quatre cas de tuberculose au second degré lui ont donné les chiffres suivants : 18, 22, 23, 18 c.c. 0/0.

Au troisième degré, la diminution est encore plus importante. Il a vu dans six cas la capacité respiratoire tomber à 10, 13, 22, 14, 19, 16 c.c. En même temps, l'hémoglobine était tombée à 48, 62, 106, 67, 91, 76 gr. 0/00.

Tous ces résultats avaient été obtenus par le procédé à l'hydrosulfite et sur de très-faibles quantités de sang extraites par une ventouse. Il était important d'en vérifier l'exactitude par le procédé de la pompe à mercure dont la précision est incontestée. Seulement, l'analyse à la pompe demande une grande quantité de sang, 25 à 30 c.c. au minimum. Or, il est fort difficile d'en avoir autant sur un malade. Nous avons pu, jusqu'à un certain point, tourner la difficulté et faire des analyses qui se rapprochent beaucoup de la vérité.

Notre collègue, M. Jolyet, a démontré depuis longtemps que le sang déjà putréfié, a exactement le même pouvoir absorbant qu'au moment où il a été extrait de l'animal. Il a fait sur ce point de physiologie de très-nombreuses expériences, il n'y a pas de doute possible sur le fait lui-même. Dès lors, il nous devenait possible de prendre le sang dans les vaisseaux aux autopsies des malades et d'en déterminer par la pompe le pouvoir absorbant. La seule cause d'erreur qui pût nous atteindre était la diffusion de l'eau du sang à travers les vaisseaux où le développement de gaz ammoniacaux, qui ont la propriété, comme nous le verrons plus loin, d'atténuer le pouvoir absorbant de l'hémoglobine. Nous avons à peu près paré à ces inconvénients en faisant toutes nos expériences pendant l'hiver rigoureux de 1876, à une époque où la putréfaction n'atteignait pas les cadavres sur lesquels nous opérions dans les limites du temps qui s'écoulait entre le décès et le moment de l'autopsie (1).

---

(1) Nous ne croyons pas qu'on doive employer d'une manière habituelle le sang mort pour l'étude de la capacité respiratoire; on s'exposerait aux causes d'erreur dues à la transsudation du sérum et à la coagulation dans les vaisseaux. Dans toutes les expériences que nous citerons, nous avons

Les expériences faites d'abord par M. Jolyet, puis par M. Légerot, auraient pu nous dispenser de rechercher si le sang putréfié absorbait vraiment autant d'oxygène qu'à l'état frais. Nous avons voulu faire au moins une expérience personnelle, ne fût-ce que pour l'exposer au lecteur et entraîner sa conviction.

EXPÉRIENCE XLIV. — On prend à un chien 150 c.c. de sang, on les défibrine, on les agite et on en détermine la capacité respiratoire.

Capacité respiratoire $= 26, 2, 0/0$.

On abandonne 100 c.c. sur l'appui d'une fenêtre pendant huit jours. Il fait très-chaud (septembre 1878, plusieurs orages). L'odeur du sang est devenue insupportable. — On agite 33 cent. cubes avec l'air et on procède de nouveau à une analyse.

Capacité respiratoire $= 26, 4, 0/0$.

Le flacon n'était pas bouché, le sang a dû s'évaporer un peu d'où une faible concentration et la très-légère augmentation qu'on remarque ci-dessus. Mais revenons à notre étude du pouvoir respiratoire du sang dans les anémies et dans les cachexies.

EXPÉRIENCE XLV. — A l'autopsie d'une petite fille de 13 ans, morte dans le service de notre maître le Dr J. Simon à l'hôpital des Enfants, nous recueillons 50 c. c. de sang. — La petite malade était atteinte de mal de Pott, avec abcès par congestion ouvert en dehors et suppurant depuis plu-

---

toujours pris le sang dans le cœur et dans la veine-cave. Toutes les fois que nous avons trouvé le sang coagulé complétement, nous l'avons rejeté ou bien nous avons soigneusement broyé les caillots pour les bien mélanger au sérum. Avec ces précautions, l'analyse à la pompe d'une grande quantité de sang extraite du cadavre, peut rendre beaucoup de services.

sieurs mois. Elle était tuberculeuse et réduite à un état d'hecticité profonde.

Capacité respiratoire = 8 c.c. 6, 0/0.

EXPÉRIENCE XLVI. — Un homme de 30 ans, atteint de phthisie au deuxième degré, meurt d'une pleurésie intercurrente (Hôtel-Dieu). Une certaine quantité de sang est recueillie à l'autopsie.

Capacité respiratoire = 17 c.c. 5, 0/0.

EXPÉRIENCE XLVII.—Le 9 mars 1877, il meurt à l'Hôtel-Dieu un malade atteint de phthisie au troisième degré, complétement œdématié et dans un état d'anémie des plus profondes. 56 c.c. de son sang sont examinés à la pompe après battage à l'air.

Capacité respiratoire. = 6, 4, 0/0.

Ainsi les chiffres que nous avons obtenus à la pompe sur de grandes quantités de sang mort concordent parfaitement avec ceux que M. Quinquaud avait obtenus par l'hydrosulfite et sur le sang vivant.

A côté de la tuberculose une des affections chroniques qui atteint le plus le sang, c'est le *cancer*. M. Quinquaud en a observé cinq cas. La capacité respiratoire du sang était tombée à 9 c.c., 8 c.c., 10 c.c., 9 c.c. 12 c.c. 0/0. L'hémoglobine était tombée à 43 gr., 38 gr., 48 gr., 43 gr., 57 gr., par litre de sang.

Ici encore nous avons fait sur le sang mort et par la pompe à mercure quelques expériences comparatives.

EXPÉRIENCE XLVIII. — Femme de 45 ans, morte d'un cancer de l'estomac dans un état d'anémie extrêmement avancée.

Capacité respiratoire du sang. = 4 c.c. 8, 0/0.

C'est encore moins que n'avait vu M. Quinquaud.

Expérience XLIX. — Homme de 38 ans, mort à l'Hôtel-Dieu d'un cancer de la plèvre. (Ici le cancer avait rapidement déterminé une pleurésie mortelle.)

Capacité respiratoire du sang. = 17 c.c. 2, 0/0.

La phthisie aiguë a une action analogue sur le sang. Seulement cette affection ayant une marche beaucoup plus rapide, les globules sont moins complétement détruits que dans les formes lentes.

Voici les chiffres obtenus par M. Quinquaud dans quatre observations.

La capacité respiratoire était tombée à 14 c.c., 16 c.c., 15 c.c., 17 c.c. pour 100 grammes de sang. L'hémoglobine n'atteignait plus que les chiffres 67 gr., 76 gr., 72 gr., 81 gr. pour 1000 gr. de sang.

Ainsi, le processus est le suivant dans ces affections cachectiques : les globules sanguins perdent une partie de leur puissance respiratoire ; de là une diminution de combustions générales et une déchéance de l'organisme, entraînant par elle-même une moindre formation de globules. C'est donc une sorte de cercle aboutissant lentement mais fatalement à un état qu'on a appelé cachectique et dont la terminaison naturelle sera la cessation de toutes les fonctions : la mort.

A côté de ces maladies qui diminuent si considérablement le pouvoir absorbant du sang, il faut placer d'aur es affections moins graves, plus passagères, mais qui agissent dans le même sens. Tout d'abord nous devrons parler de la *chlorose*. M. Quinquaud a expérimenté sur quatre cas. Il a obtenu les nombres 13 c.c., 10 c.c., 12 c.c., 15 c.c. pour la capacité respiratoire et 62 gr., 48 gr., 57 gr., 72 gr. 0/00 pour la quantité d'hémoglobine. C'est donc une réelle diminution de l'hémoglobine et du pouvoir absorbant.

L'anémie de la fièvre intermittente d'Afrique a donné au même auteur les nombres 18 c.c., 19 c.c., 20 c.c. pour le pouvoir absorbant et 86 gr., 91 gr., 96 gr. pour l'hémoglobine. . .

Tout le monde connaît l'anémie des rhumatisants. Chez ces malades, le pouvoir absorbant est assez diminué. Il n'atteint plus que 17 c.c., 19 c.c., 18 c.c., au lieu de 28 c.c. à 30 c.c. qui constitue, comme nous l'avons dit, l'état normal.

L'hémoglobine tombe à 81, 91, 86 gr. 0/00 de sang. (Quinquaud).

Mêmes résultats dans la *syphilis tertiaire* (19 c.c. à 20 c.c. pour la capacité respiratoire, 86 gr. à 91 gr. pour l'hémoglobine), dans le mal de Bright, à la troisième période, dans l'angiocholite et dans la périostite diffuse. Nous renverrons le lecteur au mémoire de M. Quinquaud pour les détails sur ces affections.

Nous devons maintenant dire un mot d'affections qui, débutant brusquement, semblent frapper aussitôt le globule, annihiler sa fonction physiologique, sans procéder par une destruction lente, comme dans les affections chroniques dont nous venons de parler.

Il s'agit des fièvres éruptives et de la diphthérie.

Dès 1870, M. Brouardel, en pratiquant des saignées sur des varioleux, a pu reconnaître le plus grand volume d'oxygène que leur sang pouvait absorber.

Nous reproduisons ici le tableau publié par ce savant clinicien.

Quantité de sang analysée : 50 c.c.			
SANG D'UN MALADE n'ayant pas de fièvre, ayant quelques tubercules.	VARIOLE cohérente. (7ᵉ jour).	VARIOLE hémorrhagique.	VARIOLE hémorrhagique.
Volume de gaz... 36.8	29.4	17.1	16.1
Acide carbonique. 16.4	17.8	5.5	5.0
Oxygène 8.8	8.0	7.6	4.4
Azote.......... 11.5	3.7	4.1	6.8

Ainsi dans un cas l'oxygène était tombé à 8 c. c. pour

100 cent. cub. de sang. Et encore, on remarquera que la quantité d'azote était beaucoup plus forte que celle que le sang peut dissoudre. Cela tient évidemment à ce qu'il restait encore de l'air dans la pompe avec laquelle opérait M. Brouardel, il restait donc aussi de l'oxygène et les chiffres qu'il publie sont encore trop forts.

Les expériences que nous avons faites sur le sang de varioleux morts à l'hôpital des Enfants sont tout à fait en rapport avec celles de M. Brouardel.

Expérience L. — Le 18 janvier 1876, une petite fille meurt de variole confluente dans le service de M. J. Simon. — Son sang est recueilli, puis analysé après battage.

Capacité respiratoire = 12 c. c. 7, 0/0.

Expérience LI. — Un garçon de 7 ans meurt dans le même service quelques jours après.

Capacité respiratoire = 19 c. c. 8, 0/0.

La scarlatine agit dans le même sens que la variole ; dans cette affection une partie importante de l'hémoglobine a perdu son pouvoir absorbant. Cela résulte au moins d'une observation de M. Brouardel qui n'a trouvé dans un cas de ce genre que 7 c. c. 5 absorbé par 100 gr. de sang vivant.

Mais l'affection où cette importante altération du sang est pour ainsi dire subite et foudroyante c'est la diphthérie. Depuis déjà bien longtemps on savait que le sang des diphthéries graves était poisseux, noirâtre, couleur de sépia, qu'il rougissait difficilement. Nous avons voulu pendant notre internat à l'hôpital des Enfants en faire l'étude complète au point de vue du pouvoir respiratoire, en utilisant les cas de croup, malheureusement bien nombreux qui succombent chaque jour dans les salles de ce grand établissement.

Expérience LII. — Fille de 5 ans, morte après avoir été

trachéotomisée dans le service de M. Archambault. Diphthérie non généralisée. – Sang noir, couleur non sépia.

Capacité respiratoire du sang = 19 c.c.

Expérience LIII. — Fille de 4 ans, croup infectieux, morte en deux jours. Pas de trachéotomie.

Capacité respiratoire = 16 c.c. 2.

Expérience LIV. — Croup secondaire, chez un garçon de 8 ans. — Diphthérie maligne, sang non sépia.

Capacité respiratoire = 16 c.c. 1.

Expérience LV. — Croup primitif chez un enfant de 3 ans, du service de M. Archambault, mort en deux jours et demi.

Capacité respiratoire = 17 c.c. 6.

Expérience LVI. — Diphthérie généralisée chez un garçon de 3 ans. (Service de M. Archambault.) Angine, coryza, mort le troisième jour sans trachéotomie, pas de dyspnée.

Capacité respiratoire = 11 c.c. 3.

Expérience LVII. — Garçon de trois ans, succombe en 4 jours après avoir été trachéotomisé. La mort survient au milieu d'une dyspnée intense évidemment de cause mécanique (pseudo-membranes dans la trachée, trouvées à l'autopsie).

Capacité respiratoire = 22 c.c. 9.

Ainsi ces expériences nous apprennent ce fait que, dans la diphthérie, une grande partie des globules est tuée. Chez l'enfant, en effet, la capacité respiratoire du sang semble être assez élevée à l'état normal. Elle est, comme chez l'adulte, de 27 c.c. à 30 c.c. d'oxygène pour 100 c.c. de sang. En voici la preuve.

Expérience LVIII. — Un enfant de 8 ans meurt à la suite d'un accident de voiture.

Capacité respiratoire = 27 c.c. 3.

Or, dans la diphthérie maligne, nous voyons cette capacité respiratoire tomber *subitement* à 11 0/0. Il y a eu une intoxication dans laquelle les deux tiers des globules ont été frappés. Faut-il donc s'étonner du peu d'utilité de la trachéotomie dans bien des cas. Le but du chirurgien, en pratiquant cette opération, est de remédier à une asphyxie purement mécanique tenant à l'obturation ou à la paralysie de la glotte.

Mais que peut la trachéotomie quand le sang lui-même n'absorbe plus l'oxygène. Elle vaut juste une opération qui consisterait à ouvrir la trachée à un homme asphyxié par l'oxyde de carbone.

Notre travail pourrait pourtant avoir une conséquence, ou, tout au moins, provoquer des recherches. — Le sang n'est en réalité jamais saturé d'oxygène après son passage dans le poumon, et tel malade dont la capacité respiratoire est encore de 16, n'a certainement pas 16 0/0 d'oxygène dans son sang artériel. Cette quantité de 16 0/0 serait pourtant suffisante pour entretenir sa vie. Comment pourrait-on amener son sang à contenir plus d'oxygène, bien que son pouvoir absorbant fût diminué. Les belles découvertes de notre maitre, M. Bert, sont là pour nous apporter une solution. Il suffirait de faire respirer au malade soit de l'air comprimé, soit, ce qui revient au même, de l'air où l'oxygène aurait une tension élevée, de l'air artificiellement suroxygéné.

Il faudrait donc faire respirer de l'oxygène aux petits malades qui viennent de subir la trachéotomie. Mais nous tenons à faire immédiatement une réserve ou plutôt à présenter une observation. — Il ne faudrait pas attendre un grand bénéfice des inhalations d'oxygène telles qu'elles sont en général pratiquées par les médecins. D'ordinaire on fait respirer au malade, pendant deux ou trois minutes de l'oxygène pur, et en voilà pour 24 heures. On agit comme un sauveteur qui, secourant un noyé, le retirerait deux minutes de l'eau, puis l'y replongerait aussitôt. — Les inhalations d'oxygène doivent être continues, elles ne doivent pas être faites avec de l'oxygène pur, mais bien avec de l'air simplement suroxygéné ; enfin dans le cas spécial qui nous occupe, elles ne doivent pas nécessiter l'emploi d'appareils qui exigent la succion ou une respiration intense (1).

Immédiatement à côté de la diphthérie nous devons placer d'autres maladies de nature analogue et qui ont également pour action de tuer le globule, d'en arrêter l'action chimique et physiologique.

---

(1) Nous sommes intimement persuadés qu'on perdrait bien moins de sujets atteints de diphthérite s'il était possible d'isoler chaque malade dans un petit cabinet bien étanche avec porte éclusée, cubant environ 30 mètres, chauffé à une température élevée et fixe, ayant une atmosphère presque saturée de vapeur d'eau et contenant environ 40 0/0 d'oxygène. — L'air en possédant déjà 21 0/0, il n'y aurait plus à fournir que 20 autres parties, soit pour les 30 mètres cubes, 6 mètres cubes. En tenant compte de la ventilation, il faudrait environ 20 mètres cubes d'oxygène par lit et par jour pour les malades atteints de croup. Au prix où revient l'oxygène fabriqué par les procédés de Tessier Du Motay, ce serait une dépense de 10 à 12 francs par jour. Ces chiffres ne paraîtront pas constituer une dépense exagérée quand le lecteur saura qu'à l'Hôtel-Dieu de Paris un malade coûte près de 15 francs *de loyer* par jour à l'administration. — L'isolement des diphthéritiques dans un quartier spécial aurait encore l'avantage d'empêcher que leur maladie ne se communiquât aux autres enfants. Que de fois un enfant, entré pour une indisposition minime, prend le croup et en meurt. Nous avons vu, pendant l'année 1876, un petit choréique que le hasard du classement avait placé entre deux croups opérés. Après quelques semaines de séjour, il prenait la diphthérie et en mourait. C'est un exemple entre mille. Ne nous a-t-il pas été donné d'entendre un des plus savants médecins de l'hôpital des Enfants dire en pleine séance de la Société médicale des hôpitaux qu'il ne laisserait pour rien au monde un de ses enfants traverser le service dont il était le chef. On nous pardonnera cette digression, qu'autorise peut-être le sentiment d'indignation que nous avons ressenti pendant notre internat à l'hôpital des Enfants. Les réclamations, les supplications des médecins de l'hôpital n'ont pas encore pu obtenir l'isolement des diphthéritiques, c'est dire que nous n'avons absolument aucun espoir de voir jamais faire l'essai que nous proposons au début de cette note.

En tête se trouve la *septicémie* dont l'étude a été faite surtout par M. Légerot.

Cet expérimentateur commence par peser directement les globules contenus dans une certaine quantité de sang pris à un animal, et il en prend la capacité respiratoire; puis il intoxique l'animal par une injection de sang putréfié et il fait alors une nouvelle pesée et une nouvelle détermination de la capacité respiratoire ; or, il se trouve que les globules ont peu diminué de poids, mais qu'ils ont perdu leur pouvoir absorbant. Ils n'ont pas été détruits en tant qu'éléments anatomiques, ils ont été annihilés en tant qu'éléments physiologiques.

Voici le sommaire de quelques expériences :

	Poids des globules	Capacité respir.
Chien normal..............	34,40	12
Le même septicémique	32,40	10
Chien normal..............	33,19	23,6
Le même septicémique	32,70	14,8
Chien normal..............	43,3	31,1
Le même septicémique.....	42,7	20,2
Chien normal..............	35,6	18,0
Le même septicémique.....	33,6	13,2
Chien normal..............	36,0	25,8
Le même septicémique.....	32,6	11,0

Ces résultats sont importants parce qu'ils montrent combien il est utile de se servir de la pompe pour les déterminations de pouvoir absorbant. La méthode colorimétrique dans ces cas aurait donné un chiffre élevé comme elle le donne dans l'empoisonnement par l'oxyde de carbone où pourtant le sang a perdu sa capacité respiratoire.

Il faut encore rapprocher de la septicémie la suppuration quand elle est longtemps prolongée.

Voici, à ce sujet, deux expériences que nous empruntons à M. Légerot:

Capacité respiratoire.

Chien normal............	20	
Le même en suppuration...	17,9	

	Poids des globules	Capacité respir.
Chien normal.........	32,3	21,9
En suppuration........	31,0	18,0

Avant d'en finir avec les conditions qui diminuent le pouvoir absorbant du sang, il nous reste à parler des substances qui peuvent être introduites accidentellement dans l'organisme et qui possèdent au plus haut point une action directe sur le globule. C'est d'abord l'oxyde de carbone, les nitrites et les sels d'ammoniaque.

L'action de l'oxyde de carbone est trop connue pour que nous y insistions. Nous voudrions seulement rapporter quelques expériences que nous avons faites et qui pourraient, dans quelques cas, éclairer certaines questions de médecine légale.

Expérience LIX. — Un homme est trouvé mort dans une mansarde du quartier Saint-Antoine, où se trouve en même temps un fourneau éteint. L'autopsie est pratiquée et on nous remet 50 c.c. du sang soigneusement recueilli.

Nous trouvons que la capacité respiratoire est restée à 27 c c. 1. Nous croyons pouvoir conclure que cet homme n'a pas succombé à l'asphyxie par le charbon.

Expérience LX. — En 1877, à l'hôpital Saint-Antoine, un homme est amené dans la journée, on l'a trouvé évanoui dans une chambre fermée où un poêle était allumé. — L'interne de garde croit devoir pratiquer une saignée. Le sang est défibriné à mesure et nous est aussitôt envoyé.

Capacité respiratoire = 14 c.c. 3.

Ici l'empoisonnement par l'oxyde de carbone est probable, il est loin d'être certain (1).

____

(1) M. Gréhant (Soc. de biologie, 1878) a trouvé que l'oxyde de carbone

Expérience LXI. — Au moment des expériences d'essai du chauffage au nouvel Hôtel-Dieu on craignit le dégagement de l'oxyde de carbone par la fonte des poêles de chauffage. — Les craintes furent accrues encore par la mort presque subite d'un employé de l'hôpital qui travaillait depuis plusieurs heures auprès d'un de ces poêles. — 100 c.c. de son sang nous furent envoyés. La capacité respiratoire fut trouvée égale à 25,7. Nous déclarâmes que le malade n'était pas mort par l'empoisonnement oxy-carbonique. L'autopsie fut ordonnée et on trouva une hémorrhagie qui avait détruit tout un hémisphère cérébral et avait finalement gagné jusqu'au bulbe.

Dans tous ces cas nous avions recherché au spectroscope les raies de l'hémoglobine oxy-carbonée. Nous avouons que nous n'aurions pas osé nous prononcer aussi nettement par l'examen de ce seul caractère que nous l'avons fait par l'examen de la capacité respiratoire.

Les *nitrites* agissent presque de la même manière que l'oxyde de carbone, avec cette différence que leur action est moins durable et que le globule reprend vite son pouvoir absorbant.

Déjà Gamgee, puis Rabuteau avaient remarqué que dans les inhalations de nitrite d'amyle le sang noircit et ne rougit plus à l'air. Dans les expériences suivantes que nous avons faites en commun avec M. le professeur Jolyet nous avons soumis ce phénomène à des mesures précises.

Expérience LXII. — Nous prenons la capacité respiratoire du sang d'un gros chien de 15 kil., nous la trouvons égale à 24 c.c. On lui fait faire plusieurs inhalations de nitrite

---

en très-faible quantité dans l'atmosphère venait petit à petit se fixer sur les globules et les détruire un à un pour ainsi dire, en s'emmagasinant dans le sang et en en diminuant au fur et à mesure la capacité respiratoire. C'est là un fait très-important au point de vue médico-légal.

— 124 —

d'amyle et on détermine de nouveau le pouvoir absorbant.

Capacité respiratoire = 4 c.c. 4. Diminution des 4/5.

On conserve pendant 24 heures 100 c.c. de ce sang qui n'absorbe plus que 4 c.c. 4. On en détermine le pouvoir respiratoire. On la trouve égale à 16 c.c. 0.

Ainsi l'action du nitrite d'amyle est temporaire, elle ne dure que pendant le temps qu'il est dans le sang, probablement même seulement le temps qu'il met à s'oxyder et à passer à l'état de nitrate.

Le radical amyle n'est pour rien dans le phénomène, nous avons reproduit notre expérience avec le nitrite d'é-thyle (1), Rabuteau en a constaté la reproduction avec tous les nitrites.

D'ailleurs, nous avons fait des inhalations d'amylène et nous avons trouvé que le pouvoir absorbant, qui était de 22,5 avant les inhalations, était demeuré de 22, 5 après qu'elles avaient été faites.

Dans le même ordre d'idées, Bruel a fait un certain nombre d'expériences avec la nitro-glycérine et est arrivé au même résultat que nous avec les nitrites.

Les sels d'ammoniaque, en particulier le carbonate, semblent également être toxiques pour le globule. Nous avons fait avec notre ami, M. Cuffer, quelques expériences sur ce point.

Expérience LXIV. — Vous prenons à un chien de 15 kil., 50 gr. de sang, dont nous déterminons la capacité respiratoire.

Capacité respiratoire = 24 c.c. 6, 0/0.

Puis, nous lui injectons dans la veine crurale 6 grammes de carbonate d'ammoniaque dissous dans une très-petite quantité d'eau.

L'animal est pris de dyspnée et de convulsions.

---

(1) Expérience LXIII. — Capacité respirat. avant l'inhalation.   27.2,
—   après   — .   22.0.

Nouvelle prise de 50 gr. de sang.

Capacité respiratoire, 13 c.c. 2.

Diminution de près de moitié.

Chez un malade de l'hôpital Saint-Louis, atteint d'ammoniémie très-caractérisée, on a pu pratiquer une saignée, et
l'examen du sang nous a montré un pouvoir absorbant égal
à seulement 14 c.c. 0/0, ce qui confirme pleinement notre
expérience.

Quand nous aurons cité le gaz d'éclairage et l'acide sul-
fhydrique, nous en aurons à peu près fini avec les substances qui diminuent le pouvoir absorbant des globules
sanguins. Non pas que nous ignorions qu'il existe encore
beaucoup de corps qui agissent sur eux, mais nous n'avons
pas à faire ici de la toxicologie et nous ne nous occupons
que des états pathologiques et des processus généraux dont
nous espérons éclairer la pathogénie.

Il existe un certain nombre d'affections qui ne produisent
que peu ou pas d'altérations de la partie active du sang.

La *fièvre typhoïde*, en particulier, qui amène une adyna-
mie si profonde et qui donne lieu à des phénomènes généraux si graves, ne semble point diminuer beaucoup la puissance des globules.

M. Quinquaud a pu analyser six fois le sang des typhi-
ques, et il a vu que 100 grammes absorbaient 21, 24, 25 c.c.
d'oxygène, ce qui est à peu près normal. Nous en dirons
autant de la pneumonie aiguë franche. M. Quinquaud a
trouvé dans cette maladie les chiffres 21, 22, 20. Nous
avons fait une seule expérience, mais elle est absolument
confirmative de celles de cet expérimentateur.

EXPÉRIENCE LXV. — Un homme de 45 ans, très-fort, est
pris de pneumonie de presque tout le poumon gauche. Il en
a tous les signes très-accusés. Il meurt avec une température très-élevée (41° 4) et sans autre complication. (4e jour.)

Le sang, analysé après la mort, donne le chiffre suivant :

Capacité respiratoire = 27 c.c. 0/0.

C'est le chiffre habituel.

Le diabète semble être accompagné d'une altération profonde du sang qui modifie considérablement la nutrition des éléments, de là un amaigrissement rapide, des gangrènes locales, etc. Mais cette altération ne paraît pas porter sur la capacité respiratoire. Les cas de diabète sont rares dans nos hôpitaux de Paris. J'ai, néanmoins, pu me procurer une grande quantité de sang d'une diabétique et en pratiquer l'analyse.

Expérience LXVI. — Une fille de 15 ans, atteinte de diabète (glycosurie intense, polydipsie, polyphagie), meurt de pneumonie à l'hôpital des Enfants.

Capacité respiratoire du sang = 24 c.c. 6.

Il y a une légère diminution, mais elle est loin d'être en rapport avec l'état déplorable où se trouvait l'enfant.

En résumé, le milieu intérieur chargé d'apporter aux éléments l'oxygène nécessaire aux combustions intimes peut être affecté de plusieurs façons :

1° Il peut conserver toute sa puissance chimique, mais contenir temporairement moins d'oxygène, par suite d'une part, d'un apport moindre de ce gaz au poumon dépendant des variations de la circulation ou de la mécanique respiratoire, et d'autre part d'une consommation exagérée dans les tissus (variations pathologiques des gaz du sang).

2° Il peut contenir une moindre quantité d'oxygène par suite d'une lésion directe du sang ayant annihilé l'hémoglobine ou l'ayant rendue incapable d'absorber l'oxygène.

Le résultat final est le même ; il arrive des quantités variables d'oxygène aux tissus et les combustions organiques sont modifiées.

TROISIÈME PARTIE

Variations pathologiques du milieu extérieur

Variations pathologiques du milieu extérieur.

Jusqu'à présent nous n'avons considéré que deux choses dans les modifications des combustions élémentaires :

1° Nous avons vu les variations que des conditions déterminées leur faisaient subir, prises en elles-mêmes ;

2° Nous avons examiné les modifications qui pouvaient se produire dans la composition du milieu dans lequel les éléments respirent, dans le sang.

Mais ce milieu, nous le savons, n'est qu'un intermédiaire, il a pour effet de puiser l'oxygène dans l'air extérieur : si les conditions dans lesquelles cet air extérieur lui est amené varient, la quantité d'oxygène entraîné vers les tissus variera aussi et les combustions se modifieront dans le même sens.

C'est donc maintenant vers les variations du milieu extérieur que doivent tendre nos recherches.

Les échanges entre le sang et l'air se font dans le poumon, cherchons donc par quelles méthodes expérimentales nous pouvons apprécier la ventilation pulmonaire.

Ces moyens se rangent dans deux classes :

1° Il est possible de mesurer la capacité réelle du poumon, la quantité totale d'air qu'il contient. On peut encore d'autre part mesurer la quantité d'air que le thorax et le diaphragme peuvent mettre en mouvement dans leur action portée au maximum. On peut enfin mesurer la quantité d'air qui, dans le rhythme respiratoire du sujet en expérience, vient traverser les poumons dans un temps donné.

— Tous ces procédés constituent ce qu'on a appelé LA SPI-ROMÉTRIE.

2° La médecine expérimentale possède des moyens indi-rects d'arriver aux résultats que nous venons d'indiquer : Ces moyens consistent dans l'emploi de la méthode gra-phique. La PNEUMOGRAPHIE nous permettra d'apprécier exactement la valeur de la dilatation thoracique, la quan-tité d'air en circulation, la puissance de telle partie de l'ap-pareil respiratoire dans telle affection déterminée.

Notre étude du milieu extérieur se trouve donc naturel-lement scindée en deux parties : méthode directe ou spiro-métrie, méthode indirecte ou pneumographie.

CHAPITRE VII

Spirométrie.

La notion la plus intéressante que puisse fournir la *spirométrie*, c'est la capacité vraie du poumon, la quantité exacte d'air qu'il contient. Si quelque lésion anatomique vient comprimer le poumon ou en obturer les alvéoles, la mesure de la *capacité réelle* du poumon deviendra la mesure de la maladie. Elle dira de combien a varié le champ respiratoire, de combien a diminué la surface suivant laquelle se font les échanges entre les deux milieux.

On a longtemps cherché à mesurer cette capacité pulmonaire en tenant compte de la quantité d'air qui peut s'échapper de la poitrine au moment des plus fortes expirations. Malheureusement cette méthode, qui serait fort commode, ne peut pas être considérée comme exacte. Prenons un exemple qui rendra très-frappante l'opinion que nous voulons défendre. Un homme a une fracture de côte, la douleur qu'il ressent est telle qu'il ne meut presque plus sa cage thoracique : la quantité d'air qu'il expire est insignifiante. Dirons-nous que sa capacité pulmonaire a diminué. Évidemment non. C'est pourtant la conclusion à laquelle devrait nous conduire la spirométrie telle que la comprennent certaines personnes.

Le seul procédé exact que nous connaissions pour apprécier la capacité pulmonaire vraie est celui qu'a fait connaître M. Gréhant. Il repose sur le procédé physique si connu sous le nom de *méthode des mélanges*.

Il est facile à comprendre. Supposons que la capacité d'un vase A, rempli d'air, soit d'un litre. Je mets ce vase A en communication avec un vase B également d'un litre mais plein d'hydrogène. Les deux gaz se mélangent. Je prends une portion du mélange et je l'analyse, je dois trouver que la quantité que j'analyse contient une demi-partie d'air et une demi-partie d'hydrogène.

Supposons maintenant que j'ignore la capacité du vase A et que je ne sache qu'une chose, c'est que le vase B est plein d'hydrogène pur et qu'il mesure juste un litre. Le rapport que m'indiquera mon analyse sera précisément le rapport entre A et un litre.

C'est de cette manière que l'on procède pour mesurer la capacité du poumon. On a une cloche jaugée munie d'un gros robinet, elle est pleine d'hydrogène. A un moment donné on y fait respirer le malade, l'hydrogène pénètre dans ses poumons et s'y diffuse très-vite : le mélange est parfait en cinq inspirations. On fait alors une forte expiration dans la cloche. On analyse l'air expiré et le rapport entre l'hydrogène et l'air indique le rapport entre la capacité de la cloche et la capacité pulmonaire cherchée.

Cette méthode est en théorie parfaite. En pratique nous lui avons trouvé deux inconvénients graves. D'abord il faut faire respirer au sujet de l'hydrogène pur. Par les recherches que nous avons faites sur nous-mêmes, nous avons pu juger que cela était assez pénible.

Chez un individu atteint d'une affection pulmonaire, cela peut être dangereux ; une asphyxie brusque, une syncope pourraient survenir et entraîner des accidents dont on peut soupçonner la portée.

D'autre part, il est extrêmement difficile de se procurer de l'hydrogène pur, une trace d'hydrogène arsenié peut entraîner une intoxication des plus graves. Nous avons bien pu nous procurer de l'hydrogène de la pile au moyen d'une disposition que nous décrirons plus tard ; mais notre procédé est impraticable dans les hôpitaux. Nous avons donc dû renoncer complétement à la méthode de M. Gréhant bien que nous lui reconnaissions la plus grande exactitude.

Puisque la mesure de la capacité réelle était impossible, on s'est attaché à mesurer ce qu'on a appelé la *capacité vitale*, c'est-à-dire la quantité dont peut augmenter ou diminuer la somme des cavités des alvéoles pulmonaires dans les plus grands mouvements possibles du thorax et du diaphragme.

Hutchinson a fait, sur ce sujet, une étude fort détaillée. — L'instrument dont il se servait est décrit partout, il est devenu pour ainsi dire classique.

Une cloche portant des graduations est plongée dans l'eau. Elle est exactement équilibrée par des poids, de sorte qu'elle s'élève ou s'abaisse sous le moindre effort ; elle est *indifférente*. Un tube de fort calibre s'ouvre au-dessous. — On ordonne au malade de faire sous la cloche une forte expiration, on note le chiffre obtenu, on répète trois fois l'expérience et on prend la moyenne.

L'appareil d'Hutchinson est muni de manomètres et de thermomètres qui permettent de faire les corrections gazométriques. Cette complication est inutile, car la méthode, par des raisons tenant au sujet lui-même, ne comporte pas une précision pareille.

Wintrich a modifié l'appareil d'Hutchinson en le formant d'une simple cloche ouverte par en haut, graduée et équilibrée.

Hecht l'a rendu plus exact encore en graduant le contre-poids de telle sorte qu'il augmente à mesure que la cloche, sortant de l'eau davantage, subit moins de poussée et perd moins de sa pesanteur. — Le principe reste d'ailleurs toujours le même.

Le spiromètre d'Hutchinson était peu transportable. —

Boudin a voulu en faire un qui put être appliqué au lit même du malade. Le spiromètre de cet auteur se compose d'un simple sac de caoutchouc renfermé dans une caisse. En se gonflant, ce sac soulève un petit bâton gradué qui vient passer devant une mire : les chiffres de la graduation expriment le nombre de litres qui ont pénétré dans le sac. C'est là un instrument commode en clinique mais d'une très-médiocre précision.

L'instrument de M. Guillet est plus ingénieux mais aussi beaucoup plus cher. Il se compose d'un gros tube dans lequel on fait souffler le malade. Dans l'intérieur du tube se trouve une hélice que le passage de l'air fait tourner ; cette hélice communique avec un compteur de sirène, gradué par comparaison : il est donc très-facile de savoir le nombre de litres expirés dans le tube. Cet instrument ne peut être bon que si la force vive nécessaire pour vaincre l'inertie de l'hélice est presque nulle et si cette hélice, une fois en mouvement, ne continue pas à tourner d'elle-même par sa vitesse acquise. Il faut enfin que la graduation soit parfaite. Dans ces conditions, ce doit être un instrument très-coûteux.

Nous ferons à la spirométrie, ainsi limitée à la recherche de la capacité vitale, deux grands reproches.

D'abord le fait de produire une expiration maxima dépend tout entière du sujet et de sa volonté : bien des individus comprennent mal ce qu'on veut d'eux quand on leur demande de bien remplir leur poitrine, puis de faire une expiration totale, ils restent toujours en deçà, et les trois expériences dont on tire la moyenne sont tellement différentes les unes des autres, que la moyenne elle-même n'est qu'un compromis avec l'erreur. Et, même chez des individus très-intelligents et faisant tout leur possible pour bien exécuter l'expérience, on obtient à quelques heures d'intervalle des chiffres qui n'ont presque aucun rapport les uns avec les autres.

Et puis cette connaissance de la plus grande expiration

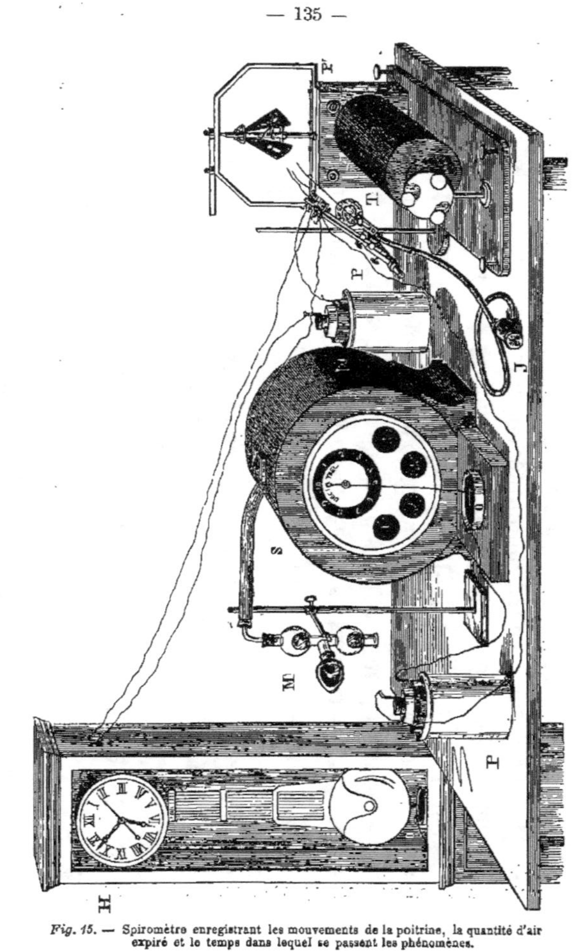

Fig. 15. — Spiromètre enregistrant les mouvements de la poitrine, la quantité d'air expiré et le temps dans lequel se passent les phénomènes.

possible n'est pas bien utile, puisque, en réalité, cette expiration maxima n'a jamais lieu.

Ce qu'il importe de connaître, c'est la quantité d'oxygène et, par conséquent, d'air qui est amené au sang dans un temps connu : c'est *la circulation de l'air dans le poumon*. C'est elle qui peut être accrue ou diminuée par les causes pathologiques, dans les dyspnées, dans les compressions des voies aériennes ou du poumon.

Pour arriver à la bien déterminer, nous avons imaginé un appareil qui dérive d'une méthode qu'avait employée dans le même but M. Bert, et dont le principe remonte à M. Bonnet (de Lyon).

Nous voulons parler du compteur à gaz. Nous avons voulu que l'expérience laissât derrière elle une trace, et nous avons employé la méthode graphique.

La *Figure 15* représente notre appareil tel que nous l'avons monté dans le laboratoire du professeur Charcot à la Salpêtrière.

En M on voit un masque de caoutchouc qui pénétrait dans l'intérieur même de la bouche. On en trouvera une description complète et une figure détaillée dans le chapitre où nous traitons de l'acide carbonique. A la suite du masque M, se trouve un tube à boules de Jolyet, grâce auquel l'inspiration se fait à l'air libre et l'expiration seule se fait dans le spiromètre. Le malade peut donc, pendant longtemps, respirer dans l'appareil sans avoir, comme dans les autres spiromètres, à enlever la muselière à chaque expiration. A la suite de l'appareil à boules, se trouve un tube de caoutchouc qui aboutit à un compteur à gaz gradué en *centilitres, décilitres, litres* et *centaines de litres*. Cet appareil doit être d'une précision absolue. La Compagnie du gaz en possède qui sont admirables sous ce rapport et qui permettent de faire des calculs d'une grande rigueur. L'air est chassé dans le compteur, puis il s'échappe au dehors. Voici maintenant comment cet appareil enregistre l'air expiré.

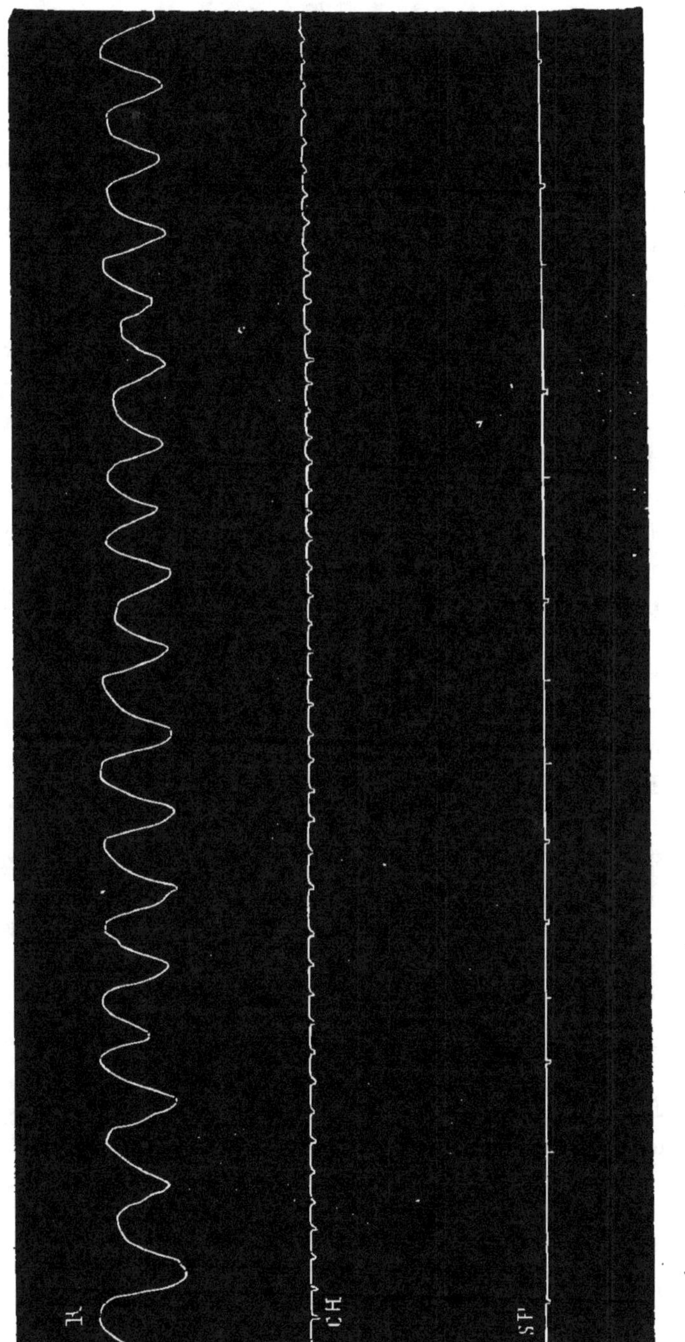

Fig. 16. — Tracé représentant le rhythme respiratoire R normal, la quantité d'air expiré, SP et la chronographie de deux en deux secondes. CH.

En T, se trouve un cylindre de Marey sur lequel écrivent deux signaux de Deprez et un tambour à air. Le tambour à air est en rapport avec un pneumographe J, qui inscrit les *mouvements de la poitrine* du sujet (voir au chapitre suivant la description de cet appareil).

L'un des signaux Deprez est en rapport avec une pile et une horloge électrique H, il pointe les *secondes* sur le cylindre.

L'autre signal communique avec une pile P d'une part, et d'une autre part avec le bâti du spiromètre. Le courant est donc interrompu. Mais le pôle zinc de la pile est plongé dans un godet de mercure que vient effleurer l'aiguille du spiromètre, chaque fois qu'un litre d'air a traversé l'instrument. A ce moment, le courant se trouve établi et le signal marque un trait sur le cylindre.

Le graphique contient donc finalement : 1° Le nombre des inspirations; 2° Le nombre de litres expirés; et 3° Le temps écoulé entre chaque inspiration et chaque litre d'air expulsé; tous éléments d'un problème de spirométrie.

C'est de cette manière qu'a été obtenue la *Figure 16*.

Dans la ligne R, chaque crochet supérieur représente une expiration. La ligne CH représente les secondes enregistrées par l'horloge. En SP, chaque petit point indique un litre d'air.

En 17 expirations, le sujet a rendu 14 litres d'air. Le tout a duré 100 secondes (chaque crochet vaut 2 secondes).

Nous avons ensuite prié le même sujet de respirer beaucoup plus vite, aussi vite qu'il pourrait. Nous avons obtenu la *Figure 17*.

La ligne T nous montre que les inspirations, si elles sont plus nombreuses, sont moins amples.

La ligne SP nous indique que l'air expiré a considérablement augmenté.

Dans le même temps, il y a eu 116 expirations qui ont produit 82 litres d'air.

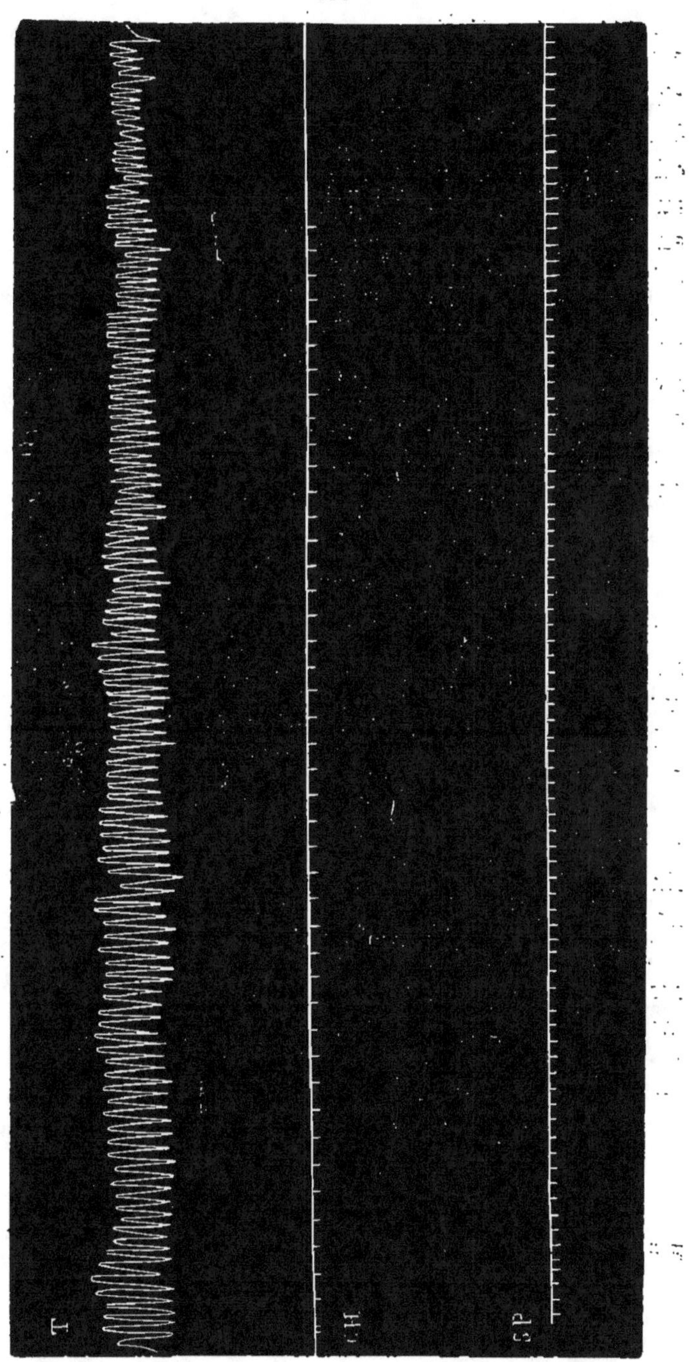

Fig. 17.—Tracé représentant un rhythme respiratoire exagéré et la quantité d'air expiré.

Dans le cas de la figure 16, chaque expiration valait 0 litre 823 et dans le cas où le sujet respirait très-vite, chaque expiration était moindre, elle ne valait plus que 0 litre 707. La poitrine ne pouvait, en aussi peu de temps, se dilater aussi complétement que dans le premier cas. Mais, au fond, peu importe. Dans un cas, il passait 14 litres d'air en 100 secondes, dans le second cas, il en passe 82 dans le même temps. La respiration est donc 5 fois plus active.

L'observateur qui aurait fait de la spirométrie simple et qui aurait recueilli *une seule* expiration, l'aurait trouvée moindre dans le second cas et il aurait forcément conclu que la respiration était diminuée.

L'étude de la *circulation aérienne* (1) du poumon, faite en tenant compte du temps, peut donc seule fournir quelques renseignements intéressants. Toutes nos recherches ont été faites dans ce sens et nous allons en donner ici un court aperçu. — Mais auparavant jetons un coup d'œil sur les travaux de ceux qui, surtout dans un but de diagnostic, ont cherché à reconnaître la capacité vitale du poumon au moyen de l'expiration maxima.

Nous nous sommes déjà expliqués à ce sujet et nous avons peine à comprendre comment Hutchinson en particulier a pu dire que, chez un même individu, les nombres que fournissaient cette méthode étaient toujours identiques. En la mettant en pratique nous avons toujours trouvé des nombres variables d'un instant à l'autre.

Quoi qu'il en soit, en l'acceptant telle qu'elle est avec ses causes d'erreur, on peut en tirer quelques renseignements. Hutchinson, par exemple, a reconnu que la capacité vitale du poumon était en raison directe de la taille et il a publié le tableau suivant que nous empruntons à son travail :

---

(1) Nous donnerons dorénavant ce nom à la quantité de litres d'air expirés pendant une heure.

Taille en pieds et en pouces	Capacité vitale en pouces cubes
5,0 à 5,1	174
5,1 à 5,2	182
5,2 à 5,3	190
5,3 à 5,4	198
5,4 à 5,5	206
5,5 à 5,6	214
5,6 à 5,7	222
5,7 à 5,8	230
5,8 à 5,9	238
5,9 à 5,10	246
5,10 à 5,11	254
5,11 à 6,00	262

Cette proportionnalité entre la taille et la quantité d'air expirée a même été considérée comme une règle absolue qu'on a appelée loi d'Hutchinson.

Cette loi a été vérifiée par Schneevogt qui a publié le tableau suivant :

Taille en centimètres.	Volume d'air en centilitres.
169	330
169	320
161	325
172	325
164	270
171	345
169	315
168	310
170	340
170	360
170	325
170	325
172	345
173	330
157	265
167	310
160	295
182	520
166	390
176	370

Taille en centimètres	Volume d'air en centilitres
176	380
165	350
148	230
190	450
182	450
155	260
181	415
170	340
175	370
168	305

Ces chiffres montrent qu'en général la loi d'Hutchinson est vraie : il n'y a rien là d'ailleurs d'absolument surprenant, il est naturel que le thorax suive, dans un homme bien proportionné, le développement des autres parties du corps. — Hutchinson s'étonne qu'il en soit ainsi : il pense que la différence de taille tient surtout à la différence de longueur des membres inférieurs : il est en cela trop exclusif et je ne sache pas que personne ait jamais prétendu que la cage thoracique était égale chez tous les individus.

Toutes ces déterminations n'ont d'ailleurs pas d'autre but que d'établir l'état normal pour arriver par là à délimiter l'état morbide. Il faudrait pour bien se rendre compte des modifications apportées par la maladie à la capacité vitale connaître ce qu'était cette capacité dans l'état de santé ; or, on ne peut pas y arriver et on est obligé de s'appuyer sur la moyenne déterminée empiriquement par Hutchinson : c'est encore un point faible de la spirométrie.

Cette méthode a surtout été appliquée à la phthisie pulmonaire : non pas qu'elle donne des résultats bien spéciaux dans cette maladie, mais Hutchinson était attaché à l'hôpital des phthisiques et il a naturellement fait porter ses recherches sur les malades qu'il pouvait le mieux observer. Son but était surtout de démontrer que, dans la phthisie confirmée, et, même dans cette affection au début, la capacité pulmonaire était diminuée.

Cela nous intéresse peu au point de vue des combustions : qu'importe, en effet, que le champ où s'accomplissent les échanges soit diminué, si ceux-ci restent égaux, grâce à une ventilation plus active, grâce à une augmentation du nombre des mouvements respiratoires.

Nous ne retiendrons que deux choses des travaux de Hutchinson, de Hecht et de Schneevogt :

1º La grossesse, même au neuvième mois, ne diminue pas le champ de la respiration ;

2º Les déviations intenses du rachis diminuent beaucoup la capacité vitale en immobilisant les côtes à leur point d'implantation.

Nous retrouverons ces deux lois en nous occupant de pneumographie.

Hâtons-nous d'arriver à l'étude de la *circulation pulmonaire* qui seule pourra nous donner des renseignements utiles sur les modifications des combustions. La spirométrie proprement dite nous dit ce qu'il peut entrer d'oxygène au maximum dans le poumon : elle ne nous dit pas ce qu'il en pénètre en réalité : elle nous apprend que, chez un phthisique, la capacité vitale est diminuée ; mais elle ne tient pas compte de ce fait que le phthisique respire vite, qu'il est *essoufflé*, et justement on verra plus loin que, chez lui, il pénètre plus d'air dans le poumon pendant un temps donné que chez un sujet sain.

Dans l'impossibilité où nous étions de constater l'état de la circulation aérienne chez nos sujets avant la maladie, nous avons dû chercher *une normale* à laquelle nous pourrions comparer la quantité d'air expirée dans l'état pathologique.

À la suite d'un assez grand nombre d'expériences faites sur des infirmiers et sur des étudiants en médecine, nous croyons pouvoir admettre qu'un homme sain de 1^m 60 de haut et du poids de 60 kil. expire de 550 à 600 litres d'air à l'heure. Il ne faut considérer ce chiffre que comme général et ne conclure à l'existence d'une respiration pathologique que dans les cas où on trouve une différence d'au moins 50 litres. On verra que telle a toujours été notre pratique.

Examinons donc dans quelles proportions peut être modifiée par la maladie la circulation aérienne dans les poumons.

Nos études sur la capacité respiratoire du sang nous ont appris que, dans l'anémie et dans la chlorose, le pouvoir absorbant de ce liquide est diminué ; il est à présumer qu'une tendance à la compensation doit s'établir et que la respiration doit devenir plus active, de telle sorte que l'air appauvri contenu dans les alvéoles étant renouvelé plus vite, l'oxygène se trouve en tension plus forte et soit absorbé plus rapidement.

Les expériences suivantes, entreprises dans différents cas *d'anémie*, nous ont prouvé que cette prévision se réalisait en effet.

Expérience LXVII. — Femme de 50 ans, *anémie* profonde à la suite d'épistaxis abondantes (souffle au premier temps et à la base). Teint très-pâle. Essoufflement. (P. 45 kil., taille 1ᵐ 58.)

Circulation aérienne = 788 litres.

Expérience LXVIII. — Jeune fille de 18 ans, du poids de 60 kil. (Taille 1ᵐ 54.) Tous les signes de la *chlorose.*

Circulation aérienne = 737 litres.

Expérience LXIX. — Homme de 46 ans. — Anémie saturnine chez un cérusier de l'usine de Clichy. (Poids = 68 k. — Taille 1 m. 76.)

Circulation aérienne = 692 litres.

Voilà trois expériences où il est évident que la circulation pulmonaire était augmentée. — Normalement nos trois sujets auraient dû expirer environ 500 litres. Et pourtant la spirométrie par les procédés anciens n'aurait certainement pas indiqué de changement dans la respiration.

Ainsi, chez l'anémique, la ventilation pulmonaire compense le peu de capacité du sang et les fonctions physiologiques se maintiennent à peu près. — En est-il toujours ainsi : dans les *cachexies* où le sang est appauvri également et où l'organisme tombe dans une complète déchéance, où les combustions vont toujours en diminuant, la compensation a-t-elle lieu ? Non : soit que la puissance musculaire du thorax devienne incapable de maintenir la rapidité des mouvements respiratoires, soit pour toute autre cause, la circulation aérienne diminue. Aussi, nous le verrons en traitant des excrétions respiratoires, les combustions deviennent moindres par suite de l'absence d'oxygène qui les puisse alimenter.

Expérience LXX. — Femme de 42 ans, du poids de 42 kil. *Cancer* de l'estomac. Anémie. Teint jaune paille.

Circulation aérienne = 450 litres.

Expérience LXXI. — Homme de 55 ans, *cancer* de l'estomac.

Circulation aérienne = 474 litres.

Expérience LXXII. — Homme de 35 ans, du poids de 60 kil., taille 1 m. 76. Grandes *suppurations* osseuses.

Circulation aérienne = 560 litres.

Dans les trois cas que nous venons d'examiner les choses étaient poussées à l'extrême et les malades sont morts rapidement.

Revenons aux cas où, contrairement à ce qu'indique la mesure de la *capacité vitale*, la circulation aérienne est augmentée.

Hutchinson a surtout étudié la phthisie : il a vu que, dans cette affection, la capacité vitale était amoindrie. Cela n'est pas douteux. Mais cela ne prouverait pas que moins d'air dût traverser le poumon : il suffirait pour établir la compensation que les mouvements de respiration fussent plus nombreux. Mais, bien plus, comme le sang, ainsi que nous l'avons vu, a perdu beaucoup de son pouvoir absorbant, il s'ensuit que, pour que la compensation soit, sinon atteinte, du moins approchée, les mouvements du thorax doivent être bien plus actifs et la circulation aérienne très-augmentée. C'est ce qui ressort des expériences qui suivent.

EXPÉRIENCE LXXIII. — Homme de 16 ans (45 kilog., taille, 1ᵐ 70), *phthisie* au 2ᵉ degré, avec fièvre le soir.
Circulation aérienne = 840 litres.

EXPÉRIENCE LXXIV. — Femme de 40 ans et de 40 kilog., *phthisie* avec cavernes, fièvre le soir.
Circulation aérienne = 675 litres.

EXPÉRIENCE LXXV. — Homme de 45 ans. *Phthisie* avec cavernes, anémie profonde, hémoptysies abondantes.
Circulation aérienne = 593 litres.

EXPÉRIENCE LXXVI. —Femme de 28 ans, *phthisie laryngée*, signes ordinaires, craquements à droite. — Fièvre le soir.
Circulation aérienne = 720 litres.

EXPÉRIENCE LXXVII. — Homme de 42 ans. *Phthisie* avec cavernes, grande maigreur. Fièvre le soir.
Circulation aérienne = 668 litres.

EXPÉRIENCE LXXVIII. — Homme de 50 ans, du poids de 71 kilog. *Phthisie* peu avancée. Pas de fièvre. (Taille, 1ᵐ,58.)
Circulation aérienne = 608 litres.

L'étude de la circulation aérienne est en somme l'histoire de la *dyspnée* faite par les moyens physiques d'investigation. Nous venons de voir que la dyspnée survenait dans les cas où la capacité respiratoire du sang était diminuée et cela pour amener une sorte de compensation. Ce n'est pas tout. La dyspnée peut encore arriver quand les combustions sont augmentées et que le sang, ayant conservé toute sa capacité, est appauvri en oxygène et en acide carbonique : ici encore il faut que la compensation s'établisse et que survienne l'augmentation de la circulation aérienne.

Le cas le plus simple est constitué par la *fièvre*. On verra au chapitre où nous traitons des combustions, que, dans cet état, la consommation d'oxygène est considérablement accrue. Il faut que l'arrivée plus rapide et plus fréquente de l'air dans le poumon vienne maintenir à peu près le taux de l'oxygène dans le sang. Il est ainsi en effet. Prenons le cas le plus simple, celui de la *fièvre intermittente*.

EXPÉRIENCE LXXIX. — Un jeune homme, atteint de *fièvre palustre*, consomme 30 litres d'oxygène dans la période intercalaire.

Circulation aérienne = 771 litres.

Pendant l'accès, il consomme 63 litres d'oxygène.

Circulation aérienne = 1740 litres.

Rien de plus net que cet exemple.

Nous retrouvons le même fait, peut-être un peu moins accentué, dans une foule d'autres *états fébriles*.

EXPÉRIENCE LXXX. — Une fille de 27 ans, atteinte de *rougeole*, consomme 17 litres d'oxygène.

Circulation aérienne = 702 litres.

Pendant la convalescence, elle consomme 14 litres d'oxygène à l'heure.

Circulation aérienne = 676 litres.

Expérience LXXXI. — Un homme de 35 ans, atteint d'érysipèle traumatique, consomme 43 litres d'oxygène.
Circulation aérienne = 1024 litres.

Expérience LXXXII. — Une femme de 30 ans, atteinte de brûlures étendues, a une *fièvre traumatique* intense.
Circulation aérienne = 1000 litres.

Expérience LXXXIII. — Un homme de 50 ans est atteint d'*érysipèle* traumatique. (Temp. 40°.)
Circulation aérienne = 770 litres.

Expérience LXXXIV. — Un homme de 45 ans, opéré d'une tumeur, consomme 36 litres d'oxygène. (Fièvre traumatique.)
Circulation aérienne = 720 litres.

Expérience LXXXV. — Homme de 45 ans, du poids de 60 kilog., brûlure étendue, *fièvre traumatique* intense. (34 litres d'oxygène.)
Circulation aérienne = 870 litres.

Expérience LXXXVI. — Homme de 42 ans, du poids de 75 kilog. Taille, 1^m 72, atteint d'*ictère grave*. (Consommation d'oxygène, 31 litres.)
Circulation aérienne = 703 litres.

Expérience LXXXVII. — Jeune homme de 25 ans, taille 1^m 62. Consomme 40 litres d'oxygène par heure. *Fièvre typhoïde.*
Circulation aérienne = 1454 litres.
Le même, guéri 42 jours après.
Circulation aérienne = 456 litres.

Expérience LXXXVIII. — Jeune homme de 25 ans

(taille, 1^m 70). *Fièvre typhoïde*. Consommation d'oxygène = 37 litres.

Circulation aérienne = 1044 litres.

Expérience LXXXIX. — Homme de 24 ans, signes clas-
siques de la *fièvre typhoïde*. Taille, 1^m 64. Consommation
d'oxygène = 30 litres.

Circulation aérienne = 920 litres.

Expérience XC. — Jeune homme de 27 ans, de 66 kilog.
Fièvre typhoïde. (T. = 39° 2.)

Circulation aérienne = 830 litres.

Expérience XCI. — Fille de 16 ans (taille, 1^m 45).
T. = 40° 8. Consommation d'oxygène = 33 litres.

Circulation aérienne = 870 litres.

Expérience XCII. — Homme de 30 ans (taille, 1^m 60).
Fièvre typhoïde.

Circulation aérienne = 790 litres.

Expérience XCIII. — Fille de 26 ans. (Taille, 1^m 52).
Fièvre typhoïde.

Circulation aérienne = 745 litres.

Expérience XCIV. — Fille de 15 ans. *Fièvre typhoïde*.
Oxygène consommé, 28 litres.

Circulation aérienne = 674 litres.

Quelques jours après, la température ayant baissé de 0° 8,
et la consommation d'oxygène étant tombée à 21 litres :

Circulation aérienne = 661 litres.

Expérience XCV. — Comme comparaison nous donnons
la circulation aérienne dans un cas d'*embarras gastrique*

fébrile qui simulait, à s'y méprendre, un début de fièvre typhoïde : elle était de 445 litres seulement.

En résumé, les causes que nous avons jusqu'à présent examinées agissent sur la circulation aérienne pulmonaire, comme des processus chimiques. Ou bien, le sang ayant perdu une partie de son pouvoir absorbant, il y a une suractivité dans la mécanique respiratoire pour amener une oxygénation à peu près suffisante, ou bien le sang étant resté normal, ou même ayant perdu de son pouvoir absorbant, la consommation de l'oxygène augmente tellement qu'il faut encore une suractivité mécanique pour maintenir le taux de l'oxygène du sang dans des proportions à peu près normales. — C'est là la physiologie pathologique des dyspnées de *cause chimique*. — Mais à côté de cela, il faut tenir compte des *causes mécaniques*.

C'est leur examen qui constitue la troisième partie de notre étude.

Il est certain que si le champ respiratoire est tout d'un coup rétréci, il faudra, pour que la même quantité d'oxygène soit, dans le même temps, en rapport avec le sang, que les mouvements respiratoires deviennent plus actifs : il y aura tendance à la compensation ; mais cette compensation sera rarement atteinte ; il résultera de ce défaut le symptôme même de la dyspnée.

Expérience XCVI. — Un homme est atteint d'une *pleurésie* avec grand épanchement. (Taille, 1ᵐ 78.)

Circulation aérienne = 632 litres.

On pratique la thoracentèse et on enlève un litre de liquide.

Circulation aérienne = 655 litres.

La compensation n'était donc pas atteinte pendant la maladie, et, en effet, le malade se plaignait d'étouffer.

Expérience XCVII. — Homme de 45 ans. (Taille, 1ᵐ 75.) *Pleurésie gauche.*

Circulation aérienne = 783 litres.

Ici la compensation semble s'être établie. Ce malade n'avait pas de sensation d'étouffement.

La cause mécanique agissait sur le poumon, elle empêchait l'air d'arriver au sang ; un mécanisme autre peut empêcher le sang d'arriver assez vite au contact de l'air et le résultat est le même (Maladie du cœur).

Expérience XCVIII. — Femme de 35 ans, ayant eu des rhumatismes, *affection cardiaque*, œdème (taille 1 m. 54).

Circulation aérienne = 920 litres.

Les mouvements musculaires sont encore une cause mécanique très-puissante dans les modifications de la respiration ; ils agissent d'autant plus qu'ils augmentent du même coup les combustions et la consommation d'oxygène.

Expérience XCIX. — Fille de 16 ans, atteinte de chorée très-intense, (taille 1 m. 66).

Circulation aérienne = 770 litres.

Le sommeil produit un effet absolument inverse, il fallait s'y attendre.

Expérience C. — Homme dans le *sommeil* du chloral (taille 1 m. 80).

Circulation aérienne = 408 litres.

.L'agonie produit *a fortiori* le même effet surtout dans les derniers moments, quand arrive le refroidissement.

Expérience CI. — *Agonie* dans un érysipèle du cuir chevelu (oxygène consommé 8 litres).

Circulation aérienne = 330 litres.

Expérience CII. — *Agonie* dans la mort par le charbon.

Circulation aérienne = 520 litres.

En résumé, la spirométrie proprement dite peut renseigner sur l'état anatomique du poumon : elle ne peut donner sur ses fonctions et sur l'état des combustions que des notions éloignées.

L'étude de la circulation aérienne, c'est-à-dire de la quantité d'air qui traverse le poumon dans un temps connu, a seule quelqu'importance physiologique. Elle nous montre que le degré d'oxygénation du sang étant modifié chimiquement, soit par cause directe, soit par cause indirecte, il y a, par la ventilation du poumon, une tendance à rétablir l'équilibre primitif. Nous avons déjà insisté sur ce point en parlant des gaz du sang. — Elle nous montre encore que, dans les processus mécaniques, la même tendance à la compensation se reproduit et que la sensation particulière à la dyspnée apparaît dans tous les cas où l'équilibre ne peut être rétabli et quand la compensation n'a pas lieu.

Voilà ce que peut nous apprendre la spirométrie. Comme nous l'avons avancé, un autre procédé physique nous servira encore à apprécier non plus la quantité exacte d'air qui pénètre dans la poitrine, mais la nature, la forme et la puissance des obstacles qui peuvent s'opposer à cette pénétration. — Ce procédé c'est la *pneumographie*, c'est lui qui va faire l'objet de notre prochain chapitre.

CHAPITRE VIII

Pneumographie.

Il n'est plus possible aujourd'hui d'étudier un phénomène
de mouvement sans le soumettre à la méthode graphique.
Cette méthode n'a pas seulement pour elle la précision des
procédés physiques, elle tire encore son importance de ce
qu'elle permet de garder une trace indiscutable du fait
qu'on a observé, et de représenter ce fait lui-même avec
tous ses caractères à quiconque sait interpréter les tracés
qu'elle fournit. — C'est surtout à ce dernier avantage que
nous devrons nous attacher pour l'étude que nous allons
faire des mouvements du thorax. Et, s'il n'est guère de résultat absolument nouveau dans ceux que nous allons développer, si aucun ne doit amener de conclusion inattendue,
notre travail aura peut-être une qualité importante : ce
sera de présenter écrits, dessinés, incontestables des faits
que le clinicien ne peut observer que vaguement.

Peut-être le lecteur trouvera-t-il quelqu'intérêt à parcou-
rir la collection de tracés que nous allons faire passer sous
ses yeux et qui lui représenteront fidèlement la série des
actes pathologiques.

Ceci dit et avant d'entrer dans le détail de nos recherches
personnelles, il nous reste à indiquer la route que nous
avons suivie et les méthodes que nous avons dû employer.

L'idée d'appliquer la méthode graphique à l'étude des
mouvements respiratoires remonte à l'origine même de
cette méthode. Ludwig et Vierordt sont les premiers qui

l'aient employée. Ils se servaient de l'appareil qu'avait utilisé Vierordt pour l'examen du pouls.

Ils couchaient leur patient sur le dos, lui recommandait
une immobilité absolue et plaçaient sur sa poitrine le bou-
ton de l'appareil sphygmographique, dès lors, chaque élévation du sternum se traduisait sur le cylindre par une
ligne ascendante et chaque abaissement par une descente.
Etant donné qu'on connaissait la rapidité du mouvement
du cylindre, il était par cela même facile de calculer le
nombre des inspirations inscrites sur la feuille de papier.
— Si, de plus, on faisait faire au sujet d'abord une inspiration forcée, puis une expiration complète, il se traçait sur
le cylindre une grande ligne. On admettait qu'elle représentait la valeur de la capacité vitale du poumon chez le
sujet en expérience. Dès lors la hauteur des tracés de chaque inspiration, représentant une fraction de la ligne primitivement inscrite, représentait du même coup une fraction proportionnelle de la capacité vitale. Et comme cette
capacité avait été préalablement jaugée au spiromètre, on
pouvait traduire par des centimètres cubes la hauteur de
la ligne mesurée par chaque graphique. Il fallait, bien entendu, pour chaque individu, faire une mesure nouvelle et
tirer un nouveau coefficient.

C'est ainsi que Vierordt et Ludwig déduisirent de leurs
expériences cette donnée que la hauteur des courbes est
sensiblement proportionnelle à la quantité d'air inspiré, et
que, comparant l'amplitude des mouvements du thorax à
leur nombre, ils ont conclu que les inspirations sont d'autant moins profondes qu'elles sont plus fréquentes, en sorte
qu'il s'établirait une sorte de compensation et que la quantité d'air expiré serait toujours la même. Le lecteur sait
que notre méthode spirométrique nous a démontré que le
chiffre primitif peut être considérablement dépassé.

On a vu de suite le reproche qu'il est possible d'adresser
à la méthode de Vierordt et Ludwig : elle est impraticable

en clinique. — Un malade ne peut se tenir pendant plusieurs minutes sur le dos sans faire un seul mouvement.

Aussi avons-nous dû nous procurer des instruments plus perfectionnés.

Un pneumographe extrêmement commode pour les recherches cliniques est celui qu'imagina Marey, il y a longtemps déjà, et qui a servi à Bert pour ses recherches sur les animaux.

Nous l'avons figuré ci-dessous :

Il se compose d'un tube de cuivre terminé à ses deux

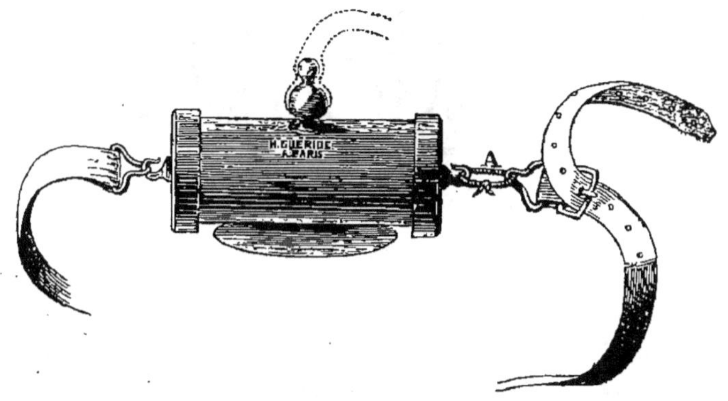

Fig. 18. — Pneumographe de Marey, modifié par Bert.

extrémités par des membranes de caoutchouc au centre desquelles est fixé un crochet. L'intérieur de ce tambour est en rapport, au moyen d'un tube de caoutchouc, avec un polygraphe ordinaire qui écrit sur un cylindre.

On a d'autre part une ceinture qui fait le tour du corps du malade et dont les deux extrémités viennent s'attacher aux crochets des membranes. On conçoit que si, cet appareil étant bien exactement fixé, le corps augmente de volume comme cela a lieu dans l'inspiration, les membranes s'écarteront : il y aura appel d'air dans le pneumographe Immédiatement la membrane du polygraphe répondra à ce mouvement en s'enfonçant et en entraînant avec elle le levier enregistreur, il y aura donc une ligne qui s'inscrira sur le cylindre et qui sera proportionnelle à la dilatation thoracique.

Pour obtenir des tracés plus amples sous l'influence de mouvements plus faibles, Marey a cru devoir modifier le

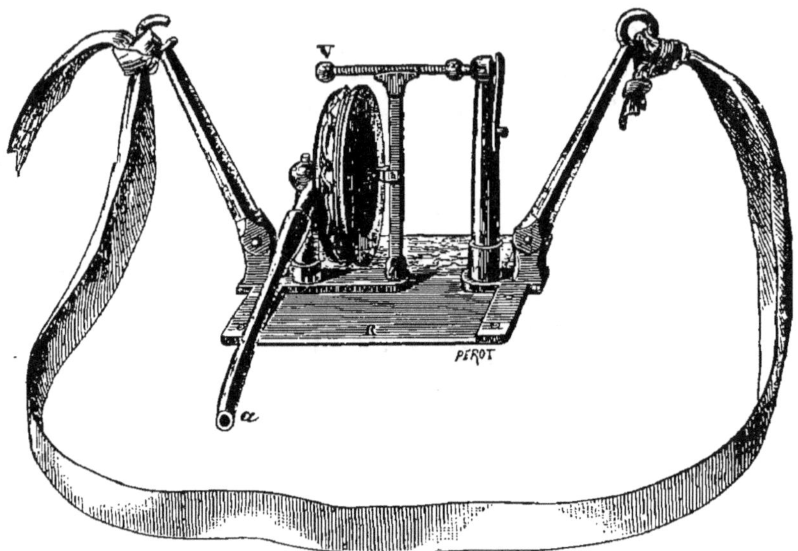

Fig. 19. — Pneumographe de Marey. (Extrait du livre de Marey sur la méthode graphique.)

pneumographe et le transformer dans l'instrument dont la figure est ici.

Voici d'ailleurs la description qu'il en donne (Méthode graphique, page 203).

« On voit dans l'espace limité par le cordon circulaire la place qui doit être occupée par le thorax. Cette ceinture embrasse la circonférence et porte sur un point de sa continuité le pneumographe dont voici la disposition. Deux branches divergentes reçoivent par de solides attaches les deux bouts de la ceinture inextensible qui fait le tour de la poitrine. Au moment de la dilatation thoracique, la traction opérée sur les branches de l'appareil les rend plus divergentes encore grâce à la flexion d'une lame intermédiaire d'acier R qui fait ressort. Cette divergence des deux branches produit une traction sur la membrane d'un tambour qui est relié par un tube à air *a* avec un tambour inscripteur. Quand le thorax se dilate, la courbe tracée s'abaisse ; elle s'élève, au contraire, si le thorax se resserre c'est-à-dire dans l'expiration.

« Ce sens de l'inscription des mouvements respiratoires m'a paru être le meilleur : c'est, en effet, celui dont la signification m'a paru le plus facile à retenir. Quand on lit un tracé des mouvements respiratoires, on pense naturellement à la pression plus ou moins grande que l'air éprouve dans le poumon, or cette pression monte dans l'expiration et descend dans l'inspiration, c'est-à-dire dans le sens même de la courbe fournie par le pneumographe. »

Il sera toujours possible d'appliquer sur un même malade plusieurs de ces instruments : dans nos expériences, par exemple, nous procédons toujours comparativement. Un pneumographe est appliqué sur le thorax pendant qu'un autre se trouve placé sur l'abdomen. — Pour certaines recherches le pneumographe peut être joint au cardiographe, au spiromètre enregistreur. On peut y joindre un chronographe.

Ces complications ne sont guère utiles que dans des expériences de précision, elles n'avaient pas d'importance pour nos recherches cliniques et il nous a suffi de recueillir des tracés qui sont comparables entre eux puisqu'ils ont été tous pris avec le même instrument et dans les mêmes conditions.

Une précaution des plus utiles dans les recherches pneumographiques, c'est de bien faire attention que la ceinture soit toujours tendue même dans les mouvements d'expiration les plus prononcés ; sinon le pneumographe se trouverait, dans ces moments-là, n'être plus actionné et il tracerait une ligne droite qui pourrait faire croire à des arrêts momentanés dans la respiration.

Avant d'en finir avec la description des appareils enregistreurs de la respiration, nous devons dire un mot de l'*anapnographe* de MM. Bergeon et Kastus. Cet instrument, qui n'est plus guère employé aujourd'hui, reposait sur ce principe qu'une vanne mobile étant placée sur le trajet d'un fluide en mouvement est d'autant plus écartée de la perpendiculaire que le mouvement du fluide est plus rapide. L'anapnographe était, en effet, composé d'une mince lame d'aluminium suspendue par sa partie supérieure à une charnière et obturant un tube dans lequel respirait le malade. L'air en mouvement poussait la lame d'aluminium et la chassait d'autant plus violemment que l'expiration était plus intense. Or, par une série de leviers, la lame mobile était en rapport avec un style qui enregistrait ses mouvements sur une bande de papier qui se déroulait.

MM. Bergeon et Kastus pensent que les mouvements de l'air expiré, ainsi enregistrés, reproduisent la forme des mouvements de la poitrine. Ils pensent même que, par les oscillations de la lame d'aluminium, il est possible de mesurer la quantité d'air rejeté du poumon. Nous ne disons pas que leurs tracés ne donnent pas le sens du phénomène, mais il le fait avec une approximation tellement lointaine que nous ne croyons pas que l'anapnographe (instrument d'ailleurs très-coûteux) doive jamais pénétrer dans la pratique.

Examinons maintenant la nature des renseignements que pourront nous donner la pneumographie sur l'homme sain.

Tout d'abord, la méthode graphique nous permet de compter très-exactement le nombre des mouvements respiratoires, leur durée et même celle de chacun de leurs temps,

si toutefois nous connaissons la durée de la révolution de
notre cylindre enregistreur. Ce point est trop évident pour
que nous y insistions davantage.

En second lieu, les tracés nous permettront de nous
rendre compte très-exactement du rhythme respiratoire. Il
n'y a pas longtemps qu'on distinguait encore quatre temps
dans une respiration complète et cette erreur se trouve
reproduite dans plus d'un ouvrage classique. On reconnais-
sait : 1° un mouvement inspiratoire ; 2° un temps de repos ;
3° un mouvement expiratoire ; 4° un grand repos auquel
succédait une nouvelle inspiration.

C'est à Marey qu'on doit d'avoir démontré la fausseté de

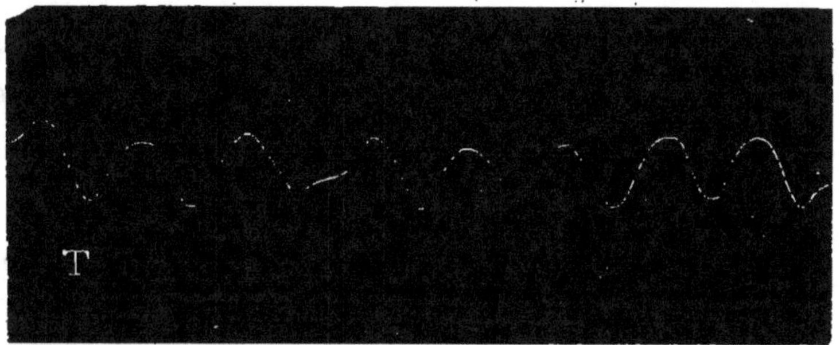

Fig. 20. — Tracé de la respiration normale d'un adulte montrant que la cage
thoracique n'est jamais un repos.

cette division. L'expiration succède directement à l'inspiration, la cage thoracique n'est jamais en repos. (*Fig. 20.*)
Si nous trouvons quelquefois ces temps d'immobilité nous
verrons qu'ils ne se rencontrent que dans des circonstances
pathologiques nettement délimitées.

Les tracés nous permettent encore de nous rendre compte
de l'énergie de la respiration. Il est évident que plus la
courbe inscrite sera élevée, plus aura été ample le mouvement qui aura entraîné le pneumographe. Mais ici il faut
tenir compte d'une cause d'erreur : les tracés pneumographiques ne sont comparables entre eux qu'à la condition

que l'appareil soit toujours appliqué au même point ; aussi, dans toutes nos expériences, l'enregistreur thoracique est-il toujours placé sur l'insertion au sternum de la 5ᵉ côte, l'enregistreur abdominal à l'ombilic. — Il faut encore que les membranes de caoutchouc soient dans tous les cas également tendues. Cette seconde condition est irréalisable d'une façon absolue. On peut néanmoins y satisfaire à peu près, et, de toutes façons, on ne doit tirer de conclusions que si on a un grand nombre de tracés concordants. On ne doit signaler une différence que quand elle est tellement grande qu'elle ne peut certainement pas tenir à une différence dans l'application de l'appareil.

Enfin, le tracé peut nous donner jusqu'à un certain point la notion de la ventilation pulmonaire puisque la dilatation du thorax est cubique, mais nous ne tiendrons pas grand compte de ce renseignement, la spirométrie nous a éclairés sur ce point d'une façon suffisante.

Deux pneumographes appliqués, l'un sur le thorax, l'autre sur l'abdomen permettent de connaître les rapports qui existent entre les mouvements des côtes et ceux du diaphragme. Le tracé nº 21 permet de voir qu'ils sont identiques, à l'étendue près, le tracé de l'abdomen étant plus ample que celui du thorax. Néanmoins, il est possible de rendre ces mouvements discordants par la volonté. On le peut en particulier en contractant vivement les muscles antérieurs de l'abdomen au moment où on fait une inspiration (Mocquot).— C'est en somme le mouvement que l'on exécute quand on a une surprise, quand on tressaille subitement. On verra plus loin que ce rhythme est ordinaire dans un certain nombre d'affections convulsives. — M. le professeur Bert a vu que, chez les chiens, les côtes supérieures et les inférieures présentaient normalement un semblable antagonisme.

Obstacle dans un seul sens.	Obstacle à l'inspiration.	Amplitude. +	
		Fréquence. —	
		Rhythme.	Inspiration. +
			Expiration. —
	Obstacle à l'expiration.	Amplitude. +	
		Fréquence. —	
		Rhythme.	Inspiration. +
			Expiration. —
Compression extérieure de la poitrine.	Amplitude. —		
	Fréquence. +		
	Rhythme.	Inspiration. +	
		Expiration. —	

Nous avons cru utile de reproduire ici ce tableau très-instructif qui nous dispensera d'entrer dans de plus longs détails sur la matière.

Mais avant d'en finir avec les actes purement physiologiques de la mécanique respiratoire, qu'on nous permette d'insister encore sur quelques-uns d'entre eux qui ne sont pour ainsi dire qu'accidentels, mais qui se retrouvent dans certains cas qu'ils viennent compliquer. Nous voulons parler de ces modifications rhythmiques qu'on nomme l'effort, la toux, le rire, etc. Nous serons d'ailleurs très-brefs sur ce point particulier dont l'intérêt n'est que secondaire.

DE L'EFFORT. — Toutes les fois que l'on soulève un poids considérable, le rhythme de la respiration se modifie, on accomplit un effort.

Prenons un tracé du phénomène qui se passe alors et examinons notre graphique.

Nous voyons que le thorax et l'abdomen qui marchaient dans le même sens, changent brusquement. Le thorax s'est mis en inspiration forcée pour remplir la cage thoracique, le diaphragme, au contraire, dont les mouvements sont figurés par ceux de l'abdomen, se met en expiration forcée de manière à comprimer l'air contenu dans les poumons ; et, comme la glotte est hermétiquement close, il résulte

de ce double mouvement une immobilisation du thorax
très-favorable à la prise du point d'appui des muscles qui

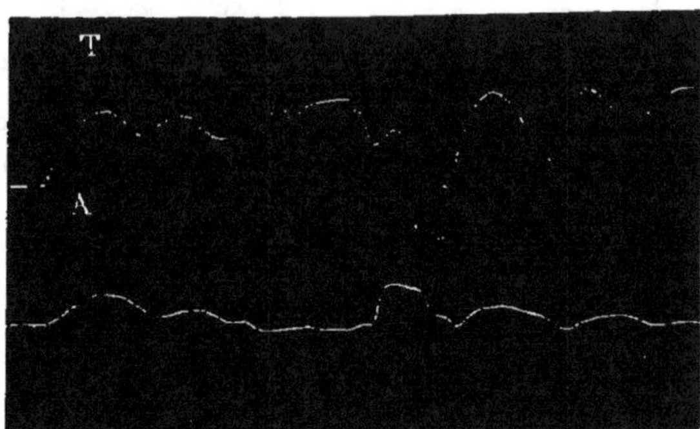

Fig. 24. — Tracé représentant les modifications imprimées à la respiration dans le
mécanisme de l'effort.

travaillent à accomplir l'effort. Dès que l'effort est terminé, nous voyons le diaphragme et le thorax reprendre
leur concordance primitive, mais seulement après qu'un
mouvement brusque d'expiration a chassé l'excès d'air qui
était contenu dans le poumon. On trouvera dans la thèse

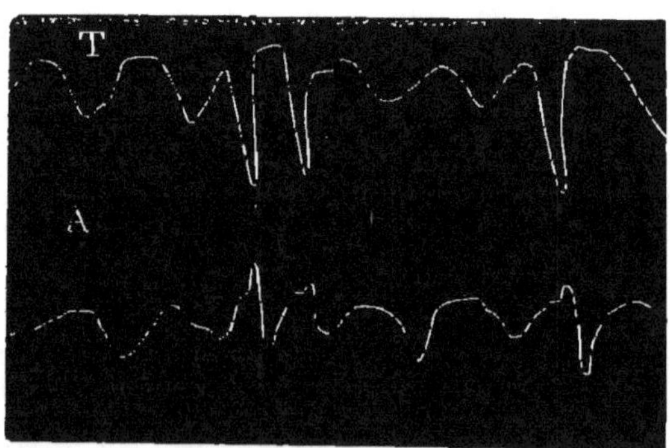

Fig. 25. — Tracé marquant les mouvements du thorax et de l'abdomen pendant un
cri poussé par un enfant de 15 mois.

de M. Mocquot (Paris 1875) de grands développements sur
cette question.

Cri. — Nous ne pouvons mieux placer qu'ici l'étude du

cri et du gémissement qui, en somme, ne sont que des efforts expiratoires.

Ici pourtant une modification profonde intervient et nous voyons que le cri est surtout produit par la contraction des parois abdominales, nous retrouvons la discordance signalée par M. Mocquot entre le tracé abdominal et le tracé thoracique.

Cela se comprend d'ailleurs puisque le but du cri est

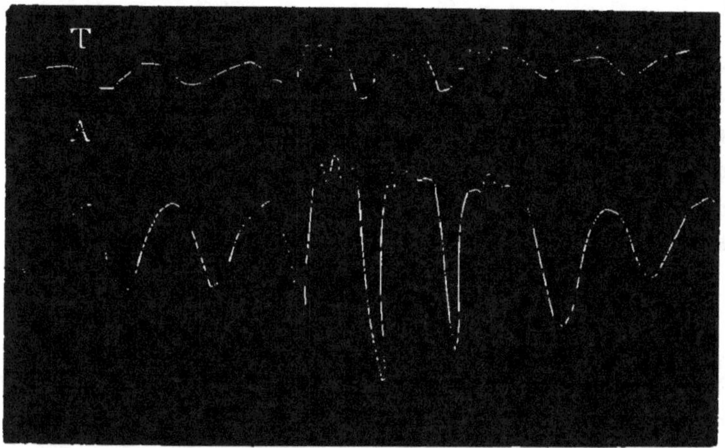

Fig. 26. — Tracé d'un accès de toux.

d'expulser le plus lentement possible et sous la pression la plus forte, une quantité d'air donnée. Nous retrouvons dans notre tracé les conditions que nous avons vu exister dans l'expiration par un tube étroit.

Toux. — La *toux*, phénomène si commun dans les affections du poumon, n'est, elle aussi, qu'une série d'efforts d'expiration brusques, précédée d'une grande inspiration destinée à emmagasiner une grande quantité d'air dans la poitrine. Si nous appliquons la méthode graphique à l'étude générale de ce symptôme, nous voyons que l'action des muscles abdominaux y est prépondérante. En se contrac-

tant brusquement, ils refoulent le diaphragme et ils chas-
sent l'air si violemment que la trachée étant trop étroite
pour lui livrer passage d'un seul coup, le thorax se dilate
un peu pour recevoir cet excès de pression. Puis le thorax
achève le mouvement commencé par l'abdomen.

On voit qu'au moment où la toux commence, il y a re-
foulement de l'air par les muscles abdominaux. Le thorax
se dilate un peu avec quelques trémulations et, en fin de
compte, il se contracte à son tour et tout l'air est expulsé.

C'est encore parmi les changements subits et fortuits de
rhythme respiratoire que nous devrons étudier *le hoquet*.
— Le hoquet, dit Longet, est une contraction spasmodique
brusque et involontaire du diaphragme avec contraction
coïncidente de la glotte. L'air appelé rapidement dans la
poitrine par cette convulsion du diaphragme, se brise sur
les lèvres tendues de la glotte où il produit le bruit caractéristique du hoquet.

Cette définition est vraie, mais elle n'est pas complète.

Plaçons en effet notre pneumographe sur un individu atteint de hoquet (et dans l'espèce nous avons eu à faire à un
phthisique très-avancé), nous obtenons la figure 27 qu'il
est très-facile d'analyser.

L'abdomen et par conséquent le diaphragme sont complétement immobiles. Le thorax, lui, fonctionne d'une manière indépendante et régulière, puis, tout d'un coup, un
spasme brusque du diaphragme arrive ; c'est une rapide
inspiration. Le mouvement est si rapide que la trachée est
trop petite pour débiter assez d'air pour remplir le thorax
(la glotte d'ailleurs est fermée). Il en résulte que les côtes
s'abaissent tout d'un coup, le thorax se met en expiration
pour suivre le mouvement du diaphragme. C'est ce que
démontrent les petits crochets qui viennent interrompre la
régularité du tracé thoracique.

Il se passe donc ici un phénomène juste inverse de ce
qui avait lieu dans la toux où le thorax augmentait de vo-

lume à chaque secousse. Le hoquet est le résultat d'une *inspiration* spasmodique, tandis que la toux est le résultat d'une *expiration* subite.

Nous connaissons maintenant la modalité des mouvements physiologiques du thorax et du diaphragme , voyons rapidement dans quelles circonstances pathologiques ils peuvent être modifiés.

Les affections qui modifient ou entravent le jeu de la cage thoracique ou du diaphragme peuvent être classées aisément :

1° Dans un premier groupe, nous trouvons toutes celles qui, atteignant directement les côtes, le sternum, la colonne vertébrale ou les insertions de ces différentes pièces les unes aux autres, viennent entraver mécaniquement le jeu du thorax. (Fractures, enkyloses, rachitisme, mal de Pott, rhumatisme intercostal, cancer de la paroi ou de la mamelle);

2° Dans une deuxième classe nous placerons les maladies qui, atteignant le poumon lui-même, l'empêchent de se développer ou

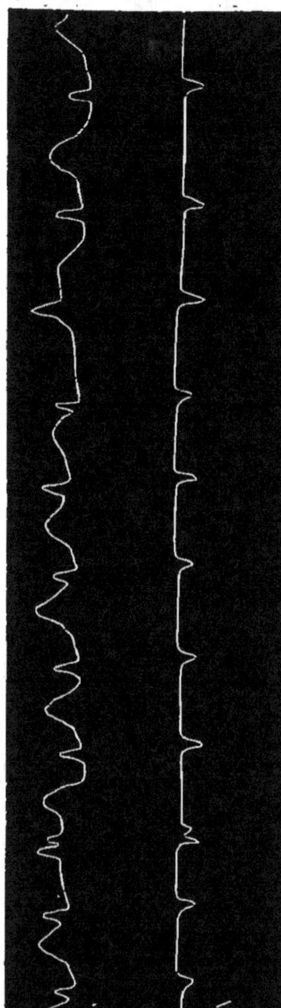

Fig. 27. — Tracé pris sur un malade atteint de hoquet.

de se resserrer dans les deux temps de la respiration. La méthode graphique nous donnera la mesure de l'entrave que ces affections mettent au jeu du thorax. Elle nous dira de plus s'il y a respiration complémentaire (vicariante) du côté opposé, comme on l'a si souvent prétendu. Dans ce deuxième groupe, nous placerons l'emphysème, la pneumonie, la pleurésie, le pneumothorax, les tumeurs du poumon, la compression des bronches.

Dans la troisième classe de maladies, nous placerons celles qui, ayant leur siége dans l'abdomen, viennent entraver les mouvements du diaphragme. (Ascite, kystes ovariques, péritonites, grossesse, kystes du foie, tympanite, contusion abdominale.)

Enfin dans une quatrième et dernière classe, nous rangerons les affections générales et les maladies du système nerveux qui produisent des paralysies ou des convulsions des organes respiratoires (chorée, hystérie, épilepsie, apoplexie, coma, agonie, apnée, etc.)

1er GROUPE.

Maladies entravant mécaniquement le jeu de la cage thoracique.

Toutes les fois qu'une cause mécanique quelconque viendra diminuer le champ du mouvement de la cage thoracique, celle-ci s'immobilisera d'elle-même sans que la volonté intervienne en réalité dans le phénomène.

Un des exemples les plus frappants de ce fait nous est fourni dans les cas de fracture des côtes.

Nous avons recueilli le tracé n° 28 sur un malade de l'Hôtel-Dieu, atteint de fractures multiples de côtes dues à une chute.

Il n'y avait aucune douleur quand le malade n'essayait pas de respirer du thorax. On voit que l'abdomen seul se dilatait; l'immobilisation de la poitrine était presque absolue.

Nous avons voulu savoir si, dans les grands efforts de respiration, le thorax serait entraîné.

Nous avons ordonné au malade de faire de grandes inspi-

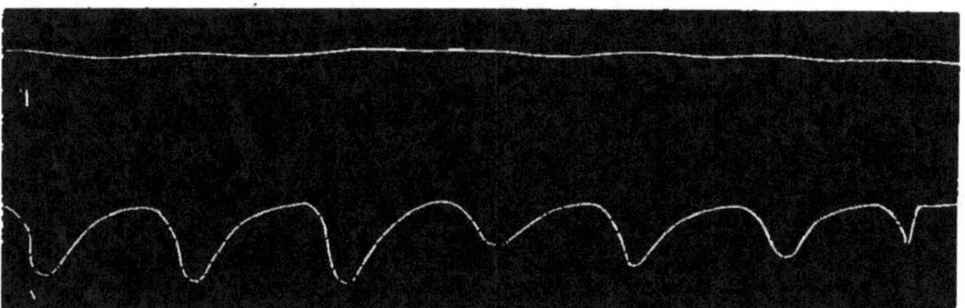

Fig. 28. — Tracé montrant que, dans le cas de fracture de côtes, le thorax est immobilisé.

rations. Nous avons obtenu le tracé n° 29.

On y voit, en jetant un simple coup d'œil, que le thorax continue à être immobile, mais qu'en revanche l'abdomen,

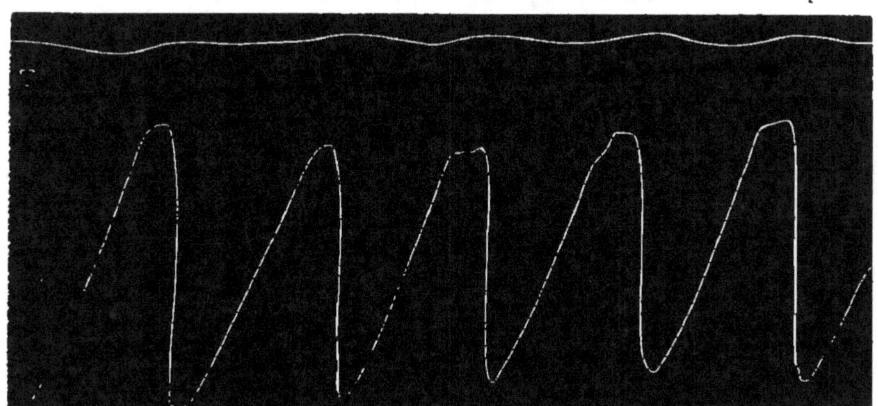

Fig. 29. — Tracé montrant que, dans le cas de fracture de côtes, le thorax demeure
immobile même dans les grandes inspirations et que l'abdomen compense cette
immobilité par un déplacement exagéré.

le diaphragme, compensent cette immobilité en apportant au thorax la plus grande dilatation possible, dans le sens vertical pour compenser celle que les côtes ne peuvent plus produire dans le sens horizontal.

Il est certain que, dans ce cas, ce n'est pas la lésion traumatique par elle-même qui arrête les mouvements du thorax. Cet arrêt se fait bien plutôt par action réflexe, dans les cas où ce n'est pas la douleur elle-même, bien perçue, qui empêche le malade de produire les mouvements de son thorax.

L'influence de la douleur se manifeste d'ailleurs d'une façon bien évidente dans une affection fort simple où la cage thoracique n'a souffert aucune lésion : nous voulons parler du point de côté.

Le tracé 30 représente à sa partie supérieure T, la respiration d'un jeune homme atteint d'une pleurodynie très-douloureuse. Les mouvements du thorax sont peu amples, irréguliers, tremblés. On pratique une injection de morphine qui calme beaucoup la douleur.

Immédiatement les mouvements du thorax (T') reprennent leur forme et leur rhythme normal.

Nous avons pu constater la même chose sur une femme atteinte de cancer du sein. Quelques jours après l'opération, la douleur étant encore assez intense, le thorax a ne respirait plus, l'abdomen b à lui seul suffisait à produire la compensation. (*Fig. 51.*)

C'est surtout dans les déformations des côtes ou de la colonne vertébrale que les mouvements de la cage thoracique se trouvent entravés. Que l'on veuille bien se reporter à ce qui se passe chez un rachitique. Le thorax est aplati en forme de carène, les côtes sont molles, le mouvement de projection en avant du sternum n'est accompagné d'aucun agrandissement latéral. La dilatation du thorax n'est plus cubique, elle est linéaire, elle ne s'accomplit que dans un seul sens, d'arrière en avant.

On conçoit donc qu'elle est peu active. Le diaphragme ici encore exagère son action et arrive à produire une certaine compensation insuffisaute pourtant à rétablir l'équi-

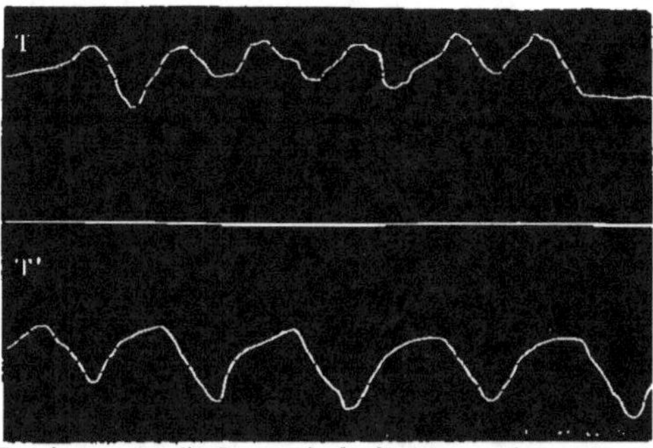

Fig. 30. — Tracé montrant l'influence de la douleur sur les mouvements du thorax.

libre. Aussi la respiration étant moins active, l'apport

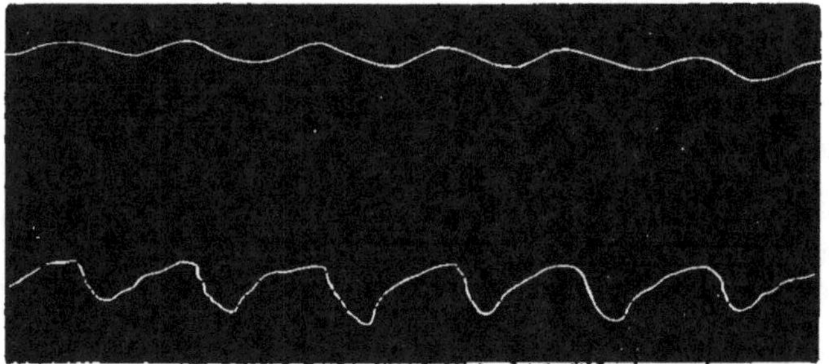

Fig. 31. — Tracé respiratoire d'une femme atteinte de cancer du sein.

d'oxygène au sang étant moins complet, les rachitiques se

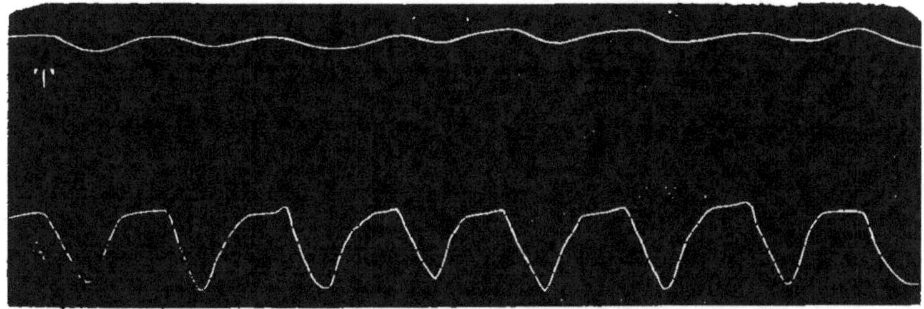

Fig. 32. — Tracé montrant que, chez les rachitiques, le thorax est immobilisé et que sa dilatation n'est plus cubique.

trouvent dans un certain état de déchéance organique ; voilà pour l'état de santé. Mais supposons maintenant qu'une maladie abdominale vienne à son tour entraver l'action du diaphragme : alors, le rachitique attaqué par deux côtés à la fois, s'asphyxie lentement, et une maladie insignifiante peut avoir une issue fatale. C'est un fait clinique important que M. Jules Simon signale souvent dans ses leçons sur les maladies infantiles, et que vient expliquer la physiologie pathologique.

Voici maintenant quelques résultats expérimentaux :

Le tracé 32 a été pris sur un jeune homme de 21 ans, rachitique, ayant le thorax en carène. La colonne vertébrale présente une scoliose des plus prononcées. Le sternum à chaque inspiration se projette en avant, mais de chaque côté, les côtes s'enfoncent plutôt qu'elles ne s'écartent. On voit que le tracé thoracique est à peine marqué, tandis que le diaphragme suffit à lui seul à tous les besoins de la respiration.

On trouve les mêmes caractères sur les tracés 33, 34, 35, recueillis chez des enfants rachitiques du service de M. Jules Simon.

Nous n'entrerons pas dans de plus amples détails, il nous faudrait répéter les mêmes choses pour chaque cas en particulier.

Dans le *mal de Pott* le mécanisme est différent mais le résultat final est à peu près le même ; le thorax est devenu presque inutile. — Les tracés 36, 37, 38, en font foi. Cela tient à ce que les articulations costo-vertébrales sont altérées ; il se passe pour les côtes ce qu'on observe pour une porte dont les charnières sont faussées, elles ne peuvent plus tourner sur elles-mêmes. Les mouvements du thorax sont alors entravés et la poitrine ne s'agrandit plus que dans le sens vertical. De plus, on remarquera, en examinant les Fig. 36, 37, 38, que ces respirations incomplètes sont plus nombreuses, de telle sorte que la quantité d'air en

Fig. 33. — Tracé de la respiration chez un enfant de 4 ans très-rachitique.

Fig. 34. — Tracé de la respiration recueilli sur une fille de 6 ans très-rachitique.

Fig. 35. — Tracé respiratoire recueilli chez une fille de 10 ans très-rachitique.

circulation n'est pas beaucoup diminuée. Cette remarque

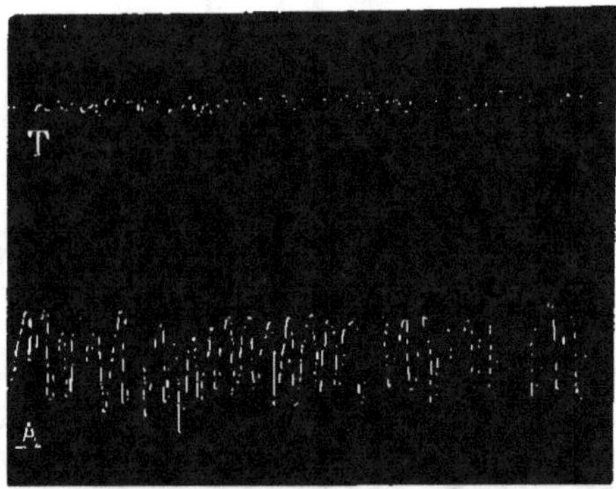

Fig. 36. — Tracé recueilli chez une fille de 12 ans atteinte de mal de Pott dorsal.

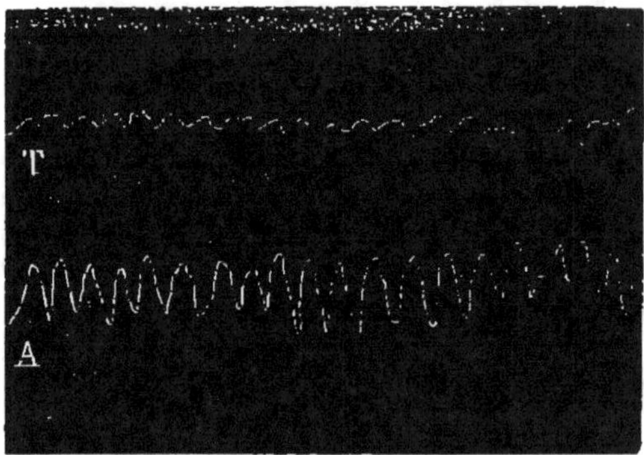

Fig. 37. — Tracé recueilli chez un garçon de 9 ans 1/2 atteint de mal de Pott dorsal.

Fig. 38. — Tracé recueilli chez une fille de 3 ans atteinte de mal de Pott dorsal.

s'applique aussi au rachitisme. Le danger n'arrive que

quand des causes pathologiques intercurrentes viennent précisément empêcher ces mouvements de s'exécuter.

2ᵉ GROUPE.

Maladies modifiant le rhythme respiratoire en agissant sur le poumon lui-même.

Dans la deuxième classe des maladies qui modifient la mécanique respiratoire, nous avons placé celles qui atteignent le tissu pulmonaire lui-même et qui, venant changer son élasticité, l'empêchent de se développer et de revenir sur lui-même comme à l'état normal.

En tête de ces affections nous mettrons l'emphysème pulmonaire, l'atélectasie du tissu du poumon. On a souvent dit que, dans cette affection, le poumon était *fixé* à une dilatation supérieure à la normale par suite de la non élasticité de son tissu. Dès lors, la cage thoracique, dans l'expiration n'ayant plus à suivre le poumon dans son resserrement, resterait fixée aussi à un point plus ou moins distant de l'état normal selon le degré de l'emphysème. M. Hirtz a déjà étudié l'emphysème au moyen de la méthode graphique, mais il s'est adressé surtout à des sujets tuberculeux ayant un emphysème modéré et tout au début. Dans ces conditions, il a vu que la respiration était plus profonde et moins fréquente qu'à l'état normal. Nous avons, nous, expérimenté sur les vieilles femmes de la Salpêtrière et nous avons vu que, si l'emphysème est très-avancé, la cage thoracique est comme remplie, bombée, immobile, le diaphragme seul fonctionne, et, comme il est devenu insuffisant, il y a une dyspnée intense, et la fréquence de la respiration est extrême.

C'est ce qu'on verra bien dans le tracé 39 que nous recueillons sur une vieille femme de 78 ans, présentant tous les caractères et symptômes de l'emphysème le plus avancé.

L'inspection du tracé montre que la poitrine est vraiment fixée, le diaphragme exécute de petits mouvements et, quand on demande à la malade de faire de grandes inspirations, on voit encore que c'est le diaphragme pres-

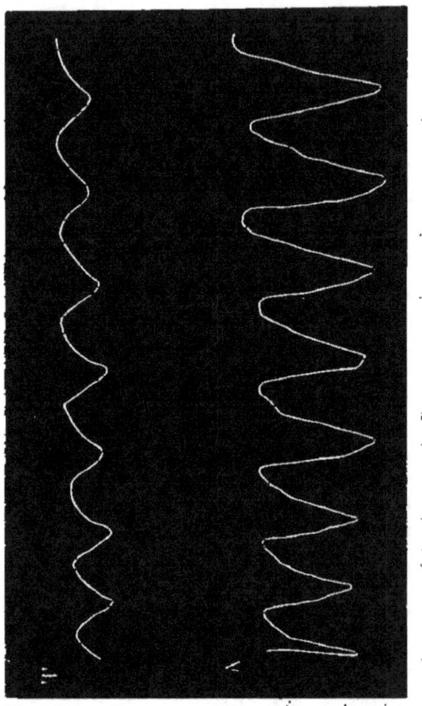

Fig. 40. — Tracé recueilli sur un malade atteint d'un grand épanchement dans la plèvre droite. Les mouvements thoraciques sont à peine modifiés.

Fig. 39. — Tracé recueilli sur une vieille femme atteinte d'un emphysème considérable. — Le diaphragme est seul en action même dans les grands mouvements respiratoires.

que seul qui y prend part et que c'est dans le sens vertical que s'agrandit la poitrine.

Il est fort probable qu'une *pneumonie* très-étendue, diminuant la perméabilité et consécutivement les mouvements du poumon, doit du même coup arrêter en partie les mouvements du thorax du côté malade. Nous n'avons pas pu trouver de cas assez net pour faire une expérience tendant à cet ordre d'idées.

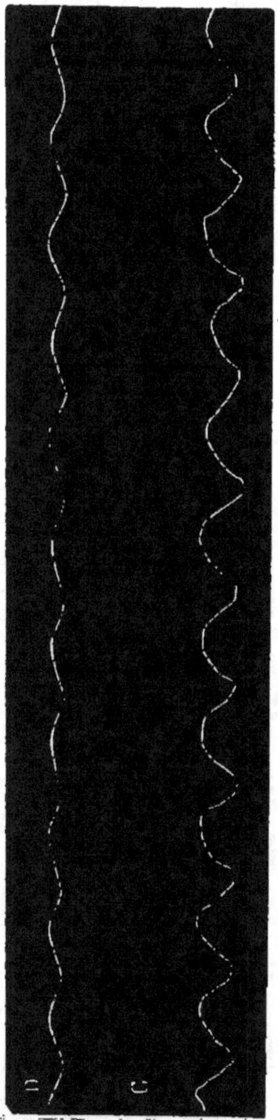

Mais une maladie très-fréquente qui atteint tout un côté du thorax et qui devait très-bien se prêter à nos recherches, c'est la *pleurésie*. Nous avons expérimenté sur un homme atteint d'un épanchement considérable à droite. Nous avons obtenu le tracé 40.

On remarquera que, bien que le côté droit de la poitrine fût complétement rempli d'eau, les mouvements thoraciques ont conservé une ampleur qui se rapproche beaucoup de l'état normal.

Il devenait dès lors intéressant de rechercher si un des côtés de la poitrine suppléait l'autre côté dans une certaine mesure.

La méthode graphique nous a permis de voir qu'il en était précisément ainsi. — Nous avons fixé deux pneumographes sur la poitrine de notre malade, et, pour enregistrer séparément le mouvement de chaque côté du thorax, nous nous y sommes pris de la manière suivante : Chaque pneumographe était attaché à une demi-ceinture dont les extrémités portaient des pinces

Fig. 41. — Tracé montrant que la dilatation thoracique est diminuée du côté où il existe un épanchement.

à coulants solides. La peau susternale et la peau de la partie médiane du dos étaient prises dans ces pinces à

coulant (opération d'ailleurs un peu douloureuse), et chaque pneumographe était ainsi indépendant et n'enregistrait

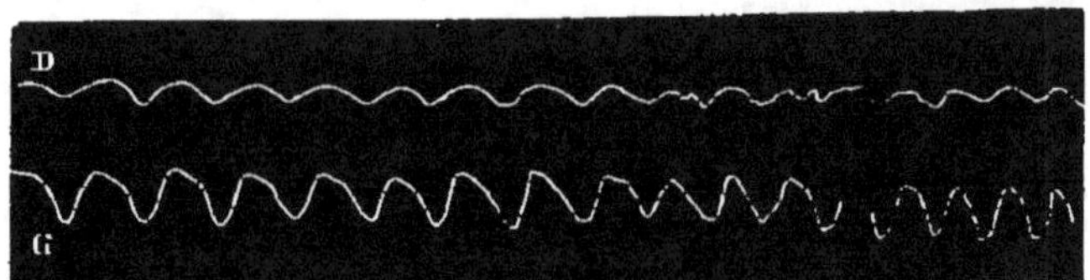

Fig. 42. — Tracé recueilli sur un malade atteint de pleurésie droite.

que le mouvement de la paroi thoracique à laquelle il était
attaché.

C'est de cette manière que nous avons obtenu le tracé 41.

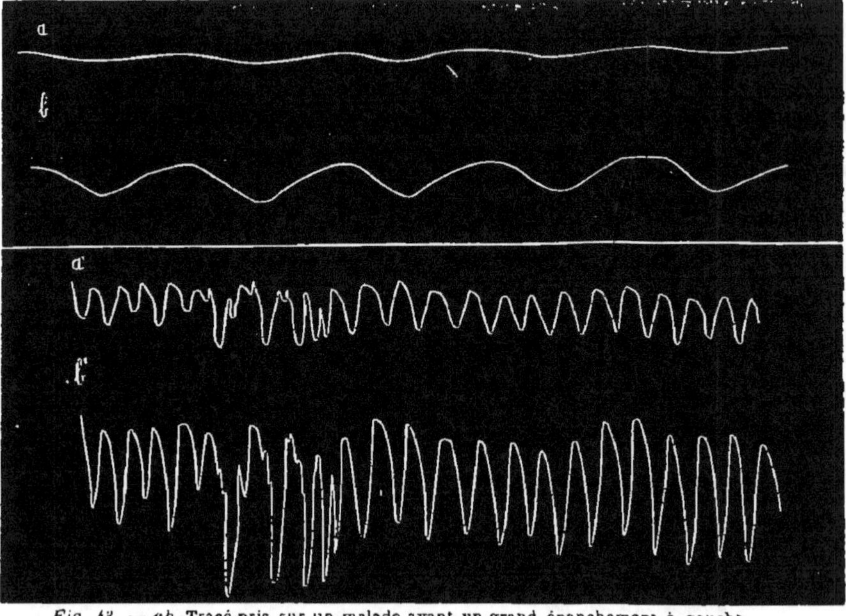

Fig. 43. — *ab*, Tracé pris sur un malade ayant un grand épanchement à gauche. —
a'b', Tracé recueilli pendant que le sujet fait de grands mouvements respiratoires.

On voit qu'à droite l'ampliation est plus faible qu'à gauche.
Cela dit simplement que le côté où est l'épanchement se

dilate moins que l'autre, puisqu'il est fixé par une masse
liquide. Pour savoir si le côté sain exagère ses mouvements et compense l'immobilité du côté malade, il suffit de
mesurer au compas la hauteur des tracés D et G et d'ajouter les deux hauteurs l'une à l'autre. On trouve alors que
D + G égale précisément la hauteur de la ligne T de la

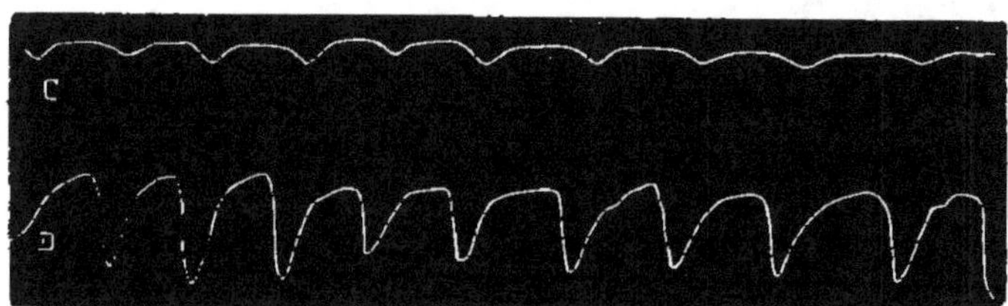

Fig. 44. — Tracé fourni par chaque côté de la poitrine dans un cas de pneumothorax
gauche.

fig. 40. La compensation a donc lieu, puisque la ligne T
est sensiblement un tracé normal.

Nous avons tenu à répéter plusieurs fois cette observa-

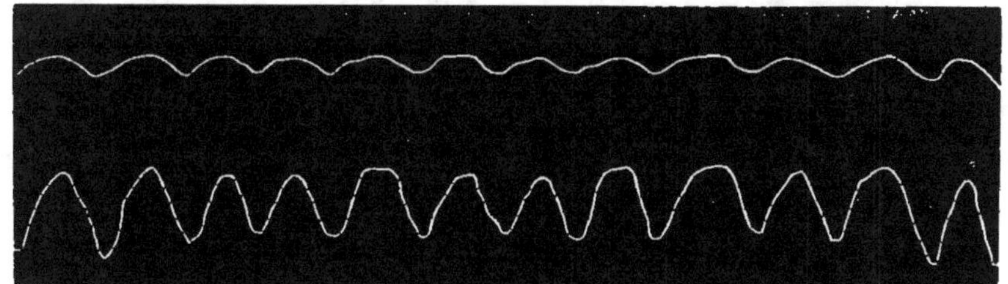

Fig. 45. — Tracé des deux côtés de la poitrine dans un cas de pneumothorax droit.

tion. Le tracé 42 a été fourni par un malade atteint d'un
grand épanchement à droite.

Il démontre encore la différence qui existe entre le mouvement des deux côtés de la poitrine et la compensation
que produit le côté sain.

La figure 43, recueillie sur un homme de 45 ans, couché
dans une des salles de l'Hôtel-Dieu, est encore plus explicite
s'il est possible.

. En *a* et en *b*, on voit le tracé fourni par le côté malade et par le côté sain pendant la respiration normale. En *a'* et *b'* on a les mêmes tracés pendant que le malade fait de grands et rapides mouvements respiratoires : la différence s'accentue encore.

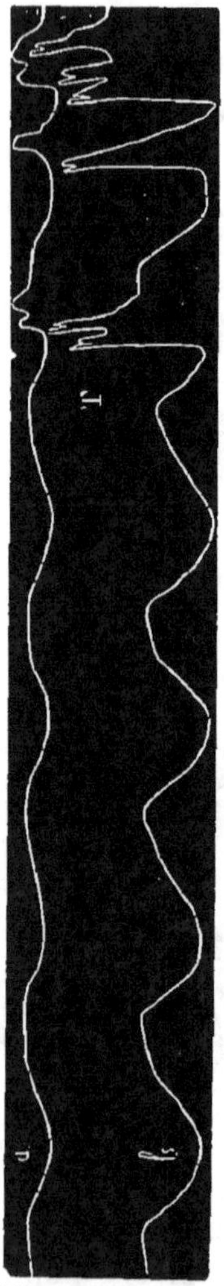

A côté de la pleurésie, il faut placer le *pneumothorax* dont l'action sur la mécanique respiratoire est absolument la même.

Le tracé 44 est recueilli sur un phthisique atteint de pyo-pneumothorax gauche. Il démontre la fixation presque complète des côtes de ce côté compensée par le mouvement de celles du côté opposé.

Le tracé 45 a été pris sur un autre malade dont le pneumothorax était à droite. Il fournit la même démonstration.

D'ailleurs l'épanchement liquide ou gazeux n'a pas besoin d'être dans la plèvre et en contact immédiat avec les côtes pour entraver leur mouvement.

Dans un cas remarquable *d'hydatide* du poumon, nous avons recueilli un tracé (*fig. 46*) qui nous montre les mouvements de chaque côté du thorax. — L'hydatide était située à droite (a) : le côté gauche (b) respirait presque seul. En T, survint un accès de toux. On voit que, même dans ce cas, le poumon demeure presque incompressible et le côté droit de la poitrine est immobile.

Fig. 46. — Tracé fourni par chaque côté de la poitrine dans un cas de kyste du poumon. (T, accès de toux.)

Pour en finir avec les causes qui, ayant leur siége dans

le poumon, entravent l'apport de l'air dans cet organe, il nous resterait à parler des cas de compression des bronches, d'obturation du larynx (croup, œdème de la glotte, cornage, tirage, etc.).

Nous aurions eu souvent, pendant notre séjour à l'hôpital des Enfants, l'occasion de prendre des tracés de respiration croupale. Nous y avons toujours renoncé, l'urgence de la trachéotomie est souvent telle qu'il faut toujours hésiter à la retarder pour une simple recherche scientifique. Il nous semble certain que la poitrine se dilatant peu, les côtes s'aplatissent, pendant que le diaphragme repousse les muscles abdominaux, on doit avoir un tracé qui ressemble

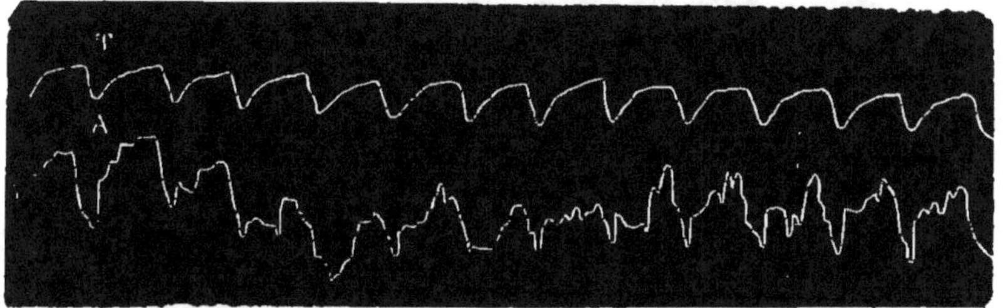

Fig. 47. —Tracé recueilli sur un malade atteint d'adénopathie avec compression des bronches.

à ceux du rachitisme avec cette différence que l'affaissement thoracique doit être plus marqué encore et que les mouvements abdominaux doivent être moins prononcés.

Le seul renseignement que nous ayons pu recueillir sur ce genre de lésion est représenté par la figure 47. Il s'agit d'un malade atteint d'adénopathie trachéo-bronchique et présentant un peu de cornage.

Le tracé montre un obstacle à l'expiration. Le diaphragme exécute une série de mouvements sans rapports avec ceux du thorax. La respiration est rapide et assez régulière.

3ᵉ GROUPE.

Maladies de l'abdomen ayant une influence sur le rhythme respiratoire.

Après avoir vu l'influence considérable de la moindre lésion pulmonaire sur les phénomènes mécaniques de la respiration, on pourrait croire que les maladies de l'abdomen,

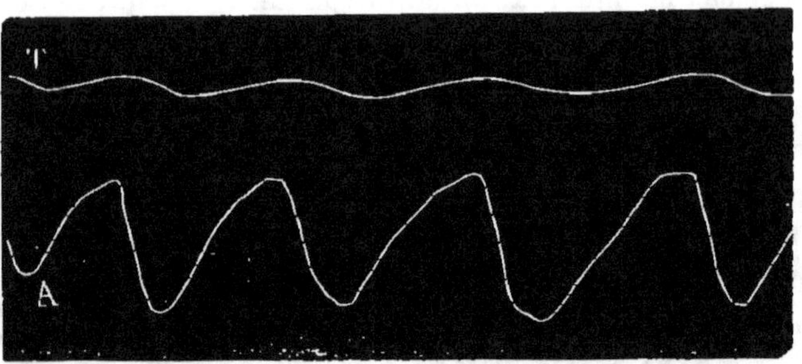

Fig. 48. — Tracé respiratoire d'une femme de 24 ans enceinte de 9 mois.

les épanchements liquides dans cette cavité, auront aussi l'inconvénient d'entraver les mouvements du diaphragme et d'empêcher qu'il ne se projette en bas au moment de sa

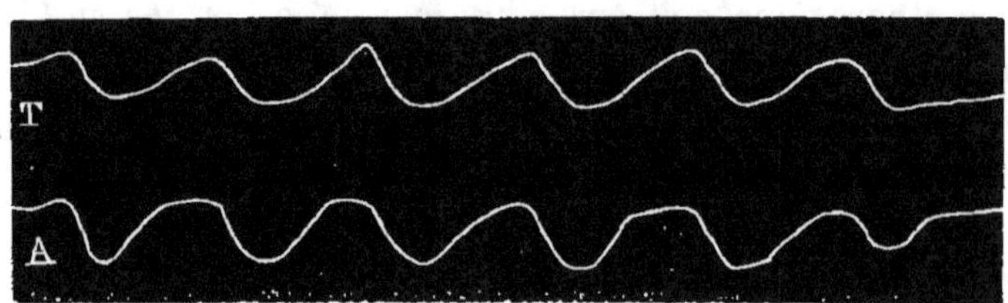

Fig. 49. — Tracé respiratoire d'une femme de 30 ans, enceinte de 9 mois.

contraction. Il n'en est rien et on le comprendra, même *a priori*, si on veut bien réfléchir à la différence qu'il y a entre la cage thoracique et les parois abdominales. La cage thoracique est rigide, non extensible, non élastique ; elle

ne cède pas devant un obstacle. L'abdomen, au contraire,
est formé par des parois aponévrotiques et musculaires qui

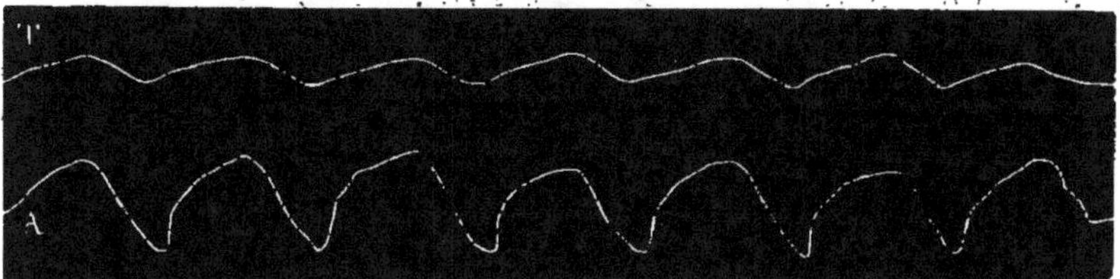

Fig. 50. — Tracé respiratoire recueilli sur une fille de 19 ans, au moment de l'accouchement.

s'accommodent de suite aux conditions nouvelles créées
par l'obstacle.

La *grossesse* nous en fournit un exemple frappant. De-

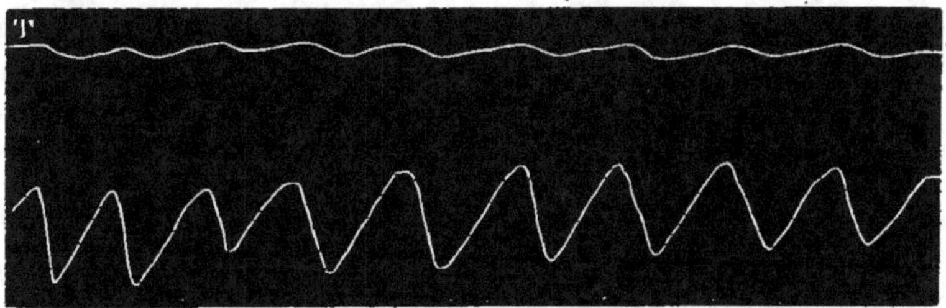

Fig. 51. — Tracé recueilli sur une femme de 42 ans, enceinte de 9 mois.

puis longtemps, on lit dans les traités classiques, que le

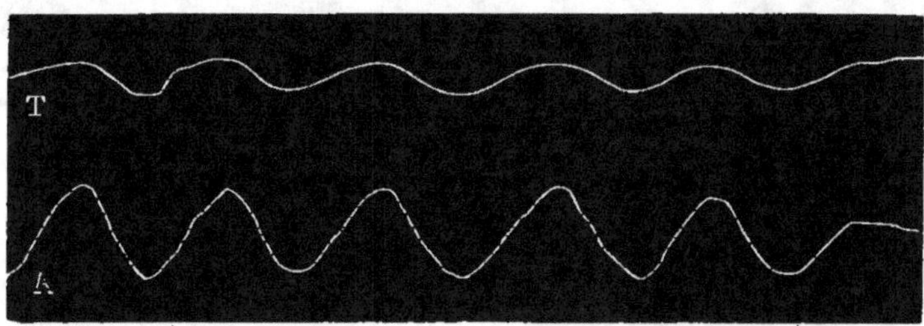

Fig. 52. — Tracé respiratoire chez une femme de 34 ans sur le point d'accoucher.

type costal supérieur est spécial à la femme parce que
l'utérus, en se développant pendant la grossesse, entrave

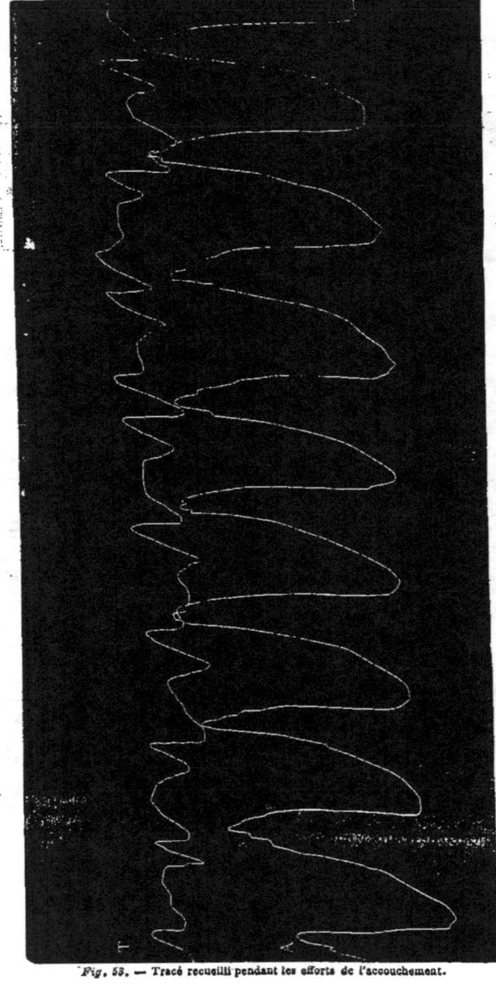

Fig. 53. — Tracé recueilli pendant les efforts de l'accouchement.

les fonctions du diaphragme et qu'une compensation par la partie supérieure du thorax devient nécessaire. C'est là

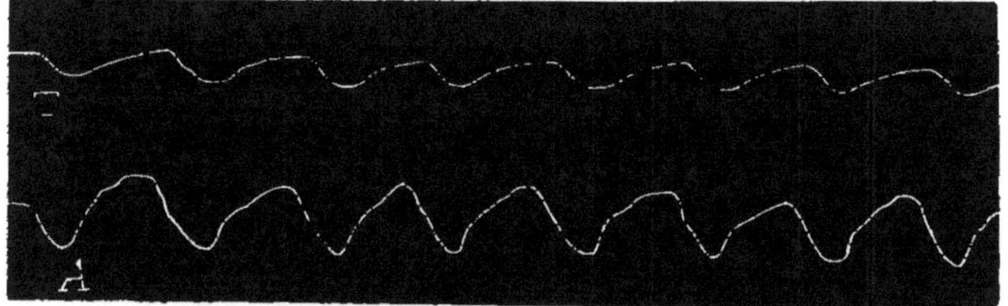

Fig. 54. — Tracé respiratoire dans une ascite modérée.

une vue ingénieuse de l'esprit, mais ce n'est pas autre

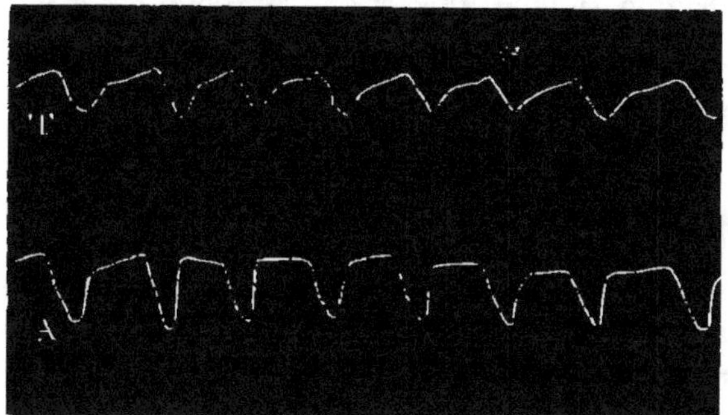

Fig. 55. — Tracé recueilli 15 jours après le tracé 54, sur le même malade, après que l'épanchement a augmenté.

chose. Ce qu'il faut c'est *démontrer* qu'il en est bien ainsi.

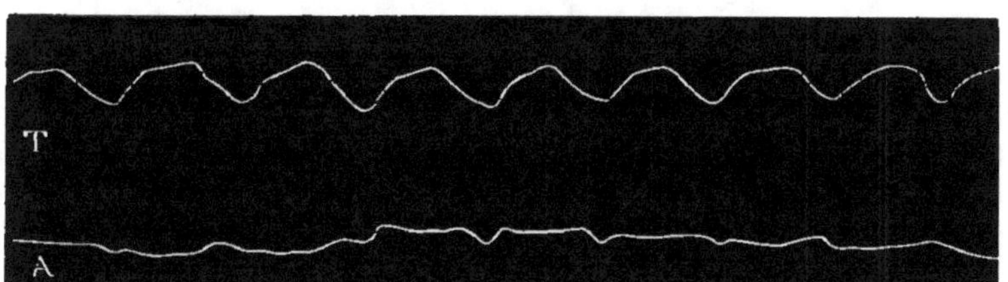

Fig. 56. — Tracé recueilli sur le même malade alors que l'épanchement est énorme et la paroi abdominale très-tendue.

L'analyse par la méthode graphique nous prouve ce que la

simple réflexion aurait dû faire penser depuis longtemps. Les femmes enceintes, si elles se tiennent dans de bonnes conditions, ne sont point gênées du côté de la respiration, elles n'ont pas de dyspnée. L'utérus remplit l'abdomen, mais il chasse devant lui la paroi abdominale et il n'empiète pas sur le champ d'action du diaphragme. Pour qu'il vienne le refouler et l'empêcher de s'abaisser, il faut que la limite d'extensibilité des parois abdominales soit atteinte. Cela se voit quelquefois dans l'ascite, mais jamais dans une grossesse simple et normale. Les tracés 48, 49, 50, 51, 52, recueillis sur des femmes, quelques jours avant leur accouchement dans les salles de l'Hôtel-Dieu, montrent que le diaphragme est bien libre et que si quelque chose est entravé, c'est plutôt la respiration thoracique que la respiration abdominale (peut-être à cause du renversement en arrière de la colonne vertébrale).

Nous avons même pu, dans un cas, recueillir le tracé des efforts de l'accouchement. (*Fig. 53*).

La respiration thoracique s'y montre complétement indépendante des mouvements du diaphragme. Mais on peut voir combien celui-ci est libre et combien les parois abdominales ont encore d'élasticité si l'on considère l'intensité de ses mouvements au moment de l'apparition de la *douleur*.

La grossesse est, en somme, un état physiologique qui ne rentre pas complétement dans notre cadre et qui ne pouvait que nous servir de point de comparaison. Arrivons de suite aux maladies qui doivent agir dans le même sens qu'elle.

Au premier rang, nous trouvons l'*ascite*. Mais ici il y a une légère complication.

L'épanchement se produit, le malade n'accuse pas de gêne respiratoire, au moins quand il est débarrassé de ses vêtements. Le pneumographe montre très-évidemment qu'à cet instant le diaphragme est tout à fait libre. (*Fig. 54.*)

Mais attendons quelques semaines. L'épanchement aug-

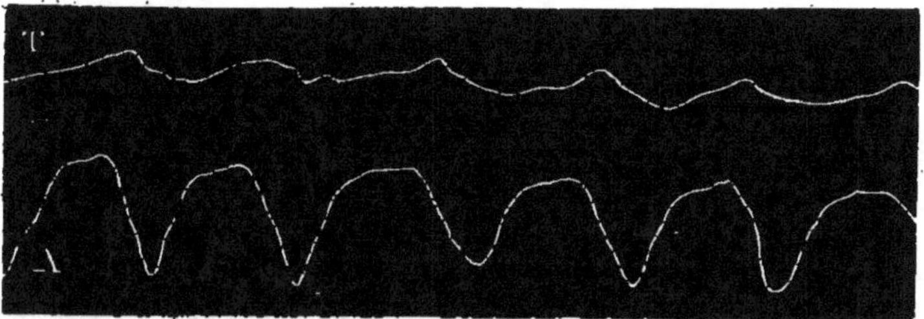

Fig. 57. — Tracé recueilli sur le même malade immédiatement après la paracentèse.

mente. Il arrive un moment où la gêne intervient, les mou-

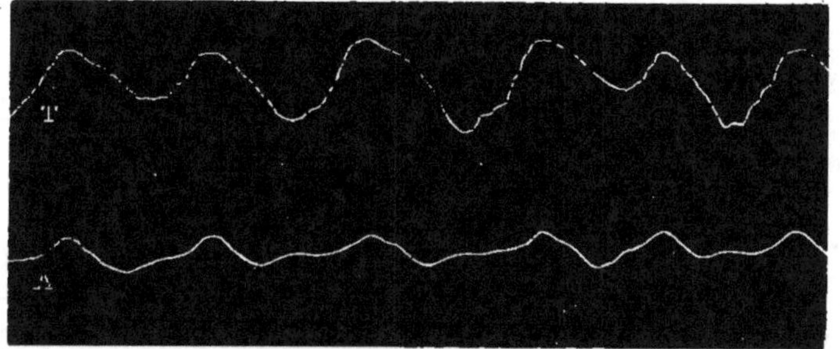

Fig. 58. — Tracé pris immédiatement avant la paracentèse sur un malade atteint d'une ascite considérable.

vements se précipitent, le rhythme se change, il y a une

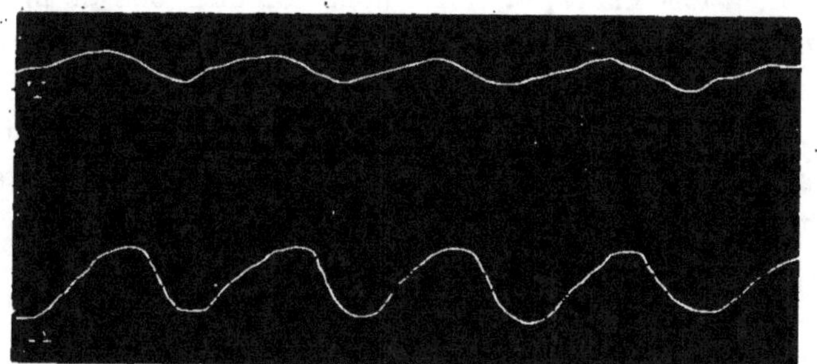

Fig. 59. — Tracé pris sur le même malade immédiatement après la paracentèse.

sorte de repos entre chaque inspiration. (*Fig. 55.*)

Laissons encore l'épanchement se faire, l'abdomen se développe, puis il arrive un moment où sa paroi se tend, ne prête plus et alors l'épanchement vient comprimer le diaphragme, le refouler, l'empêcher de s'abaisser. Tout au plus, à chaque inspiration, la paroi abdominale fait-elle un léger mouvement. (*Fig. 56.*)

On pratique à ce moment la paracentèse, et immédiatement le sens de la respiration change, l'abdomen se vide, la paroi se détend et le diaphragme reprend son action. La dyspnée disparaît. (*Fig. 57*).

Ce que nous venons de dire ressort encore avec évidence de l'observation suivante :

Un malade est atteint d'une ascite énorme, la respiration est haletante. Nous recueillons le tracé 58.

Ce graphique nous montre que les mouvements de l'abdomen sont presque annihilés.

Nous pratiquons la paracentèse et nous recueillons le tracé 59.

Le mode respiratoire est tout à fait changé, le diaphragme a repris l'étendue de ses mouvements et la compensation que faisait le thorax et qui est si marquée dans la figure 58 cesse complétement.

Nous n'insisterons pas davantage sur ces faits qui nous semblent fort clairs, et nous nous contenterons de placer sous les yeux du lecteur trois tracés recueillis dans des cas d'ascites.

Le premier (*Fig. 60*) a été pris sur un malade atteint de cirrhose : l'épanchement était considérable, mais il ne tendait pas encore la paroi. Donc pas d'altération dans la valeur des mouvements abdominaux.

Le second, fourni par une malade atteinte d'un volumineux cancer de l'épiploon (*Fig. 61*), peut nous montrer un cas où précisément on est sur la limite de la tension des muscles abdominaux. L'inspiration est arrêtée déjà et se termine en un petit plateau (*T*).

Le troisième nous montre un cas où, immédiatement après une paracentèse, le diaphragme était agité de légères

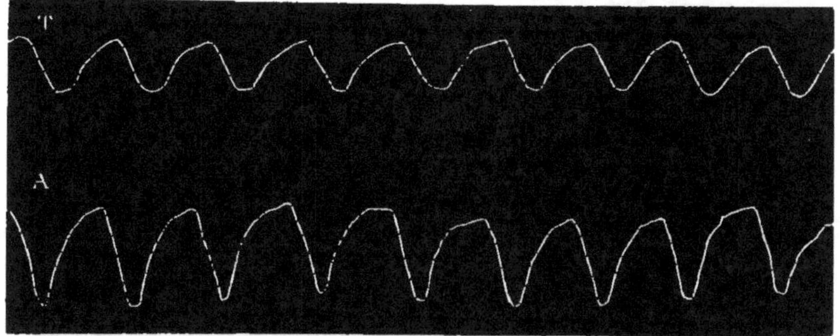

Fig. 60. — Tracé respiratoire dans l'ascite.

secousses analogues au hoquet : C'est un phénomène que nous retrouverons encore dans d'autres circonstances. (*Fig. 62.*)

Tout ce que je viens de dire de la grossesse et de l'ascite s'applique naturellement aussi aux *kystes de l'ovaire.*

Les figures 63, 64, recueillies sur des malades qu'on allait opérer en font foi.

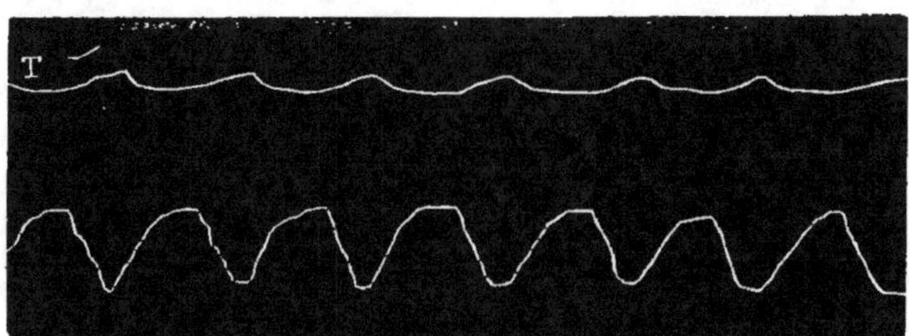

Fig. 61. —Tracé respiratoire dans l'ascite.

Le tracé représenté par la *figure 65* a été pris également sur une malade atteinte de kyste ovarique. Il présente ceci de particulier, c'est qu'il a été recueilli de suite après la ponction et qu'il nous offre un nouvel exemple de ces petits mouvements spasmodiques dont le diaphragme est quelquefois agité quand il a été subitement soulagé d'un effort

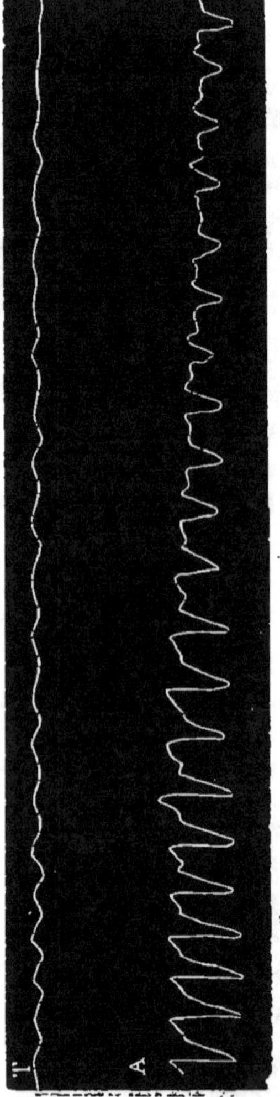

Fig. 62.—Tracé respiratoire fourni par un malade atteint d'ascite (après paracentèse).

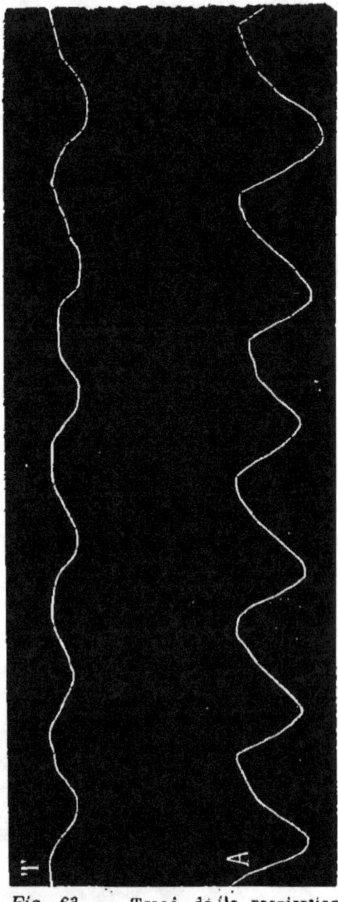

Fig. 63. — Tracé de la respiration dans un cas de kyste de l'ovaire énorme (fille de 20 ans.)

qu'il était obligé d'accomplir.

Il existe quelquefois dans l'abdomen une série de tumeurs liquides qui, par leur position, se trouvent fixées au diaphragme et peuvent en gêner les mouvements. De ce nombre sont les kystes hydatiques du foie. Nous avons voulu

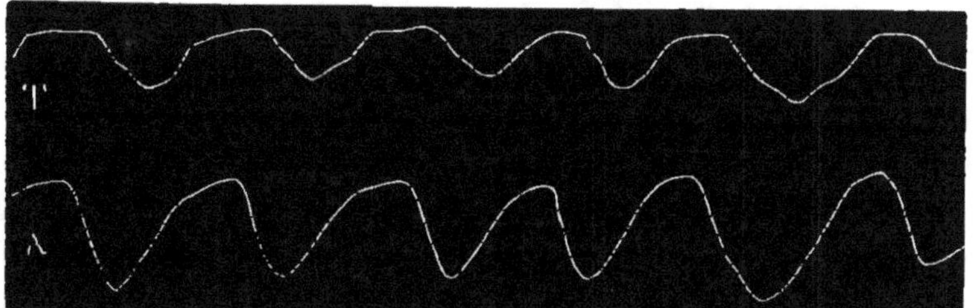

Fig. 64. — Tracé respiratoire pris la veille de l'ovariotomie sur une fille de 19 ans.

voir s'ils entravaient les mouvements des côtes inférieures de leur côté : il en est ainsi en effet. (*Fig 66*).

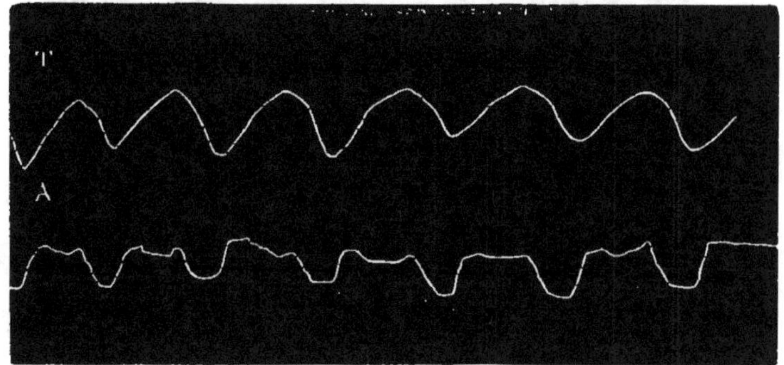

Fig. 65. — Tracé respiratoire recueilli après une ponction.

Les kystes du foie, on le sait, repoussent le diaphragme,

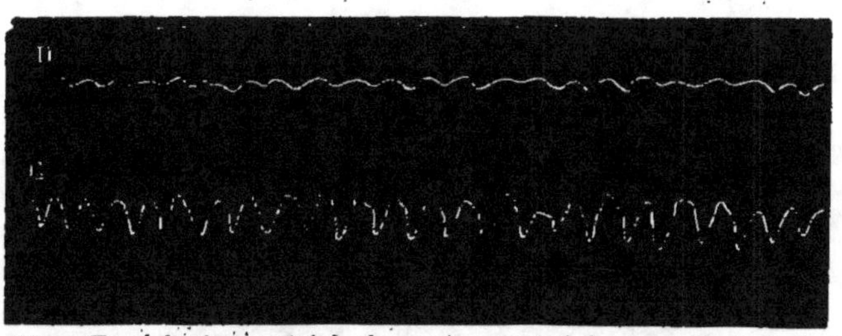

Fig. 66. — Tracé de chaque côté du thorax chez une malade atteinte de kyste du foie.

empiètent sur la cage thoracique, et c'est pour cela qu'ils

l'immobilisent au même titre et de la même manière qu'un épanchement dans les plèvres.

Mais, dans l'abdomen comme dans la plèvre, il peut se

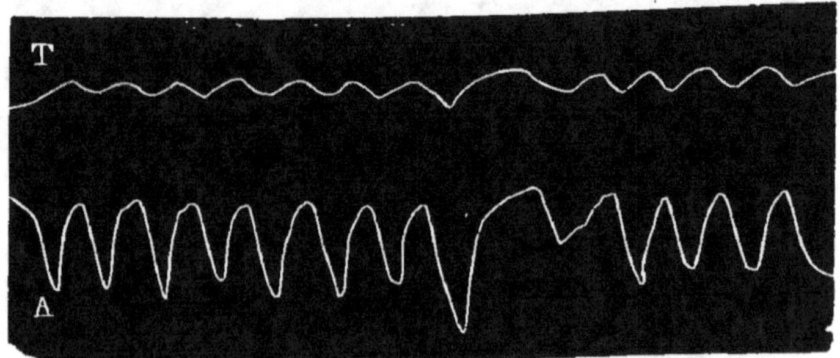

Fig. 67. — Tracé respiratoire dans un cas de tympanite.

faire des amas gazeux.

Ils entravent le diaphragme moins encore que les épan-

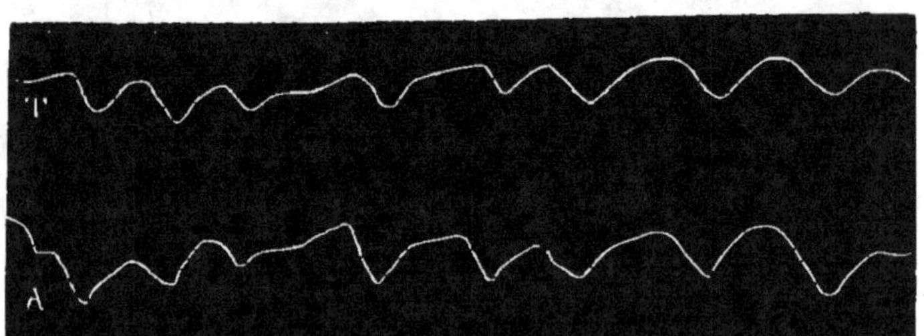

Fig. 68. — Tracé respiratoire dans un cas de contusion abdominale,

chements liquides. Le tracé 67 a été pris sur une femme

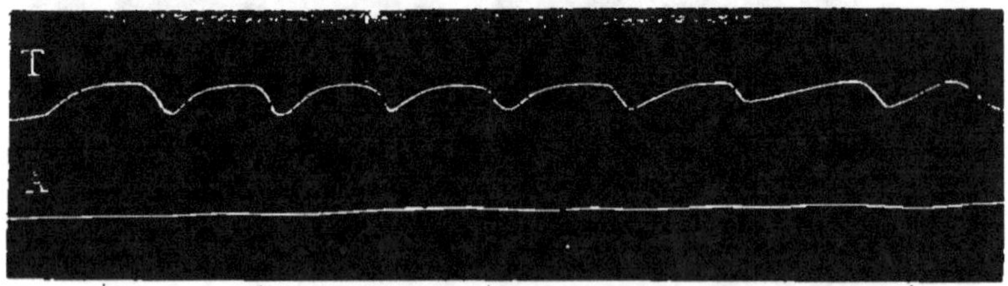

Fig. 69. — Graphique de la respiration dans un cas de péritonite aiguë.

atteinte de tympanisme hystérique des plus prononcés. On

voit que les mouvements abdominaux sont absolument libres.

Nous avons étudié, à propos des maladies du thorax, l'influence de la douleur sur les mouvements des côtes. Nous retrouvons cette étude dans les affections de l'abdomen : là encore la douleur agit par le même mécanisme.

Voici (*Fig. 68*) un tracé respiratoire fourni par un jeune homme qui avait, la veille, reçu une violente *contusion* des parois abdominales. La respiration est irrégulière et comme tremblée, le tracé abdominal existe encore, mais sa hauteur est certainement diminuée, puisqu'il semble égal au tracé thoracique.

A côté de cela, il faut placer l'affection, où la douleur a la plus grande importance. Nous voulons parler de la *péritonite* aiguë. Depuis longtemps on a remarqué l'immobilité de la paroi abdominale dans cette affection : le ventre est tendu au maximum par les gaz, la respiration est gênée : la méthode graphique (*Fig. 69*) nous démontre que le diaphragme ne fait plus, en réalité, aucun mouvement, le tracé de l'abdomen est une ligne droite. Plusieurs causes concourent à ce résultat : le tympanisme qui va jusqu'à la compression de la voûte diaphragmatique et la douleur qui agit soit par la sensation directe, soit par voie réflexe.

4ᵉ GROUPE.

Influence des affections du système nerveux sur les mouvements respiratoires.

Les paralysies et les convulsions peuvent atteindre les muscles respiratoires comme tous les autres muscles de l'organisme.

Nous aurons donc encore à nous occuper ici de ces deux processus généraux.

La maladie la plus simple que nous devions étudier c'est

la paralysie du diaphragme. C'est malheureusement une

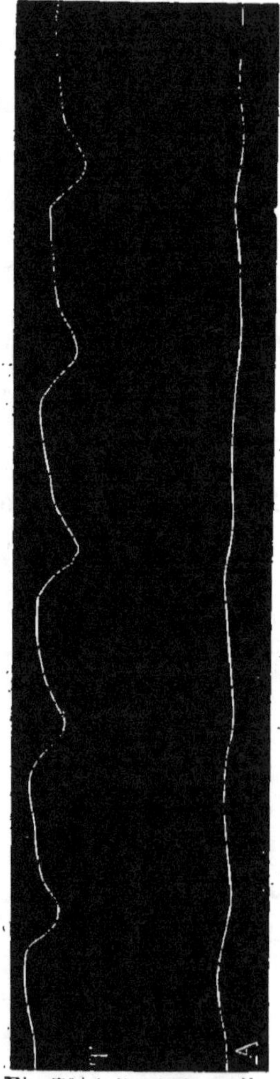

Fig. 70.— Paralysie du diaphragme dans l'agonie.

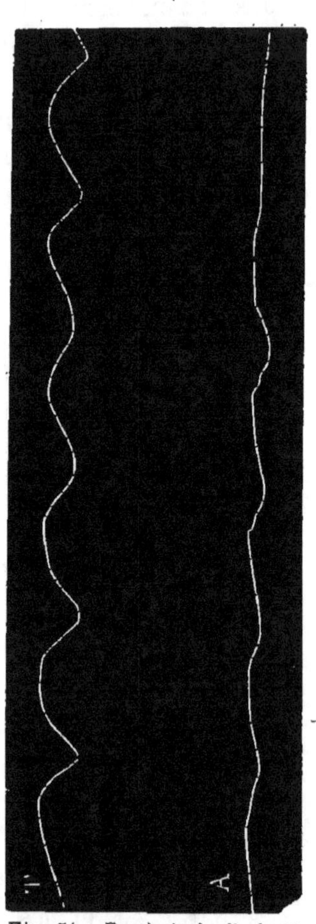

Fig. 71.—Paralysie du diaphragme pendant l'agonie.

affection rare, et il ne nous a pas été donné d'en voir pendant le cours de nos recherches.

Mais, en revanche, nous avons pu étudier par la méthode

graphique une sorte de paralysie déjà signalée depuis longtemps par M. le professeur Parrot, c'est celle qui survient
dans l'agonie.

Le savant médecin a souvent observé qu'au moment de
l'agonie, alors que le malade est dans le coma, il peut arriver que le diaphragme demeure complétement immobile,
que la respiration thoracique seule se fasse. Il constatait ce
fait par la simple inspection des mouvements du ventre et
de la poitrine. Nous avons voulu soumettre son opinion au

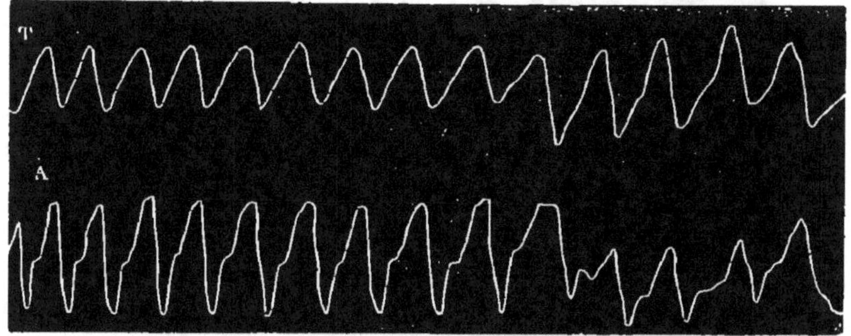

Fig. 72. — Paralysie complète du diaphragme dans l'agonie.

contrôle de la méthode graphique qui nous l'a complétement
confirmée. En 70 on voit le tracé recueilli sur une vieille
femme de la Salpêtrière qui, depuis plusieurs jours, était
dans le coma apoplectique. L'inspiration était courte et
l'expiration prolongée donnait cette sensation qu'on a, à
juste titre, comparée au fumage de la pipe. Le tracé reproduit ce rhythme : il nous montre de plus que le diaphragme
n'est plus pour rien dans la respiration.

Les mêmes faits sont encore évidents si on considère le
tracé 71 pris sur un malade de l'Hôtel-Dieu mourant d'une
fièvre typhoïde.

Les choses peuvent encore aller plus loin : il peut arriver que le diaphragme soit si complétement paralysé qu'il
demeure comme une cloison inerte, avalée pour ainsi dire

par le thorax à chaque inspiration et repoussée par l'expiration, de telle sorte qu'il exécute ses mouvements exactement d'une manière inverse à celle de l'état normal. — Cela est évidemment démontré par le tracé 72, dans lequel on voit que le soulèvement du thorax correspond à un affaissement de la paroi abdominale. En regardant la respiration des agonisants, on verra souvent ce phénomène et on constatera, avec le simple secours du palper, la discordance entre les mouvements thoraciques et abdominaux.

Avant de quitter l'étude de l'agonie, nous voulons insister sur un caractère spécial qu'elle imprime à la respiration. Nous en avons déjà parlé, c'est la lenteur de l'expiration et même celle de l'inspiration. Cela résulte certainement d'un obstacle à l'expiration et à l'inspiration, tenant à la *paralysie de la glotte*. Le *stertor* n'est que le bruit qui résulte de la vibration des cordes vocales paralysées. La preuve qu'il y a bien un obstacle aux deux temps de la respiration est fournie par le tracé 73.

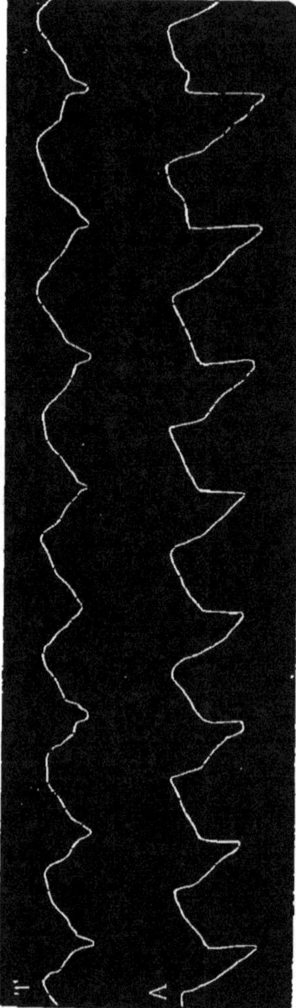

Fig. 73. — Tracé de la respiration stertoreuse.

En considérant surtout le tracé diaphragmatique, on voit que l'inspiration se fait lentement, puis a lieu un brusque mouvement d'expiration qui comprime l'air dans le thorax ; cet air s'échappe ensuite lentement comme lé montre le plateau légèrement ascendant du tracé.

En 74, on a un exemple tout aussi frappant, recueilli sur une malade morte à la Salpêtrière, et qui est demeurée plu-, sieurs jours dans le stertor.

Nous retrouverons plus tard la paralysie du diaphragme; quand nous nous occuperons des grandes névroses. Pas- sons maintenant à ses *convulsions*.

On les rencontre surtout dans ce qu'on a appelé la *chorée*

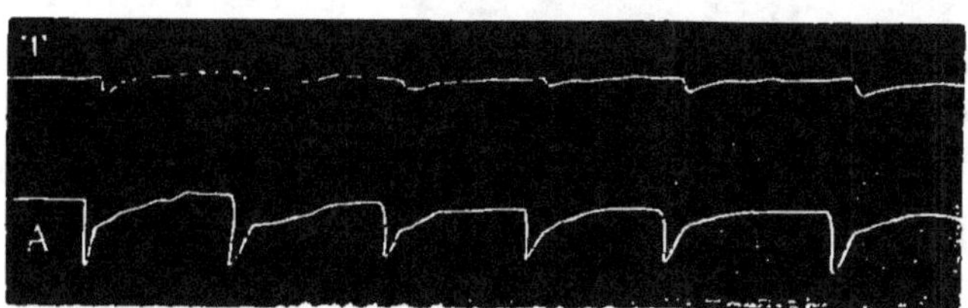

Fig. 74. — Tracé de la respiration stertoreuse.

du diaphragme qui peut être isolée ou bien compliquer une chorée générale.

Nous avons pu en observer deux cas, dont voici les gra- phiques :

Le tracé 75 a été recueilli sur une femme de 26 ans, prise de chorée du diaphragme à la suite d'une frayeur. On voit que la chorée n'était pas rhythmique, que les mou- vements étaient désordonnés, et, à la moindre émotion, le désordre s'accusait bien plus encore.

Le tracé 76 a été recueilli sur une fille de 16 ans, atteinte également de chorée du diaphragme à la suite d'une grande peur.

Il est tout à fait différent du précédent, la respiration rhythmée continue à se faire, mais elle est entrecoupée de soubresauts et de contractions secondaires.

On rencontre encore la convulsion du diaphragme dans d'autres cas. — Les hystériques en dehors de leurs attaques sont quelquefois prises de ce qu'elles appellent des *batte-*

ments, ce sont des secousses subites du diaphragme qui s'agite avec une grande rapidité.

C'est un cas de ce genre que représente le tracé 77.

Le thorax demeure immobile pendant que l'abdomen est agité de violents mouvements de va et vient.

C'est encore une convulsion du diaphragme que l'on observe dans cette *toux hystérique* qui ressemble à un hoquet, toux *aspirée*, qui arrive à chaque mouvement respiratoire.

C'est une pareille toux que l'on voit en 78. Le tracé a été recueilli en dehors de toute attaque sur une hystérique de la Salpêtrière.

Nous avons pu, dans un cas d'*hydrophobie*, à la période où la respiration commence à être prise, recueillir le tracé que nous avons placé

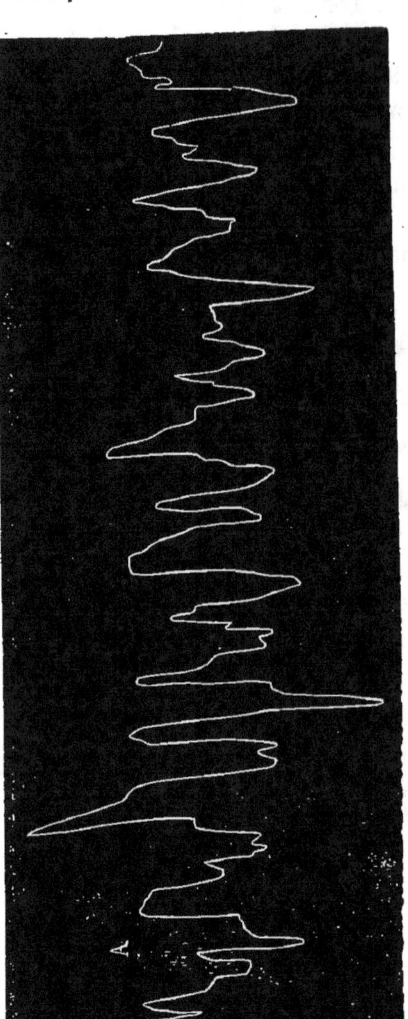

Fig. 75. — Chorée du diaphragme.

ci-dessous. (*Fig. 79.*)

Il nous montre qu'il y avait paralysie glottique (stertor et obstacle aux deux temps de la respiration). De plus le diaphragme était agité de petites secousses très-analogues à celles du hoquet.

Il serait intéressant de voir si ce que nous avons observé une seule fois est un fait général et si le rabique meurt bien du fait de la respiration.

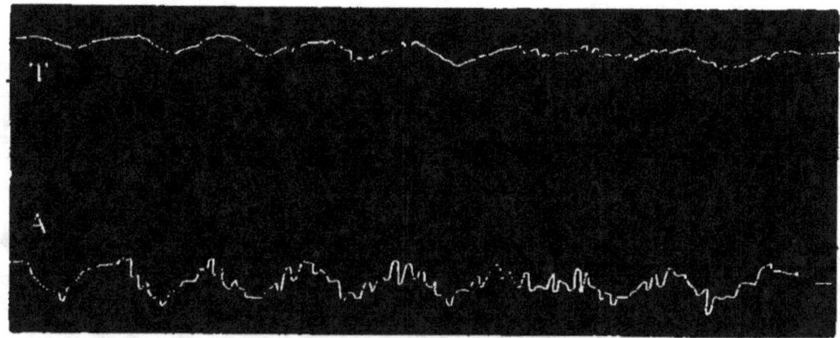

Fig. 76. — Chorée du diaphragme.

Ici doit se placer l'étude des mouvements respiratoires dans les *grandes névroses*, dans l'épilepsie et dans l'hystérie en particulier.

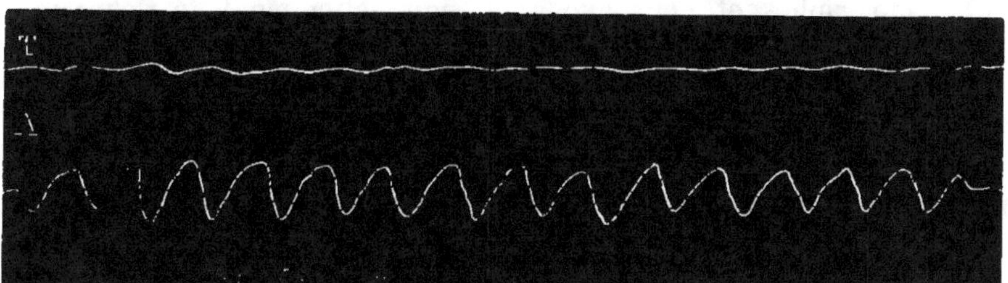

Fig. 77. — Battements abdominaux dans l'hystérie.

Nous n'avons pu recueillir qu'un tracé d'épilepsie et pourtant le service de M. Charcot contient plus de deux cents malades atteintes de cette terrible affection.

On ne s'étonnera pas de la difficulté qu'il y a à prendre de pareils graphiques, quand on réfléchira que l'épileptique tombe où il se trouve, dans les ateliers, les cours, les esca-

liers; qu'il est tout habillé, que l'accès est déjà fini quand
on apporte le malade à son lit et quand on pourrait appliquer sur lui les instruments.

La malade sur laquelle nous avons expérimenté était au
lit, parce que, depuis plusieurs heures, elle avait eu quatre

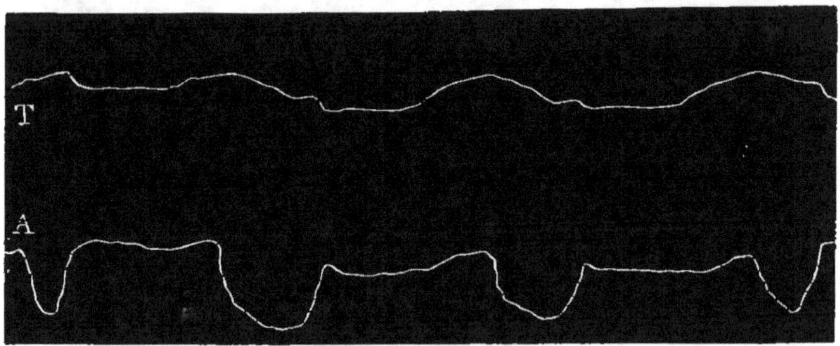

Fig. 78. — Toux hystérique.

ou cinq attaques. Nous avions appliqué sur elle les pneumographes et nous avons attendu patiemment le début

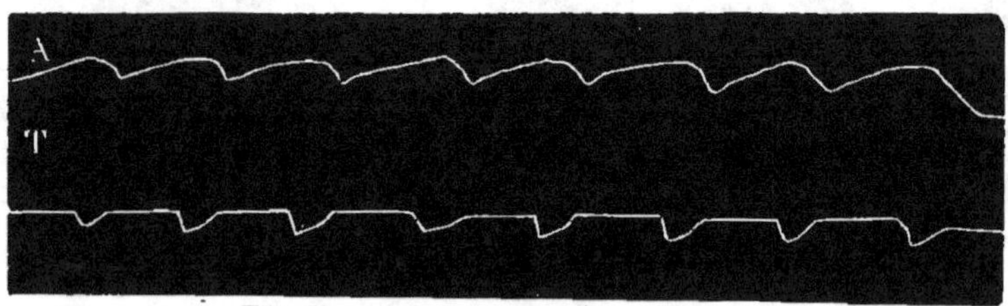

Fig. 79. — Respiration dans un cas de rage.

d'une attaque que nous avons pu recueillir presque en
entier.

Le tracé 80 nous montre la période d'*aura* et la *période
onique*.

Dans l'*aura*, au moment où le malade va perdre connaissance, la respiration se précipite, le thorax et l'abdomen exé-

cutent des mouvements incoordonnés, mais toujours syner-giques.

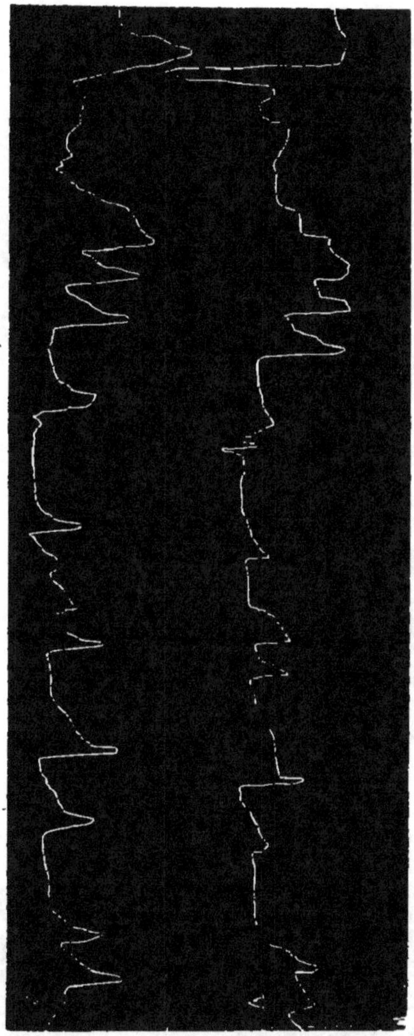

Dans la dernière partie du tracé, on voit la *période tonique* qui, chez notre malade, était très - courte : le diaphragme et le thorax s'arrêtent tous les deux en expiration forcée et restent immobiles : — Puis survient le *stertor*, la dernière oscillation du tracé en est le début. Il est représenté par le tracé 81 qui est la continuation exacte du précédent.

Nous le voyons avec ces deux caractères : 1° obstacle à l'inspiration et surtout à l'expiration, plateau légèrement ascendant; 2° paralysie du diaphragme, qui est comme *humé* par le thorax à chaque mouvement inspiratoire et rejeté brusquement d'abord, puis lentement au moment de l'expiration.

Fig. 80. — Respiration dans l'aura épileptique et dans la période tonique.

A mesure que le stertor diminue, ces caractères diminuent eux-mêmes. Le tracé 82 représente la fin de la pé-

riode stertoreuse, les deux caractères existent encore mais,
ils sont bien atténués.

L'*hystérie* doit nous arrêter après l'épilepsie. L'hystérie

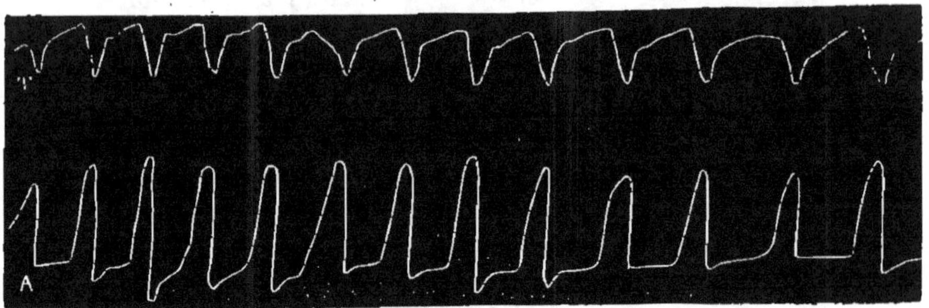

Fig. 81. — Stertor épileptique. (Période initiale.)

simple (hysteria minor de Charcot) est difficile à étudier

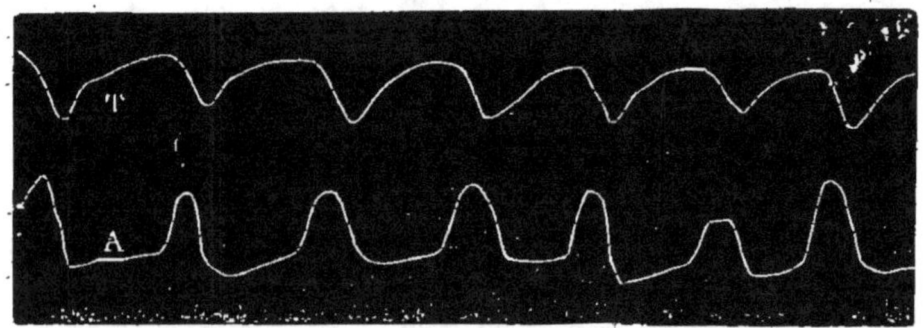

Fig. 82. — Stertor épileptique. (Période terminale.)

pour les mêmes raisons que l'épilepsie. L'attaque se produit

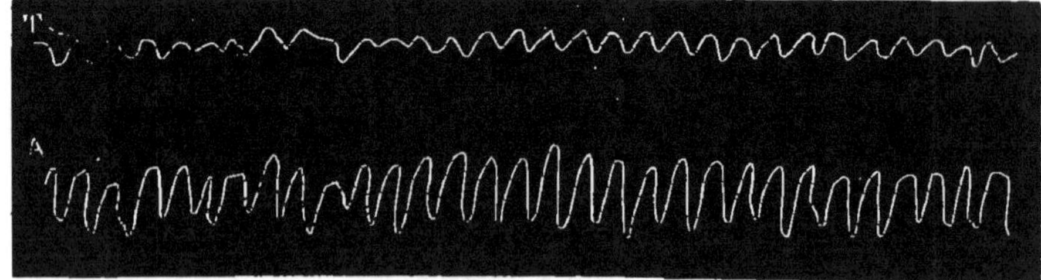

Fig. 83. — Respiration dans une attaque d'hystérie simple.

partout, dure peu et ne se répète pas. Le seul cas sur lequel

nous ayons pu expérimenter (Hôtel-Dieu, 1877) nous a fourni
le tracé 83. La respiration est irrégulière, précipitée : il y a
discordance entre le thorax et le diaphragme. De plus nombreuses observations pourront seules
faire savoir s'il en est toujours ainsi :

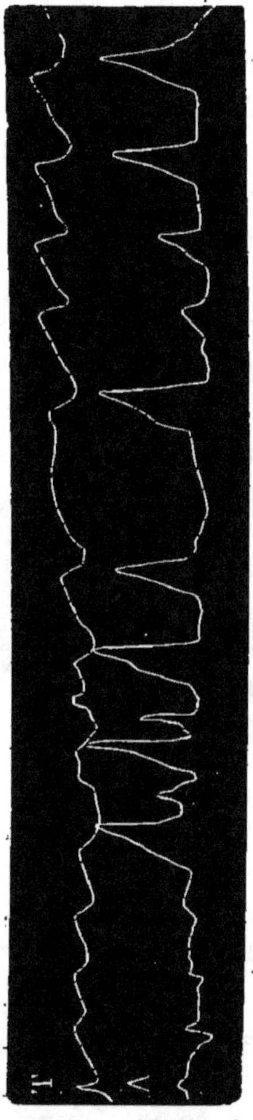

Autant il est difficile d'étudier l'épilepsie et l'hystérie autant il est commode de prendre des graphiques dans
l'hystéro-épilepsie, au moins pendant
la période tonique, qui seule est intéressante. Nous renvoyons pour les détails, à un mémoire que M. Richer et
moi nous avons publié sur ce sujet dans
la Revue mensuelle (1878). Nous ne
pouvons entrer ici dans tous les détails
que comporte le sujet : il nous faudrait
charger notre travail de faits d'autant
plus inutiles que nous venons de les
publier avec de grands développements
dans le mémoire que nous avons indiqué.

Il y a des affections nerveuses et des
maladies générales où l'on rencontre
une dyspnée spéciale dont nous *devons* maintenant faire l'étude : c'est *la
respiration de Cheyne-Stokes.*

J'emprunte à M. Cuffer la description qu'il en donne.

« Dans un certain nombre de maladies, dit-il, on constate que la respiration s'arrête par moments et reprend
après les pauses respiratoires en deve-

Fig. 84. — Rhythme de
Cheyne-Stokes (forme
dyspnéique).

nant dyspnéique : puis, après une période de dyspnée plus
ou moins longue, on voit de nouveau survenir une pause
respiratoire suivie bientôt d'une dyspnée et ainsi de suite.

« Ainsi, à un moment donné, le malade cesse complétement de respirer pendant un temps variable, ordinairement de dix à vingt secondes, souvent davantage ; puis la
respiration reparaît, les mouvements respiratoires sont
d'abord petits, superficiels, leur amplitude augmente progressivement et bientôt il y a une véritable dyspnée. Arrivée à ce degré, l'amplitude des mouvements respiratoires
va graduellement décroissant jusqu'à l'arrêt complet ; il se
produit alors une nouvelle pause ou période d'apnée et
ainsi de suite. »

Cette description s'applique à la respiration de Cheyne-

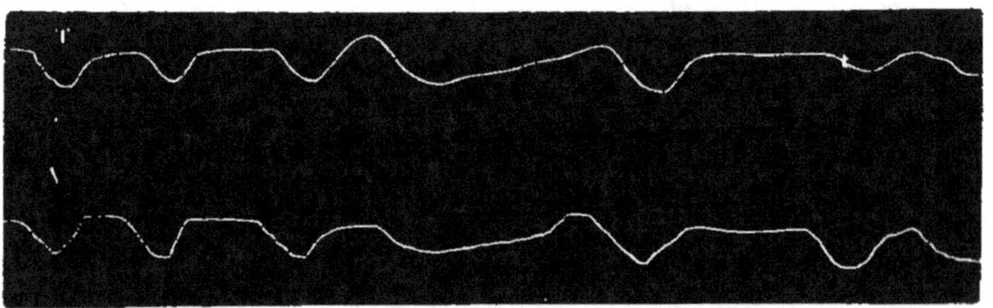

Fig. 85. — Respiration de Cheyne-Stokes (forme suspirieuse).

Stokes *dyspnéique*. Dans d'autres cas, le rhythme est un
peu différent. Il y a une suite de petits mouvements superficiels du thorax à peine marqués, puis, survient une profonde inspiration, puis des petits mouvements et ainsi de
suite. C'est la forme qu'on a appelée *suspirieuse*, c'est celle
qu'il nous a été surtout donné d'observer.

Le tracé 84 est un exemple de respiration de Cheyne-
Stokes dyspnéique, il a été pris sur une femme en état d'a-
systolie avec dégénérescence graisseuse du cœur. On voit
que de grands mouvements du diaphragme (la malade est
emphysémateuse) sont suivis d'un arrêt temporaire, puis la
dyspnée reprend.

Dans la figure 85 on voit au contraire un exemple de la
forme suspirieuse.

Le tracé a été recueilli sur une femme atteinte de tumeur

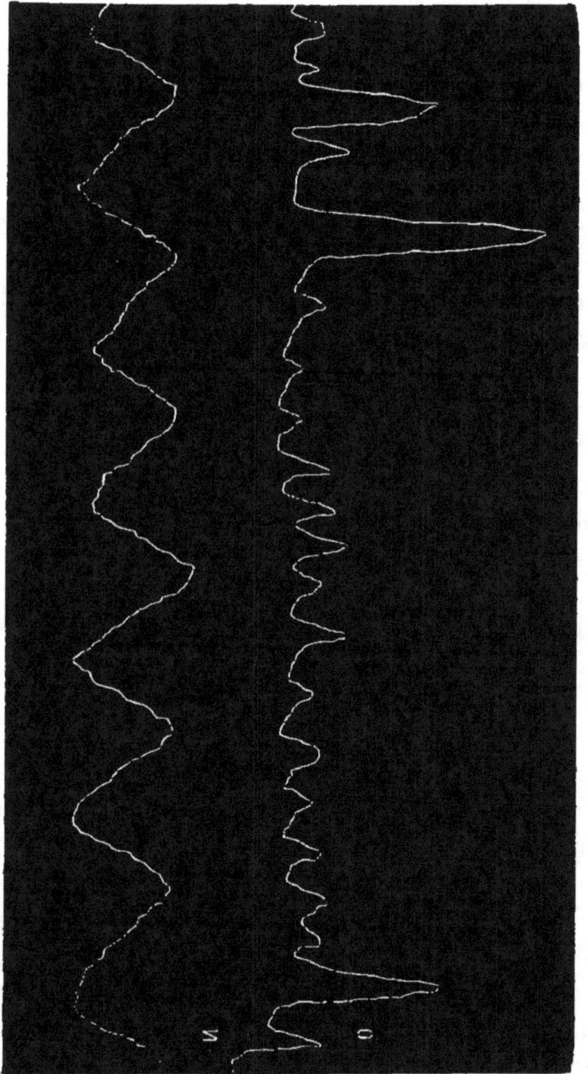

Fig. 86. — Respiration de Cheyne-Stokes dans un cas de méningite tuberculeuse. N. Respiration normale. — C. Respiration de Cheyne-Stokes.

du cerveau. La respiration est d'abord régulière, puis il y

à un arrêt, un soupir, un nouvel arrêt et les choses reprennent comme devant.

La *Fig.* 87 représente un autre exemple de forme suspirieuse recueillie dans une *méningite tuberculeuse*. Il est extrêmement caractéristique.

Examinons rapidement par quelles théories on a essayé d'expliquer ce phénomène de Cheyne-Stokes.

C'est en 1816 qu'il a été vu pour la première fois par Cheyne. En 1854, Stokes en a fait un signe de la stéatose du cœur. En 1867, Dusch reconnaît son existence dans les maladies du cœur, dans les tumeurs cérébrales, et particulièrement dans la méningite tuberculeuse.

Enfin, en 1871, Traube essaye d'esquisser une théorie pathogénique. Pour lui, la respiration de Cheyne-Stokes se produit toutes les fois qu'il y a une modification dans l'irrigation du bulbe.

L'acide carbonique, je suppose, s'accumule dans le sang, les pneumo-gastriques sont seuls excités, il n'y a qu'une faible respiration. Puis l'accumulation augmente, tous les nerfs sensitifs reçoivent l'excitation, les muscles respiratoires se contractent : d'où dyspnée. Cet excès de respiration élimine l'acide carbonique. Alors les nerfs périphériques cessent d'être excités et la pause respiratoire reparaît : si les vagues eux-mêmes ne subissent plus d'excitation, il y a arrêt respiratoire complet.

Mader et Ziemssen adoptent complètement cette théorie de Traube, à qui nous ne ferons qu'un reproche, c'est d'être édifiée de toute pièce et de ne reposer sur aucune expérience bien déterminée.

Filehne est venu, après Traube, donner une explication du symptôme qui nous occupe. Pour lui, il faut que le centre vaso-moteur soit en état d'asphyxie, sans que le centre respiratoire soit excité pour qu'il ait respiration de Cheyne-Stokes. A la fin d'une pause respiratoire, il survient une anémie du centre respiratoire. De là une excitation pour le

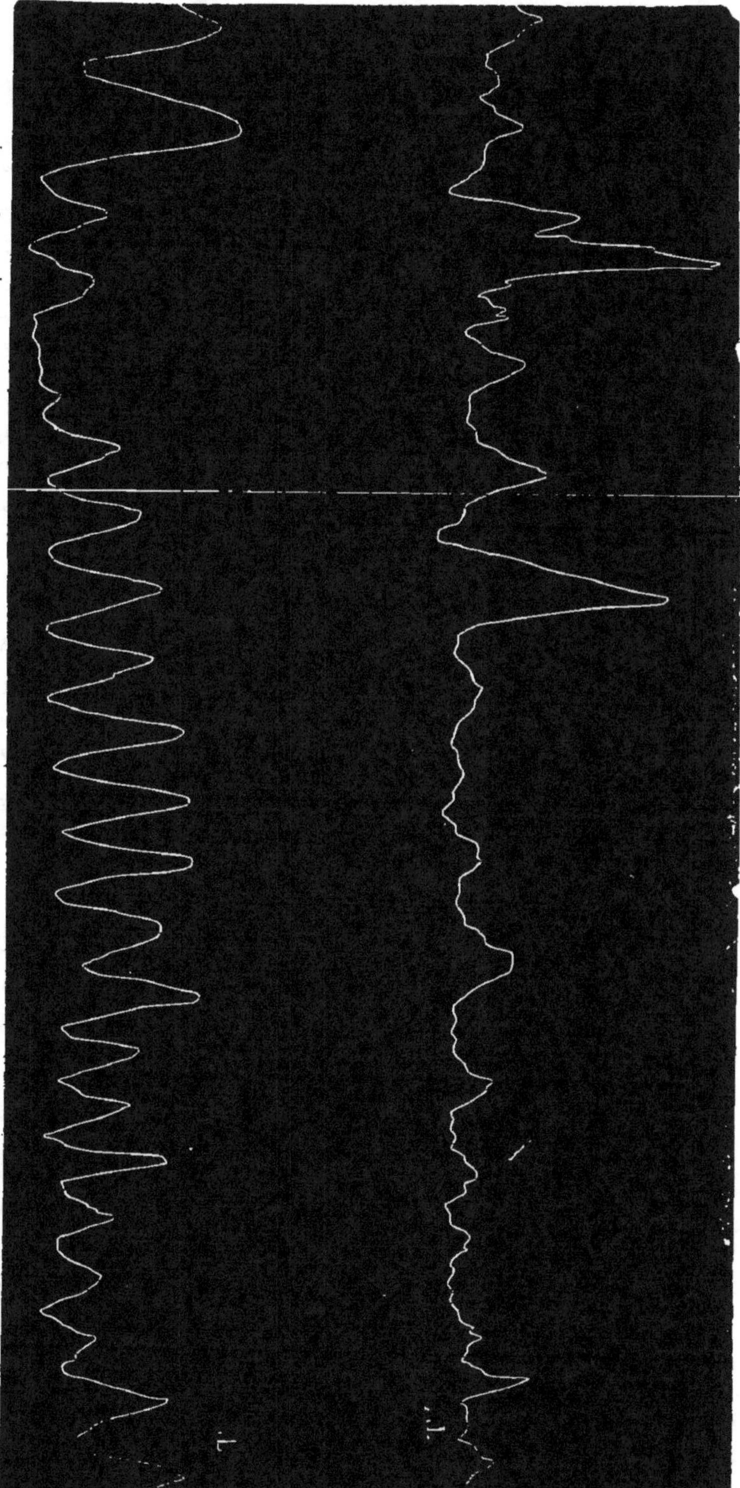

Fig. 87. — Respiration de Cheyne-Stokes produite artificiellement sur un enfant de 5 ans. T, respiration normale, T' respiration de Cheyne-Stokes.

malade à respirer amplement. Les respirations amples amènent une grande artérialisation du sang d'où *apnée* et pause respiratoire. Cette pause ne cesse que quand revient une nouvelle asphyxie qui ramène, par excitation, une certaine dyspnée, etc.

Certainement, voilà encore une théorie ingénieuse à qui il ne manque que des expériences directes et probantes.

Pour M. Cuffer, « le poumon est le propre régulateur de la quantité d'oxygène qui doit pendant l'acte de la respiration pénétrer dans la poitrine, et c'est sous l'influence d'une action réflexe que ce fait se produit, et cette action réflexe a pour point de départ le sang contenu dans le poumon. » Si le sang veineux arrive normal au poumon, il excite les fibres centripètes du pneumo-gastrique d'une quantité juste nécessaire pour que la dilatation thoracique amène au sang la quantité exacte d'air qui lui est utile. Mais si le sang veineux n'est pas normal, s'il a une capacité moindre pour l'oxygène, l'excitation sera telle que la poitrine se dilatera davantage et plus souvent pour faire compensation.

L'apnée ne sera pas loin : elle arrive, en effet, quand le sang étant surchargé d'oxygène, la respiration devient un acte inutile. La dyspnée dépasse-t-elle le but? il y aura pause respiratoire. Cette pause se continuant, amènera un début d'asphyxie à qui succédera une nouvelle dyspnée, puis une nouvelle apnée et ainsi de suite. En joignant à cela le spasme des vaisseaux pulmonaires, M. Cuffer explique tous les cas de respiration de Cheyne-Stokes.

Nous n'avons voulu retenir de toutes ces explications que celle qui pouvait tomber sous le contrôle expérimental direct. La respiration de Cheyne-Stokes est-elle une apnée, dépend-elle d'une irrégularité respiratoire amenant une suroxygénation du sang qui rend pendant quelque temps les mouvements respiratoires inutiles ?

Les deux expériences suivantes sembleraient le prouver.

Fig. 88.— Respiration de Cheyne-Stokes produite artificiellement sur une fille de 6 ans. (T, Respiration normale, T', Rhythme de Cheyne-Stokes.)

EXPÉRIENCE CIII. — Nous prenons le tracé thoracique d'un enfant de 5 ans et nous obtenons le graphique T (*Fig. 87*). C'est en somme une respiration régulière et normale. Puis nous faisons respirer à l'enfant trente litres d'oxygène pur. Nous retirons l'appareil à inhalation et nous prenons un nouveau graphique T'. Nous n'avons plus qu'une respiration superficielle, tremblée, entrecoupée de grands soupirs et en tout semblable au rhythme de Cheyne-Stokes.

EXPÉRIENCE CIV. — L'expérience est répétée sur une fillette de 6 ans. Le graphique T de la figure 88 représente sa respiration normale. Le graphique T' représente son rhythme respiratoire après une inhalation de 30 litres d'oxygène. Ici encore nous obtenons quelque chose de tout à fait analogue à la respiration suspirieuse de la méningite.

Nous avons choisi des enfants parce que chez eux la volonté a peu d'action sur le rhythme respiratoire et que c'est en somme sur eux qu'on observe le plus ordinairement le phénomène de Cheyne-Stokes.

Nous croyons pouvoir conclure de nos recherches que le phénomène de Cheyne-Stokes est une apnée due à un excès d'altérialisation du sang dans une dyspnée qui dépasse son but. Quant à cette dyspnée elle-même, elle peut avoir des causes nerveuses et chimiques sur lesquelles l'expérimentation ne nous semble pas avoir encore donné jusqu'à présent des renseignements suffisants pour qu'on puisse bâtir une théorie inattaquable.

QUATRIÈME PARTIE

Variations pathologiques des produits de combustion

Variations pathologiques des produits
de combustion

Pour apprécier la valeur des combustions organiques, nous avons jusqu'à présent procédé par voie directe.

Nous avons mesuré la valeur de la combustion elle-même, nous avons cherché ensuite la variation des produits qui l'alimentent.

Il nous reste maintenant une dernière œuvre à accomplir : il nous faut mesurer les produits des combustions, et comme ces produits sont proportionnels aux combustions mêmes nous pourrons conclure des uns aux autres et corroborer les résultats que nous avons obtenus jusqu'à présent.

Or, la physiologie nous l'apprend, les combustions donnent deux sortes de produits.

1° Les matières quaternaires, en s'oxydant, donnent lieu à la production et à l'élimination de *l'urée*, produit brûlé complétement et ne pouvant plus donner lieu à aucune oxydation. A côté de l'urée, il s'élimine encore d'autres substances incomplétement oxygénées, acide urique, créatine, leucine, tyrosine. Ces substances se rencontrent surtout dans l'état pathologique ; l'examen de leurs variations rentre donc dans notre travail.

2° Les matières ternaires, en se brûlant, donnent lieu à production de *l'acide carbonique*.

Enfin, aucune combustion ne peut avoir lieu sans une absorption, sans une *consommation d'oxygène*.

Notre étude comprendra donc :

1° L'examen des variations de l'urée.

2° La recherche des variations de l'acide carbonique.

3° L'étude de la consommation de l'oxygène et de ses *rapports* avec l'excrétion de l'acide carbonique.

CHAPITRE IX

De l'Urée.

§ I. Technique.

Si la plus grande partie du carbone est éliminée par le poumon après son oxydation et son passage à l'état d'acide carbonique, on peut dire que la presque totalité de l'azote est éliminée par le rein sous des formes différentes, dont la principale est *l'urée*.

L'urée est le résultat ultime de la combustion des matières albuminoïdes, elle constitue leur forme la plus oxydée. Autant qu'on peut le dire de choses aussi mystérieuses que celles qui se passent dans l'intimité des tissus, la combustion des matières ternaires doit donner lieu à la production de l'acide carbonique, tandis que la combustion ultime des matières azotées arrive après de nombreuses transformations, dont nous connaissons aujourd'hui quelques-unes, à un corps qui ne peut plus être oxydé et qui est rejeté au dehors, c'est l'urée.

On conçoit donc toute l'importance qui s'attache à l'étude des variations de cette substance, puisqu'elles viennent en quelque sorte contrôler ce qui s'est passé dans l'économie et qu'elles doivent concorder avec la variation de l'élément thermique, avec les variations de l'apport des matériaux de combustion.

Et les modifications multiples, les oxydations de plus en

plus fortes que subit la matière albuminoïde avant d'arriver à l'état d'urée, demandant pour s'accomplir une certaine période de temps, nous comprenons de suite pourquoi (nous le verrons bientôt) les variations d'excrétion de l'urée ne suivent qu'avec un certain retard les variations de la chaleur, laquelle est elle-même la manifestation la plus immédiate de la combustion.

On peut dire que l'étude de l'urée est toute récente ; la recherche de ses variations pathologiques date d'hier.

Découverte par Rouelle en 1771, elle ne fut obtenue à l'état de pureté qu'en 1779 par Vauquelin. En 1828, Wœhler la produisit artificiellement par double décomposition du cyanate d'argent et du chlorhydrate d'ammoniaque. Enfin, en 1856, Béchamp l'obtint directement par l'oxydation des matières organiques en présence d'un corps très-oxygéné, le permanganate de potasse. Ce fait, contesté d'abord, semble avoir été revu par Ritter. Ce qui est certain, c'est que l'acide urique, produit intermédiaire entre les matières albuminoïdes et l'urée, peut très-facilement être oxydé directement par l'acide azotique et être transformé en urée. Il se dédouble alors en alloxane et en urée. L'oxydation ne se fait pas par fixation directe d'oxygène.

Ce qui a longtemps retardé l'étude des variations physiologiques et pathologiques de l'urée, c'est qu'on ne possédait pas de procédé commode pour en pratiquer le dosage.

C'est ainsi que longtemps on se contenta de verser dans de l'urine concentrée une certaine quantité d'acide nitrique : il se formait un précipité de nitrate d'urée dont on mesurait la hauteur. Il est inutile d'insister et d'apprécier un pareil procédé.

M. Lecanu a recommandé une méthode qui est un peu plus rigoureuse, mais dans laquelle les causes d'erreur sont encore immenses. Il concentre l'urine et la traite par l'alcool qui a la propriété de ne dissoudre que l'urée. Il précipite celle-ci par l'acide nitrique et il pèse le précipité. Ce procédé est encore mauvais, car l'acide nitrique mélangé aux chlorures de l'urine forme de l'eau régale qui détruit l'urée. Enfin, il peut se former une combinaison d'urée et de chlorure de sodium qui vient augmenter le poids du précipité.

Le procédé d'Heintz est assez précis, mais il est absolument inapplicable aux recherches de la médecine. Il consiste à ajouter à 30 centimètres cubes d'urine, 30 gouttes d'acide chlorhydrique. On abandonne le mélange vingt-quatre heures. On filtre pour séparer l'acide urique. On ajoute au filtrat 6 grammes d'acide sulfurique, et on chauffe doucement dans un creuset de platine. On reprend par l'eau et on filtre : on évapore à siccité. Sur le résidu, on verse 20 gouttes d'acide chlorhydrique, puis du bichlorure de platine et de l'alcool éthérisé. Il se forme un précipité ; on filtre, on lave avec l'alcool, on calcine au creuset. On a alors obtenu une certaine quantité de platine métallique, dont le poids divisé par deux, représente le poids de l'urée. Mais tout n'est pas fini, on reprend l'urine normale pour y doser la potasse et l'ammoniaque qui ont dû fausser la première opération. Il faut encore faire ici deux précipités, deux lavages et une calcination.

Nous avons insisté sur ce dosage pour montrer au lecteur combien, dans ces conditions, les recherches physiologiques sont impossibles. Pour rechercher l'urée, dans un seul cas, il ne faut pas moins de deux journées. Et encore, j'ai peine à croire que, dans cette série de lavages et de filtrages, le chimiste ne perde pas chaque fois, un peu de matière et, qu'à la fin de son long travail, il n'aboutisse pas à un chiffre faux.

Les mêmes objections s'appliquent au procédé de Bunsen qui consiste à chauffer l'urine mélangée de chlorure de baryum dans des tubes scellés à la lampe. Il se forme du carbonate d'ammoniaque qui, réagissant aussitôt sur le sel de baryum, donne en fin de compte du carbonate de baryte que l'on peut peser.

Liebig a donné une méthode qui, jusqu'à ces derniers temps, a exclusivement servi au dosage de l'urée. Elle repose sur l'insolubilité de la combinaison de l'urée avec l'oxyde mercurique. On fait une solution titrée de nitrate mercurique que l'on essaie avec un poids connu d'urée pure, desséchée dans le vide. Puis, quand on a bien le titre de la liqueur, on la laisse tomber goutte à goutte dans de l'urine étendue de bicarbonate de soude. Il arrive un moment où la solution de mercure donne, au point où elle tombe, une tache jaune. Cela veut dire que toute l'urée étant saturée, il se forme, en présence du sel alcalin, de l'oxyde de mercure. On cesse donc de verser le nitrate de mercure : on lit sur la burette la quantité qu'on a employée, et on en déduit la quantité d'urée renfermée dans le volume d'urine qu'on a essayé. — Il faut, bien entendu, débarrasser l'urine de tous les corps étrangers, de l'albumine, des sulfates et des phosphates qui, donnant un précipité avec l'azotate de mercure, tromperaient encore sur la quantité de l'urée.

Le procédé de Liebig est meilleur que les précédents, mais il est encore rempli de causes d'erreur et il est destiné à être manié bien plus par des chimistes que par des médecins.

Le procédé de Millon, dont nous avons à nous occuper maintenant, est passible du même reproche. Il consiste à décomposer l'urée en azote et acide carbonique, au moyen d'une solution de nitrite de mercure dans l'acide azotique. L'acide carbonique qui se dégage est forcé de traverser un appareil à boules rempli d'une solution de potasse caustique. De l'augmentation de poids de cet appareil à boules, on peut, par un simple calcul de proportions, arriver rapidement à la quantité d'urée contenue dans le volume d'urine sur lequel on a expérimenté.

Le procédé de M. Bouchardat dérive du même principe que la méthode de Millon. Sous l'influence de l'hydrogène naissant, le nitrate d'urée se détruit : l'hydrogène se porte sur l'acide azotique, d'où formation d'acide azoteux qui vient à son tour agir sur l'urée. Celle-ci se dédouble en azote et en acide carbonique qui va se condenser dans une boule à potasse. L'augmentation du poids de cette boule, multipliée par 1,363, donne la quantité d'urée que l'on cherchait.

M. Gréhant a modifié, d'une manière très-avantageuse, les procédés dont nous venons de parler en dernier lieu. Il se sert de la pompe à mercure, que nous avons déjà employée pour l'étude des gaz du sang et de la capacité respiratoire de ce liquide.

Quand le vide est bien établi dans le récipient de la pompe, il y fait passer l'urine dont il veut doser l'urée. Il en extrait tout d'abord les gaz et même pour se débarrasser de l'acide carbonique des carbonates, il l'acidifie légèrement au moyen de l'acide nitrique.

Après quoi il introduit la liqueur de Millon qu'il a préparée en faisant dissoudre un globule de mercure dans l'acide azotique ordinaire.

L'urée se décompose aussitôt en azote et en acide carbonique. On fait passer ces gaz à coups de pompe dans le tube qui se trouve dans la cuvette supérieure. — Dès que la manœuvre ne donne plus une seule bulle de gaz, on passe le tube sur la cuve à mercure, on lit la quantité de gaz, on fait pénétrer de la potasse et, de la diminution de volume, on déduit facilement l'urée par une simple règle de trois.

Voilà un procédé d'une grande rigueur, qui échappe aux objections et que nous employons toujours dans les recherches de laboratoire.

Malheureusement il est inapplicable à la clinique. Nos salles d'hôpitaux ne pourront probablement pas de longtemps se prêter à l'établissement des instruments compliqués qui ont amené aujourd'hui la physiologie expérimentale au degré de précision où elle est arrivée.

Voici pourtant un procédé qui pourra utilement servir dans les cas où on possédera une balance sensible. On pèsera une quantité donnée d'urine, on la mélangera à une quantité également pesée de liqueur de Millon, l'urine se décomposera et il s'échappera de l'azote et de l'acide carbonique. On pèsera finalement le mélange, on trouvera un poids moindre que la somme de l'urine ajoutée à la liqueur de Millon. La différence indiquera la quantité d'azote et d'acide carbonique dégagés : il sera extrêmement facile d'en déduire le poids d'urée contenu dans l'urine. (Boymond et Hétet).

Mais ce mode d'opérations chimiques exige encore une balance et il a fallu trouver pour la clinique une autre méthode.

Leconte a vu que l'hypochlorite de soude a la propriété de décomposer l'urée en eau, acide carbonique et azote. L'acide carbonique est absorbé par l'excès de réactif, l'azote seul se dégage et, en prenant des précautions, il est possible de le recueillir dans un tube gradué et de le mesurer.

Ce procédé a été assez longtemps employé et il faudrait, croyons-nous, lui donner encore la préférence, si, aujourd'hui, nous n'en possédions pas d'autres qui, tout en reposant sur le même principe, sont de beaucoup préférables pour la pratique usuelle.

Le premier en date appartient à M. Bouchard, qui dose l'urée de la manière suivante. Dans un long tube gradué, on place quelques centimètres cubes de liqueur de Millon, puis du chloroforme et enfin une certaine quantité d'urine très-étendue d'eau. On laisse une certaine quantité d'air que l'on note sur la graduation. Puis on bouche le tube avec le pouce et on agite vivement, le chloroforme se déplace, l'urine se mélange avec le nitrite de mercure, on débouche le tube sur la cuve à eau, les gaz azote et acide carbonique se dégagent : on absorbe le dernier par la potasse et on fait une lecture : la quantité dont s'est accrue la quantité d'air qui existait préalablement dans le tube indique exactement la quantité d'azote et, par suite, d'urée qui était contenue dans le liquide examiné.

C'est là une méthode qu'on pourra employer en clinique, mais elle a encore pu être perfectionnée par la substitution à la liqueur de Millon de l'hypobromite de soude qui, employé à froid, et sous un petit volume, décompose l'urée en ses gaz élémentaires. On peut alors supprimer le chloroforme, se servir uniquement d'eau comme intermédiaire entre l'urine et le réactif et le procédé ainsi modifié porte le nom de M. le Dr Esbach.

Avant lui, Yvon avait employé l'hypobromite de soude qu'il introduisait dans un tube plein de mercure dans lequel il faisait arriver ensuite une quantité connue d'urine. Le mélange s'opérait et le dosage de l'urée se faisait par la mesure directe et immédiate de l'azote.

Nous avons apporté à ces divers procédés une légère modification qui, croyons-nous, peut les rendre très-applicables aux recherches de médecine.

Nous employons la réaction de l'hypobromite de soude sur l'urée et nous déduisons le poids de celle-ci du volume de l'azote dégagé. Mais nous mesurons cet azote d'une manière spéciale.

On sait que le mélange de deux gaz se fait sans contraction et sans dilatation, en d'autres termes que le mélange d'un litre d'oxygène et d'un litre d'azote donne définitivement deux litres. Donc rien ne nous empêche de produire notre réaction dans un espace rempli d'air, mais hermétiquement clos, et de mesurer simplement la quantité dont cet espace aura augmenté par suite du dégagement de l'azote. On verra plus loin comment nous arrivons à ce résultat.

Rien n'est plus simple que de préparer le réactif nécessaire aux opérations : dans 140 centimètres cubes d'eau, on verse d'abord 60 centimètres cubes de lessive de soude du commerce, puis, en agitant, 7 centimètres cubes de brôme. On obtient un liquide jaune contenant un grand excès de soude et un mélange variable d'hypobromite, de bromure et de bromate de sodium. On verse le réactif dans un flacon à l'émeri : il s'y conserve un ou deux mois.

Nous avons un peu modifié la formule donnée par Yvon, de manière à employer une moins grande quantité de liquide.

Soit un tube en U présentant à sa partie moyenne une courbure A à concavité inférieure. — De chaque côté de cette courbure se trouve une boule soufflée ; dans la boule B, on introduit, au moyen d'une pipette graduée, *deux* centimètres cubes de l'urine à essayer.— On voit de suite que la courbure médiane a pour but d'empêcher le mélange des deux liquides. (*Fig. 89.*)

D'un autre côté, on a une éprouvette E remplie d'eau, dans laquelle plonge une cloche graduée G. Cette cloche est terminée en haut par une ouverture à laquelle aboutit un tube de caoutchouc, dont l'autre extrémité s'adapte au bouchon de la branche I.

On verse dans l'éprouvette assez d'eau pour qu'elle affleure au 0° de la cloche. Cela, d'ailleurs, se fait une fois pour toutes, car, après chaque expérience, la cloche s'enfonce, et le liquide revient de lui-même au 0°. L'urine et l'hypobromite étant introduits, on ferme par des bouchons de caoutchouc le tube en U, qui se trouve ainsi communiquer avec le sommet de la cloche graduée.

Mais les bouchons, en s'enfonçant dans le tube, compriment l'air, le refoulent dans la cloche. et, par conséquent, déplacent le point d'affleurement du liquide. On le ramène facilement au 0°, en retirant autant qu'il le faut la petite tige de verre qui passe à frottement à travers le bouchon de la branche D.

Cela fait, et l'appareil étant parfaitement clos, on élève
la branche I B, de façon à faire franchir la courbure médiane par l'hypobromite, qui se trouve dès lors en rapport
avec l'urine. Il se produit une vive effervescence, et le liquide baisse dans la cloche G. On active la réaction en agitant, et on reconnaît qu'elle est terminée et complète à ce
fait qu'il ne se dégage plus de bulles, et que l'urine a gardé

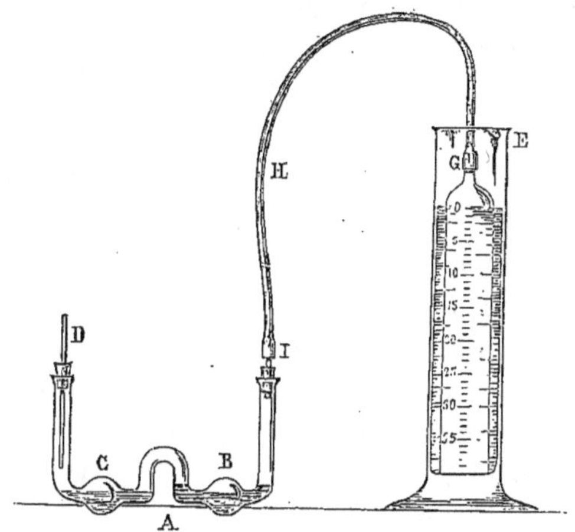

Fig. 89. — Uréomètre de Regnard.

la teinte jaune de l'hypobromite. Si l'urine était blanche
après la réaction, c'est qu'on aurait mis trop peu de réactif, et l'opération serait à recommencer.

Pour effectuer la lecture, il suffit de retirer la cloche G,
juste assez pour faire coïncider les deux niveaux du liquide.
Le nombre que l'on lit représente la quantité d'azote produite.

En effet, l'azote s'est dégagé dans un milieu rempli d'air,
mais clos de toutes parts. Un seul point était variable : le
niveau d'affleurement du liquide. Avant l'expérience, ce
niveau était à 0 centimètre cube, il arrive, je suppose, à
être finalement à 15 centimètres cubes. Donc, il s'est dé-

gagé 15 centimètres cubes d'azote, puisque le mélange de deux gaz se fait sans changement de volume. En somme, l'azote n'est pas recueilli, mais simplement mesuré dans la cloche graduée.

L'azote étant connu, reste à savoir à combien d'urée il correspond. Or, il résulte de la composition même de l'urée, qu'à 0° et à la pression de 760^{mm}, un centimètre cube d'azote représente 2^{mgr}. 683 d'urée; à 15° (température moyenne des salles d'hôpitaux), 1 centimètre cube d'azote représentera 2^{mgr} 562. Il suffira de multiplier ce nombre par le nombre de divisions marqué sur la cloche, pour avoir la quantité d'urée contenue dans les 2 centimètres cubes d'urine essayés. Pour avoir la quantité d'urée par litre, il faudra multiplier le résultat par 500, puisqu'il y a 500 fois 2 centimètres cubes dans un litre.

Il est, du reste, bien plus simple de faire d'avance une table contenant les multiples de 2^{mgr}. 562 par chaque chiffre de la cloche, le tout d'ailleurs multiplié par 500. On a ainsi en regard de chaque division le nombre correspondant de grammes d'urée contenus dans un litre. Dès lors il n'y a plus à faire de calculs, mais une simple lecture.

Le dosage complet dure à peine deux minutes. Dans le procédé de Leconte, il en faut au moins vingt. Par les anciens procédés (balance, liqueurs titrées), il fallait quelquefois près d'une heure. M. Coste (thèse de Paris, 1873) a fait des recherches sur la durée de chaque procédé. Je lui emprunte ses conclusions :

« Ce qui distingue ces méthodes, c'est la rapidité de l'action : deux minutes suffisent dans le procédé de M. Regnard, il en faut quatre dans celui de M. Esbach. »

Il est donc aujourd'hui deux ou trois fois plus rapide de doser l'urée que de prendre une température.

Dans une séance de la Société de biologie (21 juin 1873), M. Bouchard a fait observer que l'acide carbonique pouvait, dans certains cas, se dégager et devenir une cause d'erreur.

Il est facile de parer à cet inconvénient ; si on le craint, on n'a qu'à mettre dans l'éprouvette E une solution de potasse au lieu d'eau pure. — D'ailleurs, on peut, avec notre appareil, employer le réactif de Millon, qui dégage l'acide carbonique et l'azote. — Dans ce cas, on mettrait dans l'éprouvette E de la glycérine qui n'absorberait pas l'acide carbonique. Nos tables pourraient servir, à la condition de diviser par deux les résultats trouvés.

L'erreur causée par la température se corrige facilement par le calcul.

Enfin, on a pensé que l'hypobromite décomposait l'acide urique, la créatine, la créatinine. Cela est vrai; mais son action sur ces substances ne commence qu'après un long contact. Or, le dosage ne dure que deux minutes ; donc, il n'y a pas à craindre d'erreur de ce côté (Esbach).

Les variations de la pression ne donnent que des erreurs de milligrammes, négligeables en clinique.

En résumé, toute l'opération consiste à mettre 2 centimètres cubes d'urine dans l'une des boules, un excès d'hypobromite de soude dans l'autre, à fermer l'appareil, à mélanger les liquides et à lire sur la cloche la quantité de gaz dégagé. On se reporte à la table et on a la quantité d'urée par litre.

L'instrument est d'un prix insignifiant ; il est assez exact, car, sur 25 grammes d'urée, il ne donne pas des variations de plus de 6 à 8 centigrammes.

Il est d'une grande propreté : avec un peu d'habitude, on peut même ne pas se mouiller les doigts en opérant. Le procédé est très-rapide, d'une simplicité très-grande ; avec les tables de correction, il ne nécessite aucun calcul ; enfin, sa précision est toujours suffisante et quelquefois absolue. C'est par ces qualités qu'il pourra peut-être rendre quelques services dans les recherches cliniques.

C'est donc avec cette méthode que nous exécuterons nos travaux de pathologie. Toutes les fois que nous voudrons

arriver à une grande précision, nous nous servirons du procédé de M. Gréhant. Il faut toujours l'employer quand la
quantité d'urée est très-faible et qu'on peut difficilement
pratiquer plusieurs dosages pour en prendre la moyenne,
ce qui est toujours avantageux et facile avec les procédés
simplifiés destinés à la clinique.

CHAPITRE X

De l'Urée.

§ II. Variations physiologiques.

L'urée tire son origine du rein, mais elle n'y est pas formée comme on l'a longtemps pensé. Il n'y a pas, dans cet organe, de sécrétion proprement dite si on donne à ce mot le sens de formation directe d'une substance, il y a simple filtration de l'urée séparée du sang et entraînée au dehors.

C'est en 1823 que Prévost et Dumas montrèrent qu'un animal à qui on enlève les reins meurt immanquablement et que, de plus, l'urée s'accumule dans son sang.—Cl. Bernard a depuis démontré que la muqueuse stomacale peut devenir une voie de compensation pour l'élimination de l'urée et que la mort ne survient que quand cette voie supplémentaire est devenue insuffisante.

Picard (de Strasbourg), dans une thèse remarquable, arriva à préciser les faits et à démontrer que le sang de la veine rénale contenait moins d'urée que le sang de l'artère et que, par conséquent, il y avait une élimination pendant le passage du sang à travers les capillaires rénaux.

Mais c'est surtout à l'excellent travail de M. Gréhant qu'on doit des notions très-exactes sur la question. Muni d'une méthode rigoureuse d'analyse, dont le défaut permettait toujours de mettre en doute les résultats de ses devanciers, il a pu préciser les moindres détails du problème et démontrer que l'urée qui s'accumulait dans le sang après la ligature des uretères était précisément en quantité égale à celle qui, dans le même temps, aurait été éliminée par les reins si l'animal avait été laissé à l'état normal.

Ainsi, l'urée existe toute formée dans le sang et, comme elle est en plus grande quantité dans le sang veineux qui revient des tissus que dans le sang artériel qui s'y rend, il faut admettre qu'elle s'est formée dans l'intimité de ces tissus et qu'elle est le résultat de leur combustion.

Il y a environ 0 gr. 16 à 0 gr. 20 d'urée dans un litre de sang.

L'urée d'ailleurs, Wurtz l'a démontré, existe dans tous les liquides qui reviennent des organes vers le cœur ; la lymphe, le chyle en contiennent des quantités considérables. Les exsudats qui s'épanchent dans les cavités diverses dans quelques états pathologiques, en contiennent également beaucoup ; davantage même qu'il n'y en a dans le sang, de sorte qu'on dirait qu'il se passe dans ces cas une sorte d'excrétion à la surface des séreuses.

D'ailleurs cette excrétion se rencontre dans toutes les sécrétions et le lait, la sueur, la salive, la bile, etc., contiennent de l'urée en proportion considérable. Nous passons rapidement sur tous ces faits qui ne se rapportent qu'indirectement à notre sujet.

Un point plus important pour nous, c'est l'origine de l'urée. Nous avons dit, au commencement de cette étude, qu'elle était le résultat final des combustions des matières albuminoïdes et qu'elle pouvait être considérée comme en donnant la mesure. C'est l'opinion de beaucoup de physiologistes et en particulier de Cl. Bernard. C'est, en effet, un produit d'oxydation ultime, on ne peut plus lui faire fixer d'oxygène et toute tentative dans ce sens n'a pour résultat que de la faire se dédoubler en azote et en acide carbonique. Enfin nous avons dit qu'on pouvait la former en oxydant les substances organiques moins chargées qu'elle en oxygène.

Pourtant, s'il faut en croire le professeur Robin, on ne devrait pas conclure de ce qu'on sait actuellement à l'oxydation réelle et directe des substances albuminoïdes pour la formation de l'urée.

Nous citons ici la phrase même, dans laquelle il exprime cette opinion.

« Les chimistes ont pris à tort ce principe (l'urée) pour un produit de la combustion des substances azotées qui serait opérée par la fonction de respiration. L'urée, ainsi que d'autres principes de la même classe, naît par catalyse dédoublante, durant la désassimilation. »

Pour Neubauer, l'urée n'est pas le produit de l'oxydation directe des matières albuminoïdes; elle vient de la combustion des matières moins oxydées comme l'acide urique et la créatine. Et, de fait, l'injection de ces substances amène une augmentation rapide de la quantité d'urée excrétée par le rein.

Mais il convient de dire que quelques faits plaident en faveur de la théorie des dédoublements.

Et, en effet, si l'urée était un produit d'oxydation directe, elle devrait suivre les variations de la température. — Or, on verra plus loin que, dans certains cas, où la température monte très-haut, l'urée tombe à son minimum, tandis que, dans d'autres cas (azoturie), l'urée double de quantité dans l'urine sans que, pour cela, la température ait varié d'une manière appréciable.

Pour étudier les variations pathologiques de l'urée, il faut que nous fixions la quantité normale rendue par un homme bien portant pendant 24 heures quand il est soumis au régime alimentaire de nos hôpitaux. Après de nombreux dosages nous avons fixé le chiffre de l'urée excrétée en 24 heures à 16 gr. Ce chiffre bien entendu varie avec le poids du sujet ; nous ne le donnons que comme une moyenne très-approximative.

Tous les chiffres qui ont été publiés jusqu'ici ont été pris sur des hommes vivant dans les pays étrangers où la nourriture est plus azotée que chez nous, ou bien sur des personnes recevant une alimentation plus substantielle que celle dont jouissent les malades des hôpitaux de Paris. — (Lecanu 28 gr., Bouchardat 30 gr., Neubauer 25 à 35 gr., Vogel, 25 à 40 gr., Hepp, 28 à 33 gr. ; Garrod, 32 gr. ; Boymond, 20 à 28 gr. ; Rabuteau, 20 à 25 gr.)

Un élément dont il faut tenir le plus grand compte dans les recherches sur l'urée, c'est *l'alimentation*. Elle fait varier le taux de l'excrétion du simple au double. Après un repas très-azoté, l'urée augmente considérablement. Non pas, comme on a pu le croire, que les aliments soient aussitôt brûlés dans le sang; mais parce que l'alimentation azotée apportant tout d'un coup aux tissus des éléments de renouvellement, active dans ceux-ci le mouvement de désassimilation et le rejet de substance usées, brûlées et devenues inutiles. (Bernard.)

Voici un tableau que nous empruntons à Lehmann et qui nous montre bien l'influence de l'alimentation sur l'excrétion de l'urée.

Régime non azoté	15 gr.	4
— végétal	22	4
— mixte	32	4
— animal	53	1

Wœhler et Frerichs ont démontré qu'en nourrissant un animal à la viande on peut sextupler l'urée qu'il excrète.

Il ressort donc de là que, si on veut prendre l'urée comme base de la mesure des combustions, il faudra que toujours le malade soit soumis à un régime uniforme.

J'ajouterai que le sujet de l'expérience devra garder le repos car, à alimentation égale, un homme au repos excrétant 33 gr. d'urée, en rendra en travaillant 47 gr. et en se surmenant, il en excrétera 59 gr. (Hammond.)

Je n'ai pas besoin de dire qu'il faudra toujours noter le poids du sujet et rapporter au besoin au kilogramme de malade la quantité d'urée observée.

On devra tenir compte de l'âge, les échanges étant plus actifs dans l'enfance que dans la vieillesse.

C'est ainsi que si on rapporte au kilogramme la quantité d'urée rendue, on trouve qu'un kilogramme élimine en 24 heures :

```
Chez l'enfant de 3 à 6 ans.....   1 gr. 5 d'urée
      —       de 8 à 11 ans ....  0    8   —
      —       de 13 à 16 ans...   0    4   —
Chez l'adulte ..............      0    3   —
```

(Fouilhoux).

Quinquaud a analysé l'urée chez l'enfant nouveau-né et il a trouvé :

```
Le  1er jour.........   0 gr. 03
Le  5e jour.........    0    12
Le  8e jour.........    0    20
Le 15e jour.........    0    30
```

Il me reste à signaler la *menstruation* comme cause de diminution de l'urée; mais c'est un élément qui intervient rarement dans les expériences pathologiques.

Le *grossesse*, d'après M. Quinquaud, aurait une influence plus réelle, la quantité d'urée serait portée à 30 et 38 gr. Après l'accouchement, elle tomberait à 28 gr. Puis l'urée le second jour se met à monter, jusqu'au moment où, la lactation s'établissant, elle tombe définitivement à 20 gr. par vingt-quatre heures. Nous n'insisterons pas davantage sur les causes qui font varier l'excrétion de l'urée. Nous avons signalé toutes celles qui peuvent intervenir dans les conditions ordinaires où nous avons pu observer : nous sommes maintenant en mesure de commencer l'étude de l'influence des causes pathologiques.

CHAPITRE XI

De l'Urée.

§ III. Variations pathologiques.

La simplicité relative que nous observons dans le rapport entre l'augmentation des combustions, l'élévation de la température et l'augmentation de l'acide carbonique se retrouve encore pour l'élimination de l'urée. — On peut dire d'une manière générale, que toutes les fois qu'il y a élévation thermique, il y a, en même temps, exagération des produits ultimes de combustion. Nous nous hâtons de faire remarquer que déjà nous avons dit que pour l'urée cette règle comportait quelques exceptions : nous les signalerons à leur temps et nous essayerons d'en dire la raison.

Qu'il nous suffise en ce moment d'avoir indiqué le sens général du phénomène, la concordance entre l'augmentation de la combustion et celle des produits comburés. La physiologie pathologique de la fièvre est vivement éclairée par cette loi qui nous montre qu'il ne s'agit dans ce processus pathologique, comme dans tant d'autres, que d'une exagération de l'état physiologique. — Et si nous rencontrons une différence, elle n'est point dans le phénomène intime, mais dans un de ses résultats. C'est ainsi qu'il peut arriver dans la fièvre que l'urée ne suive pas la température : c'est qu'alors l'acide urique, par exemple, se sera éliminé en excès, et compensera le défaut de l'urée : il semble que dans ces cas les oxydations ayant été très-vives, il y ait encombrement de produits incomplétement brûlés qui quittent l'économie avant d'être arrivés jusqu'à leur forme dernière.

Le mode de fièvre le plus simple à étudier au point de vue des excrétions, la forme la plus expérimentale, si je puis ainsi dire, c'est celle où l'état pathologique est déterminé par un *traumatisme*. Dans ces cas, qui ont été souvent observés, on a vu que la concordance entre la courbe thermique et celle de l'urée était presque parfaite (Chalvet, Hœpffner, Traube, Moor, etc.).

Il y a pourtant une chose dont il faut tenir compte; c'est que la hausse du taux de l'urée ne paraît pas aussi forte qu'elle l'est en réalité. Le malade, le jour de l'accès de fièvre, ne mange pas ; il y a donc de ce fait une diminution qui se retranche de l'élévation totale due à l'intervention de la fièvre ; en d'autres termes, pour avoir une expérience parfaite, il faut doser l'urée chez un animal à jeun, provoquer un accès de fièvre traumatique et l'augmentation qu'on observe alors est tout entière du fait de cette fièvre.

Une cause qui, dans la fièvre, vient quelquefois troubler encore la concordance entre la courbe de l'urée et celle de la chaleur, c'est ce qu'on a nommé en clinique les *crises*. Il peut arriver que, tout d'un coup, l'économie se débarrasse d'une quantité de produits, de déchets accumulés, sans que, pour cela, il y ait élévation de température.

C'est un fait qu'on peut observer en particulier dans l'ischurie hystérique ou une quantité considérable d'urée est excrétée tout à coup, après une anurie d'une longue période de temps.

Enfin, à la convalescence, la température tombe rapidement et l'urée accumulée dans les tissus continue à s'éliminer avec d'autant plus d'abondance que l'alimentation reprend et vient agir dans le même sens que la crise.

Immédiatement après la fièvre traumatique nous avons à examiner la *fièvre intermittente*. L'étude au point de vue de l'urée en a été faite surtout par Chalvet. Il a vu que l'accumulation de l'urée précédait le frisson, que l'élimination commençait immédiatement et qu'à la période des sueurs, il y avait une diminution notable.

Quant à l'acide urique et aux autres matières extractives, ils éprouvent des modifications quelquefois en sens inverse du chiffre de l'urée.

On doit à M. Fouilhoux l'étude de ce qui se passe au point de vue de l'élimination rénale dans les cas de *cachexie paludéenne*. D'une manière générale, on peut dire que l'excrétion de l'urée est diminuée et cela en raison même de la déchéance générale de l'organisme.

A côté de ces cas simples d'accès de fièvre traumatique ou intermittentes, se trouvent certains accès fébriles singuliers qu'on avait le plus grand intérêt à étudier. Nous voulons parler de la *fièvre urineuse* et de la *fièvre biliaire*.

Nous avons eu autrefois la bonne fortune d'observer au point de vue de l'urée un cas fort intéressant de fièvre biliaire et nous ne croyons pouvoir mieux faire que de reproduire ici la note que nous avons lue à cette époque devant la Société de biologie.

Nous devons dire de suite qu'un cas presque identique a été observé depuis à l'hôpital Saint-Antoine par M. le Dr Brouardel (L'urée et le foie, *Archives de Physiologie*, 1877), et qu'il serait très-utile de faire encore quelques recherches sur ce sujet.

EXPÉRIENCE CV. — Diminution de l'urée sécrétée pendant les accès de fièvre intermittente biliaire. — *Société de biologie*, 1873.

La lithiase biliaire, dans sa forme la plus commune et l'angiocholite calculeuse donnent souvent lieu à un symptôme très-frappant et dont la valeur clinique est considérable, quand il est bien interprété. Je veux parler de la fièvre revenant par accès intermittents, fièvre assez semblable, par ses manifestations du moins, à celle que produit le poison palustre.

Sœmmering et Sénac avaient déjà remarqué ces frissons suivis de chaleur et de sueur : les auteurs modernes, et parmi eux Monneret, Niemeyer, Frerichs et enfin M. Magnin (Th., Paris, 1869), en ont donné une description complète, accompagnée d'observations irrécusables.

Il n'est donc pas mis en doute qu'il existe une fièvre intermittente, sans rapport avec le paludisme et liée aux affections du foie, au même titre que certains accès fébriles sont liés aux lésions uréthrales et à la pyohémie.

Les caractères cliniques, qui séparent cette fièvre intermittente de la fièvre paludéenne, sont, en somme, nombreux. Celui que je signale aujourd'hui aurait une certaine valeur pour le diagnostic si des observations ultérieures confirmaient son existence. Bien qu'unique, mon observation ne perd pas toute sa valeur, car, chez mon malade, les accès furent au nombre de 31, et pas une fois la relation que je vais énoncer ne s'est démentie.

Les jours d'accès, jours où la température s'élevait beaucoup, la quantité d'urée excrétée diminuait considérablement. La courbe de l'azote et celle de la chaleur étaient en discordance complète.

N'est-ce pas un fait très-frappant que cette diminution des résidus de la combustion, le jour où, en réalité, cette combustion augmentait? J'ai donc cherché si, dans l'urine de l'accès, il n'existerait pas quelque produit de combustion incomplète, supposant que l'oxydation n'aurait pas été jusqu'à la formation de l'urée. Or, plusieurs fois, il m'a été possible de voir en très-petite quantité, il est vrai, dans le résidu de l'urine fébrile évaporée, de longues aiguilles de tyrosine et des globules de leucine.

Les difficultés inhérentes à de pareils travaux, dans un service hospitalier, m'ont empêché de faire cette recherche autant de fois que je l'aurais voulu; mais je dois ajouter que les résultats en furent toujours négatifs les jours intercalaires.

Il serait bien imprudent, sur un seul fait, d'édifier une explication pathogénique. Il y a pourtant une chose incontestable : l'urée était diminuée le jour où la température augmentait ; cela ne fit l'objet d'un doute de la part d'aucun de ceux qui observaient le malade.

Dès lors, on se trouvait en face de cette alternative : ou bien les jours d'accès l'urée était toujours formée, et le rein ne l'excrétait plus ; ou bien elle n'était plus formée et les combustions s'arrêtaient à un produit moins oxydé.

La première de ces deux opinions tombe devant ce fait que les jours d'accès, l'urine, malgré les sueurs, était au moins deux fois plus abondante que les jours intercalaires. Les reins fonctionnaient donc activement. D'ailleurs, l'autopsie les démontra parfaitement sains.

Reste donc que les combustions n'allaient pas jusqu'à l'urée. Cette opinion s'accorderait assez bien avec la théorie par laquelle on explique aujourd'hui la fièvre intermittente hépatique. On a, en effet, abandonné l'idée de l'irritation produite par la progression du calcul dans les voies biliaires.

, Déjà, Leyden (1) avait dit : peut-être faut-il invoquer la résorption de certains produits de la bile comme cause des frissons.

M. Charcot (2), dans ses cliniques (mai 1869), s'est rattaché à cette opinion. Pour lui, il y aurait dans la migration du calcul, éraillure des conduits et introduction dans le sang

---

(1) Leyden, *Pathol. des Icterus*, Berlin 1866.
(2) Cité par Magnin. (Th. Paris, 1869.)

des matières biliaires qui produiraient, suivant leur état de septicité, d'abord la fièvre rémittente, puis la fièvre continue accompagnée de tout le cortége de l'angiocholite.

Ainsi, pour les hommes les plus autorisés, la fièvre rémittente calculeuse est due à la pénétration dans l'organisme, de produits septiques dus eux-mêmes à la rétention biliaire.

On voit le rapport qu'il serait possible d'établir entre cette intoxication et la diminution de l'urée. Frerichs n'a-t-il pas vu l'urée disparaître dans l'ictère grave ou l'empoisonnement par les matières biliaires semble certain. Je citerai ses propres paroles :

« Les remarquables changements dans la composition de l'urine, l'apparition de quantités considérables de leucine et de tyrosine, de plus, la disparition progressive de l'urée et des phosphates calcaires sont des phénomènes qui, jusqu'ici, ne se sont présentés dans aucune autre maladie. Ils nous annoncent des anomalies profondes, longtemps inconnues dans les transformations de la matière ; et si, je n'en puis douter, l'observation ultérieure prouve qu'ils sont constants, ils promettent de fournir d'importantes données sur les transformations que subissent les matières albuminoïdes quand le foie cesse d'être actif (1). »

Plus loin (2) il ajoute :

« Ce qui prouve l'importance des relations du foie, ce sont les changements remarquables, que l'urine, où aboutissent les principaux produits ultimes des métamorphoses, présente dans l'atrophie aiguë. L'urée, résultat final de la décomposition des substances albuminoïdes, disparaît peu à peu entièrement, à sa place apparaît une masse de produits étrangers à l'urine normale... C'est encore une ques-

---

(1) Frerichs, *Maladies du foie*, page 250.
(2) *Loc. cit.*, p. 260.

tion de savoir pourquoi l'urée disparaît. A-t-elle continué d'être produite, les reins cessant de la séparer, ou bien la transformation de la matière est-elle si profondément altérée qu'il ne se forme plus d'urée comme produit final? »

C'est cette dernière opinion qu'adoptent Vogel (1) et Beale (2).

Cette intoxication, admise dans l'ictère grave, comme cause de la diminution de l'urée, ne pourrait-elle l'être aussi dans la fièvre de la lithiase biliaire, si de nouveaux faits venaient s'ajouter à celui que je présente.

Et ce rapprochement ne s'impose-t-il pas à l'esprit :

1º Dans les deux cas (ictère grave et fièvre de l'angiocholite), il y a intoxication par des produits biliaires septiques ;

2º Dans les deux cas, il y a grande élévation de température;

3º Dans les deux cas, il y a diminution de l'urée excrétée.

Avec cette différence que, dans la lithiase biliaire, tous ces faits se présentent avec une moindre intensité.

Nous faisons suivre ces quelques réflexions de l'observation détaillée du cas que nous avons observé.

Andoque, Jean, 68 ans, cocher entré le 7 avril 1873, à l'hôpital Saint-Antoine, salle Saint-Louis, numéro 32, service de M. Dumontpallier. Cet homme a pendant longtemps abusé des liqueurs alcooliques; jamais pourtant il n'avait rien eu du côté du foie. Ses artères étaient athéromateuses, le cœur présentait un léger souffle à la base. Les poumons étaient emphysémateux et remplis de râles de bronchite.

Les digestions étaient depuis longtemps pénibles, mais jamais il n'y avait eu d'accidents aigus. C'est dans cet état peu caractérisé que le malade fut admis.

______

(1) *De l'Urine*, page 364.
(2) *De l'Urine*, page 188.

Peu après son entrée, il eut des douleurs vagues dans l'hypochondre droit, puis de l'ictère, des selles décolorées, des urines acajou, quelques vomissements bilieux. La sensibilité du foie ne s'opposait pas à la percussion et on nota une légère augmentation de son volume.

L'ictère d'ailleurs ne tarda pas à disparaître et la bonne santé du malade revint. Il allait quitter le service quand un nouvel ictère parut et s'accompagna de phénomènes spéciaux. La peau fut plus colorée, les urines plus rouges ; il y eut quelques hémorrhagies par la bouche.

A ce moment apparurent les accès intermittents.

Ces accès survenaient plus souvent le soir que le matin. Le frisson commençait avec violence. Il nous est souvent arrivé de voir le lit du malade remuer. Après trois quarts d'heure environ, survenait une grande chaleur. Enfin succédaient des sueurs profuses. Les draps étaient traversés, il fallait changer plusieurs fois la chemise du malade.

L'urine, qui, les jours précédents, avait été peu abondante, augmentait ces jours-là sensiblement et malgré les sueurs. Nous avons vu sa quantité passer brusquement de 700ᵍ à 2,000ᵍ.

Le retour des accès fut très-régulier ; tantôt ils revenaient tous les quatre jours, puis tous les deux jours, puis tous les jours ; vers la fin de la maladie, ils s'espacèrent et le 7 septembre, ils disparurent pour ne plus revenir.

Le sulfate de quinine, donné à profusion, ne parvint même pas à retarder l'heure de leur début.

Il semblait qu'à chaque crise, l'ictère augmentât, mais c'est là un élément bien difficile à apprécier.

Un peu d'ascite se manifesta, puis disparut en même temps que l'ictère s'effaçait.

Le malade revenait encore une fois à la santé.

Mais le 6 juin, un nouvel ictère apparut accompagné de frissons.

J'étudiais en ce moment l'augmentation de l'urée dans la

fièvre paludéenne. J'eus l'idée de rechercher cette augmentation dans la fièvre hépatique, quel ne fût pas mon étonnement en voyant qu'il y avait diminution.

Dès lors, l'urine fut scrupuleusement recueillie et analysée chaque jour.

Les résultats furent réunis en courbe en face de la courbe thermique et l'on put voir que les jours de fièvre, il y avait toujours discordance entre les deux tracés, que l'urée diminuait quand augmentait la température.

A ce moment aussi la tyrosine put être constatée deux fois dans l'urine fébrile évaporée.

Voici les deux courbes recueillies pendant toute la durée des accès (3 mois). J'en reproduis, du moins, la partie la plus intéressante.

Dates (août).

	1	2	3	4	5	6	7	8	9	10
Températ.	37,4	(40,8)	(38,6)	37,4	36,8	(39)	36,6	37,6	(39)	37
Urée	14	(4)	(9)	11	14	(4)	15	12	(7)	13

	11	12	13	14	15	16	17	18
Température..	36,8	(40,4)	36,8	(40,5)	37,5	(39,8)	36,8	(40,6)
Urée	15	(9)	12	(7)	16	(12)	18	(7)

Les températures inscrites sont celles du soir. Les jours d'accès sont placés entre parenthèses.

En somme, la période des accès dura 92 jours, il y en eut 31, dont 4 furent incomplets et marqués seulement par le stade de frisson.

Pendant les jours apyrétiques, le malade était assez bien portant, mangeait assez ; il ne marchait pas facilement. Un jour qu'il fit un exercice plus violent, il fut aussitôt pris d'un frisson qui obligea de le rapporter dans son lit.

Vers le 12 août, l'ictère s'effaça ; depuis quelques jours déjà les matières colorantes de la bile avaient disparu des urines. En revanche, l'ascite revint et augmenta considérablement jusqu'au 7 septembre. Ce jour-là eut lieu le dernier accès de fièvre. Le malade vécut pourtant encore un mois, ayant peu d'appétit, beaucoup de diarrhée et l'ascite augmentant toujours. La circulation collatérale apparut sur les parois abdominales, et le 16 octobre, on fit une paracentèse qui donna issue à 11 litres de sérosité citrine.

Cette sérosité ne contenait que 2 grammes d'urée par litre, ce qui est inférieur à la normale.

Le malade mourut le 19 octobre, sans agonie et après quelques heures de délire tranquille.

Autopsie. A l'ouverture du corps, il s'échappe environ 6 litres de sérosité contenue dans le péritoine. En même temps, il existait dans la plèvre droite un épanchement assez considérable, circonscrit par des fausses membranes. Cet épanchement repoussait le foie, de sorte que cet organe, bien que diminué de volume, avait conservé ses rapports normaux avec les fausses côtes.

Vu extérieurement, le *foie* était petit, bleuâtre, ardoisé, sa surface ne présentait d'ailleurs aucune adhérence avec les organes voisins.

Le poids, la vésicule ayant été vidée, se trouva être de 1,250 grammes.

A la coupe, le tissu était dur et criait sous le scalpel, les veines sus-hépatiques étaient gorgées de sang. Ce qu'il y avait de plus remarquable, c'est que les canaux biliaires intra-hépatiques très-dilatés, et dont un grand nombre présentaient le calibre d'une plume d'oie, laissaient écouler un liquide jaune-verdâtre, épais, rempli de petits calculs noirs et en certains points d'une véritable boue calculeuse. Dans quelques endroits, d'ailleurs rares, le liquide était caséeux et ne s'écoulait pas.

Autour de chaque orifice des canaux biliaires, on voyait une zone de tissu très-pigmenté qui adhérait à la paroi du canalicule et l'empêchait de s'affaisser.

Ni le canal hépatique, ni le canal cystique n'étaient oblitérés on arrivait à la vésicule qui présentait son volume ordinaire et son épaisseur normale. Elle était remplie d'une bile jaune-safran, épaisse et opaque. Au fond, se trouvait une boue calculeuse d'un noir foncé, contenant une grande quantité de calculs à facettes dont les vingt-six plus gros égalaient le volume d'un pois.

Le canal cholédoque était très-dilaté, son diamètre était de un centimètre et demi. Tout près de l'ampoule de Vater, on trouvait un gros calcul noir de la même nature que les autres, présentant la forme d'un cylindre, ayant 1 c. 2 de diamètre sur 1 c. 3 de longueur et offrant le volume d'une noisette. En arrière de lui, dans le canal élargi en ampoule, on trouvait une quantité innombrable de très-petits calculs, dont le volume variait depuis la tête d'une épingle jusqu'à la poussière la plus impalpable. On aurait dit du charbon grossièrement broyé. L'obstruction néanmoins n'était pas complète, car on voyait manifestement dans le duodénum et dans l'estomac la même bile jaune que contenait la vésicule.

Les ganglions du petit épiploon étaient noirs et indurés.

Les poumons étaient blanchâtres, crépitants, emphysémateux et laissaient écouler à la coupe un liquide spumeux.

Les reins étaient sans lésions. Le droit pesait 160 grammes, le gauche 125 grammes.

La rate était très-petite, très-noire et friable, elle pesait 155 grammes.

Le cœur, sans ses vaisseaux, pesait 370 grammes. La crosse de l'aorte contenait quelques plaques calcaires.

Les autres organes étaient absolument sains.

Nous avons cru ne pas devoir séparer cette forme anormale de la fièvre des autres types plus connus, mais le lecteur aura déjà remarqué que les résultats si singuliers qu'elle nous a fournis ne sauraient être isolés, ils peuvent être en effet rapprochés d'un grand nombre d'autres, dont nous nous occuperons plus tard, et qui nous serviront à établir le lieu véritable de la formation de l'urée.

Continuons actuellement à rechercher les variations de cette substance dans les divers états pathologiques.

L'affection qui, dans l'ordre logique, doit être étudiée immédiatement après la fièvre consiste dans l'état dit *rhumatismal*.

En général, dans le rhumatisme, l'urée est considérablement augmentée et ses variations suivent à peu près les variations de la température : les deux courbes coïncident. Dans la défervescence pourtant, la chute de l'urée n'est pas aussi brusque que la chute de la température.

Nous avons déjà appelé l'attention sur ce fait.

Dans un cas, Bratler a vu l'urée monter à 60 gr. par jour. Dans une observation, faite par Fouilhoux, on a noté une excrétion de 40 gr. par jour, dans le moment où la température arrivait à 39°.

Les renseignements manquent pour ce qui se passe dans la *goutte* ; cette maladie, rare dans nos hôpitaux français, n'a pu être bien étudiée. D'après un cas publié par Neubauer, il paraîtrait qu'il n'y a pas d'augmentation sensible les jours d'accès. Mais, en revanche, si l'urée est normale, l'acide urique subit une augmentation considérable, c'est là un de ces cas que nous signalions plus haut, où les oxydations semblent s'arrêter en route, et où des produits qui pourraient encore être brûlés, sont éliminés avant leur complète oxydation.

La fièvre typhoïde nous présente un autre exemple du même genre. Dans cette affection, où la température monte si haut, l'urée est loin de progresser de la même manière : elle augmente certainement, mais moins qu'on ne pouvait s'y attendre : en revanche, les matières extractives moins oxydées apparaissent en masse énorme.

Ces matières extractives suivent la marche de la température, tandis que l'urée reste à très-peu au-dessus du chiffre physiologique. (Hirtz.) — Hepp a constaté que les matières extractives, au moment de l'acmé, pouvaient atteindre 45 gr. par jour à un moment où l'urée demeurait à 23 gr.

Nous devons encore répéter ici ce que nous venons déjà de signaler, à savoir que, au moment où la température tombe, où commence la convalescence, il y a une abondante élimination d'urée et en même temps des matières extractives qui étaient restées accumulées dans les organes.

On trouvera, dans la thèse de M. Fouilhoux, des développements dans lesquels nous ne saurions entrer ici. Mais c'est surtout à M. Albert Robin, qu'on doit la connaissance de l'état de l'urine et en particulier de l'urée dans la dothiénenterie. Ses recherches si complètes ont surtout un but clinique, et nous ne saurions entrer dans leur détail ; qu'il nous suffise d'avoir donné un aperçu général de la manière dont marchent les combustions.

On peut dire qu'on ne sait rien encore sur les variations de l'urée dans les *fièvres éruptives*. Les recherches d'Andral, de Chalvet, de Laborde ont été faites avec des procédés imparfaits que nous avons signalés au début de ce chapitre. Plusieurs de ces auteurs produisaient la précipitation de l'urée par l'acide nitrique, et mesuraient la hauteur du précipité. Il n'y a donc pas à s'arrêter aux chiffres qu'ils ont fournis. Nous n'avons rien trouvé non plus sur ce sujet dans les récents travaux exécutés à l'étranger.

On n'a de même que des notions assez vagues sur les variations de l'urée dans l'*érysipèle*, dans les affections qui suppriment les fonctions de la peau, dans la courbature, etc., etc. Il y a là tout un travail à entreprendre avec les nouveaux procédés. C'est même un travail facile puisque toutes ces maladies abondent dans nos hôpitaux et que plusieurs peuvent même être obtenues expérimentalement.

On sait que, dans la *pneumonie* franche, l'élévation de la température est brusque, en même temps que très-élevée. Il résulte des travaux de Vogel et de Wachsmuth que la quantité d'urée est proportionnelle et que les courbes sont concordantes. Les matières incomplétement comburées augmentent également d'une manière sensible. — C'est avec raison que Fouilhoux fait remarquer que, dans quelques cas, l'élévation du taux de l'urée n'est pas aussi forte qu'on pourrait s'y attendre, l'alimentation se trouvant forcément suspendue, ce qui diminue d'autant le mouvement de désassimilation.

La *phthisie* est, en général, accompagnée de fièvre. Or, l'excrétion de l'urée n'est pas beaucoup augmentée. Il est possible qu'une grande quantité s'élimine par les selles. Toujours est-il que l'amaigrissement considérable des malades ne pourrait être expliqué de ce chef. On verra que l'élimination assez considérable de l'acide carbonique peut facilement rendre compte du déchet que subit alors l'organisme.

Dans l'*emphysème*, dans les *affections cardiaques*, et en général après toute cause qui diminue la respiration pulmonaire, et l'apport de l'oxygène aux tissus, les combustions sont diminuées et aussi l'excrétion de l'urée.

Il en est de même dans les cachexies, dans ces états où, nous l'avons vu, le sang ne contient presque plus d'hémoglobine et n'en apporte plus assez aux tissus : c'est toujours le même mécanisme. (Albuminurie, cancer, maladie d'Addison, chlorose, anémie, leucocythémie.)

Il est fort difficile de dire ce que devient l'urée dans le *choléra* ; l'ischurie empêchant son élimination. Aucun des dosages pratiqués n'a de valeur, il est simplement la mesure de l'ischurie plus ou moins forte et non la mesure de la production de l'urée : dans les recherches qu'on a faites, ce qu'on titrait, c'était l'urée qui s'était échappée et non celle qui s'était produite. Et nous en trouvons bien la preuve dans ces cas signalés par Griesinger et dont M. Liouville a pu observer un exemple frappant. Il s'agit de ces malades chez lesquels l'élimination de l'urée se fait par la surface cutanée qui se couvre d'une véritable cristallisation. Dans de tels cas, l'analyse de l'urine ne peut conduire qu'à l'erreur.

En France, on ne peut guère étudier les changements de l'urée dans le *typhus exanthématique*; cette maladie est heureusement trop rare pour cela. En Allemagne au contraire, Vogel a pu en suivre l'évolution. Il a vu que, pendant le summum, il pouvait être rejeté au dehors de 40 à 55 grammes d'urée. A la fin au contraire, il y a une chute brusque qui peut n'être pas toujours de bon augure.

Pendant bien longtemps on avait admis que, dans le *diabète*, l'urée était diminuée. Il y avait là une vue de l'esprit bien plus qu'une théorie appuyée sur l'expérience. On supposait que le sucre, étant rejeté par l'urine et non brûlé, les combustions devaient être amoindries et leur résultat général, l'urée, diminué : et on était encore plus disposé à admettre ce fait quand en dosant un échantillon d'urine on trouvait qu'il contenait, en effet, fort peu d'urée.

Cela tenait à la grande quantité d'urine émise et par conséquent à l'extrême dilution des produits solides qui s'y trouvent dissous. Dès qu'on se mit à pratiquer les dosages sur la masse totale des urines des 24 heures, on vit que, bien au contraire de ce qu'on avait pensé jusqu'alors, il y avait dans le diabète une dénutrition des plus intenses et une excrétion d'urée très-abondante. Le chiffre pouvait en être porté à plus de 100 grammes ; et c'est alors qu'on créa le mot d'*azoturie* pour ce symptôme qui peut être considéré aujourd'hui, au même titre que la glycosurie, comme un des symptômes du diabète.

Nous en arrivons maintenant à une série de faits des plus singuliers, qui ont paru récemment dans la science

et dont les exemples ne sont pas très-rares aujourd'hui.
Nous voulons parler de la nutrition des hystériques et en
particulier de l'absence d'excrétion de l'urée chez ces
malades.

On sait bien aujourd'hui que certaines hystériques peuvent demeurer longtemps dans une abstinence relative et
que, pendant tout ce temps, la quantité d'urée qu'elles excrè-
tent est presque nulle. On sait que chez elles il y a en même
temps excrétion de l'urée par les vomissements, excrétion
qui peut aller jusqu'à la compensation. Aujourd'hui, les
faits sont assez nombreux pour n'être plus comptés et,
quand aux craintes formulées par quelques auteurs au sujet
d'une simulation possible de la part des malades, on peut
dire que maintenant elles ne sont plus fondées après les
précautions sévères, j'allais dire presque barbares, qui
ont été prises pour empêcher toute supercherie. Les
observateurs les plus difficiles se sont déclarés satis-
faits.

Or nous devons à notre maître, M. le professeur Charcot,
d'avoir pu étudier avec lui et sous sa direction le premier
cas d'ischurie hystérique qui ait été publié. Nous l'avons
rapporté en détail avec notre ami M. le docteur Bourneville
dans une communication que nous avons faite à la Société
de biologie. Qu'on nous permette d'en rapporter ici ce qui
touche à l'excrétion de l'urée dans ces cas si singulier
d'oligurie.

L'*ischurie*, disions-nous, n'est pas une manifestation fréquente de l'hystérie, et, même dans les cas où elle a été observée, il est rare qu'elle ait été étudiée au point de vue
chimique.

Tout au plus rencontre-t-on trois faits où des analyses
soient relatées. Le premier est en somme celui que nous
rapportons aujourd'hui. Dès le mois d'avril 1871, M. le professeur Charcot avait observé l'ischurie dont était atteinte
Etch..., et, quelque temps après (mars 1871), il chargeait

M. Gréhant de l'étudier au moyen de la méthode d'analyse que ce physiologiste venait de publier.

Après une série de douze dosages, M. Gréhant obtint la moyenne de 179 milligrammes d'urée excrétés par jour : c'est environ la centième partie de la quantité quotidienne d'urée que rendent les individus de l'âge de notre malade.

L'année suivante, M. Fernet (*Union médicale*, 1873), ayant rencontré un nouveau cas d'ischurie à l'Hôtel-Dieu, faisait exécuter par M. E. Hardy une série d'analyses qui démontrait la disparition presque complète de l'urée dans la sécrétion rénale et son apparition dans les vomissements. Presque en même temps, M. Sécouet (Thèse de Paris, 1873) citait un cas où, malheureusement, un seul dosage avait été fait. Il avait démontré la présence dans l'urine de 24 heures de 6 grammes d'urée, ce qui n'a rien d'absolument anormal.

Voilà l'histoire chimique de l'ischurie hystérique probablement tout entière, car il ne nous a pas été possible de rencontrer d'autres faits et, ni M. Fernet, ni M. Secouet n'en signalent d'autres dans leur mémoire.

Mais revenons à notre malade : dès le début de l'ischurie, on observa une sorte de compensation entre la suppression de la fonction urinaire et la production de vomissements abondants.

Cette compensation s'étendait à l'élimination de l'urée. Il se passait là ce qu'on voit chez l'animal à qui l'on a pratiqué la ligature de l'uretère et chez qui l'élimination de l'urée s'effectue par l'estomac et l'intestin. (Bernard et Bareswill.)

En se reportant aux *Leçons sur les maladies du système nerveux* de M. le professeur Charcot, on trouvera une suite de tableaux où sont consignés les résultats disséminés dans notre observation. J'en résume ici les traits principaux. En juillet 1871, la moyenne des vomissements est d'un litre par jour. *Deux* grammes d'urine sont excrétés chaque jour.

En août, les vomissements sont encore d'un litre par jour, la moyenne de l'urine est de 3 gr. Il survient même une anurie totale qui dure dix jours. Nous sommes ici dans les conditions physiologiques de la ligature des uretères.

En septembre, les vomissements ont pour moyenne un litre 1/2, l'urine 2 gr. 1/2.

Il y a, on le voit, balancement régulier entre les deux phénomènes, et cela est plus frappant encore à l'inspection des courbes. On voit, en effet, la ligne des vomissements s'élever quand s'abaisse celle de la sécrétion urinaire et réciproquement.

Ce qui est vrai pour l'élimination de l'eau l'était aussi, (M. Gréhant l'a démontré) pour l'excrétion de l'urée. Un jour (10 oct.) où l'urine contenait 179 milligrammes d'urée, les vomissements en contenaient 3 gr. 699. Or, cette urée s'amassait-elle dans le sang? Ici encore, M. Gréhant donna la solution du problème : Le sang d'Etch.... contenait exactement la même quantité d'urée que celui d'une de ses voisines de salle qui n'était point atteinte d'ischurie.

Après une rémission qui a été signalée dans le cours de l'observation, une nouvelle période d'oligurie apparaît (janvier 1872); et ici nous remarquons un phénomène nouveau : c'est une sorte d'alternance entre l'anurie et de véritables crises de polyurie. Nous retrouvons ce fait plus marqué encore dans les jours qui précédèrent la guérison subite.

Pendant un espace de temps (janvier, octobre 1872), la moyenne des urines a été de 206 gr. contenant 5 gr. d'urée; la moyenne des vomissements était de 362 gr., renfermant 2 gr. 138 d'urée. La compensation se produisait encore. Mais le total était bien faible, et nous allons d'ailleurs retrouver ce même résultat dans la période que nous avons pu observer nous-même.

Etch... se trouvait dans une 2e période d'anurie qui durait depuis le mois d'août 1874, quand M. Charcot nous a chargé de reprendre l'étude commencée par M. Gréhant.

Nous n'avons pas effectué moins de 112 dosages, dont nous avons représenté les résultats sur la courbe qui termine le premier volume du traité des maladies du système nerveux du professeur Charcot (Delahaye, éditeur, Paris 1876.) Nous avons, de plus, recherché quelles étaient, dans le cas qui nous occupait, les variations des chlorures et de l'acide phosphorique. On verra plus loin les résultats auxquels nous sommes arrivés. (*Fig. 90.*)

Nous nous trouvions dans des conditions spécialement favorables pour observer. On sait, en effet, combien il est difficile d'obtenir d'un malade qu'il conserve la totalité de ses urines. C'est pourtant une condition essentielle au succès, et on peut dire qu'en pratique elle n'est presque jamais réalisée. Or, Etch... était atteinte d'une contracture du col de la vessie, qui obligeait à la sonder plusieurs fois par jour: elle était clouée sur son lit par la contracture de ses membres inférieurs, et il n'est jamais arrivé qu'on ait trouvé ses draps mouillés d'urine. Nous sommes donc certains d'avoir toujours opéré sur la totalité du liquide sécrété.

Il existe encore une cause d'erreur considérable à laquelle sont forcés de se résigner tous ceux qui pratiquent sur des malades l'analyse de l'excrétion urinaire. — L'alimentation, plus ou moins azotée, a une influence évidente — nous l'avons dit — sur la quantité d'urée que l'on rencontre chaque jour. — Il faudrait donc soumettre le malade à une alimentation toujours identique. — Il suffit d'avoir fait à l'hôpital une pareille tentative pour savoir que la chose est à peu près impraticable et pour en arriver à accepter cette cause d'erreur en la signalant plutôt que de se faire illusion.

Chez E..., il n'en était plus de même. Depuis plusieurs mois, elle était atteinte d'une contracture œsophagienne qui l'empêchait d'avaler quoi que ce fût sans le secours de la sonde, et cette condition a duré jusque dans les derniers jours de nos recherches.

Nous avons donc pu peser très-exactement et chaque jour les aliments ingérés, et nous mettre à l'abri des variations qui auraient pu venir de l'alimentation. C'est ainsi que, pendant plus de six mois, la malade fut tenue au régime suivant qui ne changea que le jour de la guérison subite :

Bouillon–vin............   18 cl.
Lait..................   36
Eau-de–vie ou rhum......   100 gr
Café..................   240
Un œuf.

Cela dit, examinons l'ensemble de nos dosages. Nous voyons de suite deux éléments. Pendant plusieurs jours, pendant des mois, l'excrétion se maintient aux environs de 0 : c'est de l'ischurie complète. Puis certains jours, la sécrétion monte tout d'un coup à des chiffres exagérés. Il semblerait qu'il se fait une décharge : le lendemain, le chiffre habituel reparaît. Enfin, le 22 mai une brusque élévation se produit et persiste ; ce jour-là, la contracture a cessé et en même temps l'ischurie.

Cette disposition nous permettra de diviser notre étude ; nous examinerons l'ischurie d'abord, les crises urinaires ensuite, et enfin la période qui succéda à la guérison.

L'*ischurie* était presque absolue. Certains jours, la quantité d'eau est au voisinage de 0. Le plus souvent l'excrétion est de 12 à 25 grammes. Et il n'y a pas lieu de s'en étonner, puisqu'on a vu plus haut que la malade ne buvait pas un demi-litre de liquide par jour. L'exhalation pulmonaire et cutanée suffit pleinement à rendre compte de la différence entre l'eau absorbée et l'eau rendue.

Pour l'urée, la même explication ne saurait suffire. On voit, par exemple, qu'entre deux crises urinaires, pendant une période de vingt-quatre jours, E..... rend une somme totale de 8 gr. 994 centigr. d'urée; pendant une autre période de quarante-cinq jours, elle en rend 8 gr. 131 centigr. La sécrétion ordinaire est, chez cette femme, de 3 ou 4 décigrammes par jour. Il faut donc que la nutrition soit profondément troublée.

Certains jours (5, 30 mars, 15 mai), notre malade est prise d'une véritable crise. Elle souffre de douleurs lombaires très-vives, son visage est rouge, ses yeux larmoyants, elle s'agite sur son lit, puis elle se met à uriner et rend en quelques heures, quelquefois en quelques minutes, 2, 3 ou même 4 litres 1/2 d'urine, contenant 20, 25, 28 grammes d'urée. L'attaque était alors terminée et la sécrétion retombait à 0.

Déjà, dans les deux premières périodes, de semblables crises s'étaient produites, en particulier en janvier 1872, le 18 mars, le 28 mars de la même année. Mais jamais elles n'avaient été aussi remarquables ; jamais non plus, l'analyse chimique n'avait été faite ces jours-là. (Voir les PLANCHES V, VI et VII, du tome I, des *Leçons* de M. Charcot, 2° édition).

Après ces crises l'action qui avait produit la décharge n'était pas absolument épuisée, car le surlendemain il se produisait toujours une élévation de l'urée, puis l'ischurie complète reparaissait.

Nous devons signaler ici un fait singulier, qui n'est très-probablement que le produit du hasard. Si nous additionnons la quantité d'eau et d'urée excrétée chaque jour entre chaque décharge, nous nous trouvons en face de ce bizarre résultat :

	Eau.	Urée.
Entre la 1re et la 2e décharge (24 jours)	498 gr.	8 gr. 299 centigr.
Entre la 2e et la 3e décharge (45 jours)	499 gr.	8 gr. 131 centigr.

Chiffres sensiblement égaux ; en sorte qu'il semblerait que le temps écoulé depuis une crise était sans influence sur l'apparition de la suivante, et que tout dépendait de la quantité d'urée expulsée de l'économie. Nous ne faisons cette remarque que sous toutes réserves d'observations ultérieures.

Dès que l'ischurie hystérique lui fut cliniquement connue, la première idée qui vint à M. Charcot fut de chercher s'il n'existerait pas quelque voie de dérivation pour l'excrétion de l'urée. Les hystériques atteintes d'anurie vomissent. — E....., nous l'avons vu dans la première partie de sa maladie, vomissait, et M. Gréhant trouva dans ses vomissements jusqu'à 3 grammes d'urée en vingt-quatre heures. Mais pendant que nous l'observions (mars-mai 1875), elle n'eut pas de vomissements. Nous devions aussi penser que les selles contiendraient de l'urée ; mais la malade, ne prenant pas d'aliments solides, fut deux mois sans aller à la garde-robe. Donc pas de voie de dérivation, et nous sommes autorisés à croire que la quantité d'urée sécrétée par le rein était bien alors la totalité du produit des combustions.

Le 22 mai survient un fait remarquable. La malade guérit subitement de sa contracture, de son aphonie, de son amblyopie, etc. Jusqu'ici rien que de très-normal ; mais du même coup cesse l'ischurie. Pendant cette crise douloureuse qui produit la guérison, E..... rend 43 grammes d'urine contenant 1 gr. 786 centigr. d'urée. Quelque temps

avant, il lui fallait une semaine pour en sécréter autant ;
puis, dans la journée, elle rend 260 grammes d'urine contenant 6 gr. 489 centigr. d'urée; en tout 8 gr. 1/2 d'urée.

C'était, en réalité, une de ces crises urinaires que nous
avions déjà observées. Mais au lieu qu'après ces dernières
la sécrétion se supprimait de nouveau, nous la voyons se
maintenir avec la guérison des autres symptômes, et dès
lors commence une marche presque aussi extraordinaire
que l'ischurie elle-même. Ainsi la courbe est formée de
grandes élévations (28 grammes d'urée), suivies d'une chute
brusque, précédée elle-même du petit crochet que nous
avions vu déjà succéder aux crises urinaires ; mais jamais
nous ne revenons à 0. L'ischurie est bien terminée.

Il convient d'ailleurs de faire remarquer qu'à ce moment
notre malade urinait sans la sonde, qu'elle mangeait beaucoup et même avec excès, et que, par conséquent, nos résultats n'ont plus la rigoureuse précision de ceux que nous
avons exposés plus haut.

Nous avons voulu joindre à l'étude des variations de
l'urée celle des variations des chlorures et de l'acide phosphorique. On peut voir (*Fig. 90*) la courbe qu'ils nous ont
donnée.

Il suffit d'un simple coup d'œil pour voir que ces substances sont diminuées pendant l'ischurie ; mais, toute proportion gardée, bien moins que l'urée, puisqu'on les trouve
en quantité égale à celle-ci.

En revanche, les jours de crises urinaires, on voit que
les courbes ne concordent plus : les substances salines sont
peu augmentées, tandis que l'excrétion de l'urine subit une
exagération rapide. L'élimination des chlorures et de l'acide
phosphorique semble être en relation avec celle de l'eau.

En résumé, ischurie allant presque jusqu'à la suppression
de la sécrétion, crises urinaires subites, guérison instantanée de l'ischurie en même temps que des autres phénomènes morbides, tel est l'ensemble de faits que nous avons

pu observer sur la malade que M. lè professeur Charcot
nous avait donnée à étudier.

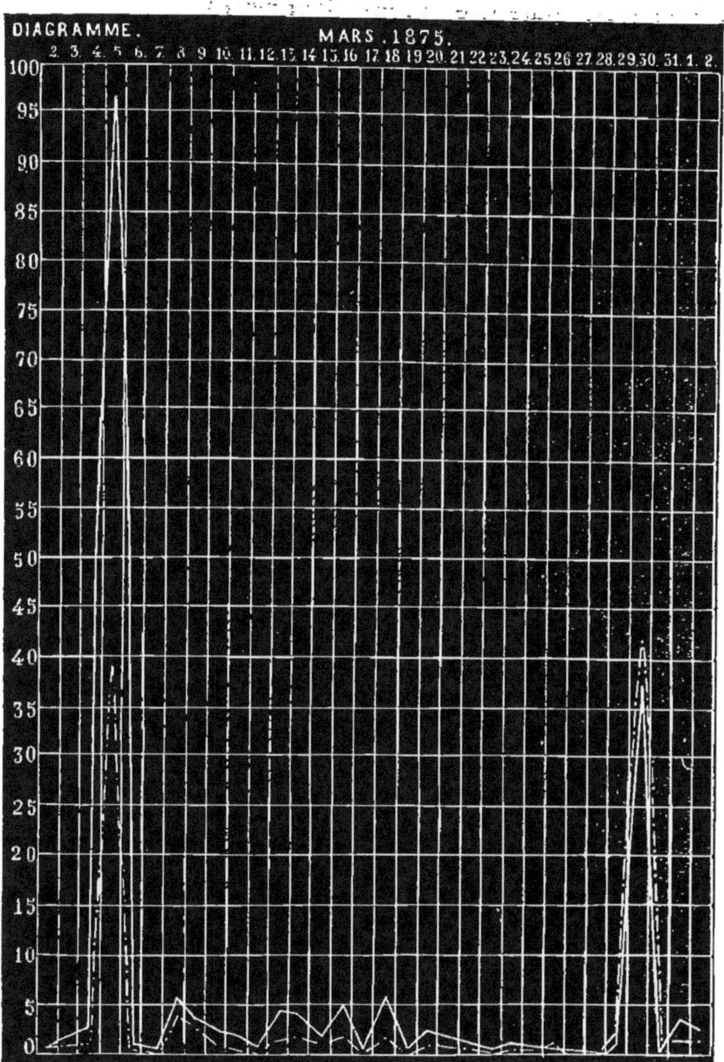

Fig. 90 — Tracé montrant les variations des chlorures et de l'acide phosphorique
dans l'ischurie hystérique. — La ligne pleine représente les chlorures, la ligne pointée l'acide phosphorique, les chiffres de l'échelle représentent des décigrammes.

Nous n'avons pas trouvé de cas où les recherches aient été suivies longtemps : les nôtres ont duré près de quatre mois; la guérison est survenue sous nos yeux, et c'est de là que notre étude tire son principal intérêt.

Depuis que ce cas a été publié, on en a apporté plusieurs autres. M. Juventin a présenté sur ce sujet une thèse à la Faculté de médecine, et nous-mêmes, nous avons observé un cas nouveau d'une très-grande netteté dont l'observation appartient à M. le docteur Dumontpallier. Nous nous contenterons de publier ici les chiffres représentant les analyses que nous avons été chargés de faire.

EXPÉRIENCE CVI.— *Analyse des urines et des vomissements d'une hystérique atteinte d'oligurie.*

	Urée.	
Vomissement du 25 juillet....	7 gr.	59
Urine	0	00
Vomissements du 26	11	9
Urine	0	00
Vomissements du 27........	16	50
Urine	0	00
Vomissements du 28........	0	00
Urine	10	40
Vomissements du 29........	10	10
Urine	0	00
Urine du 30.................	15	70
Vomissements du 30........	0	00
Urine du 31	0	00
Vomissements.............	10	20

Ce tableau est résumé par la figure 91, qui représente l'alternance entre l'excrétion de l'urée par le rein et son excrétion par les vomissements. On voit qu'il y a discordance presque parfaite et que les jours où l'urine manque, il y a en revanche, par l'estomac, excrétion d'une quantité d'urée égale à celle qu'elle aurait dû contenir. Les deux courbes marchent en sens inverse l'une de l'autre.

M. Empereur a pu examiner encore trois autres cas qui

sont identiques à ceux dont nous avons parlé jusqu'à présent, sauf sur la discordance absolue entre les vomissements et l'urination.

Maintenant toutes les hystériques ont-elles de l'anurie,

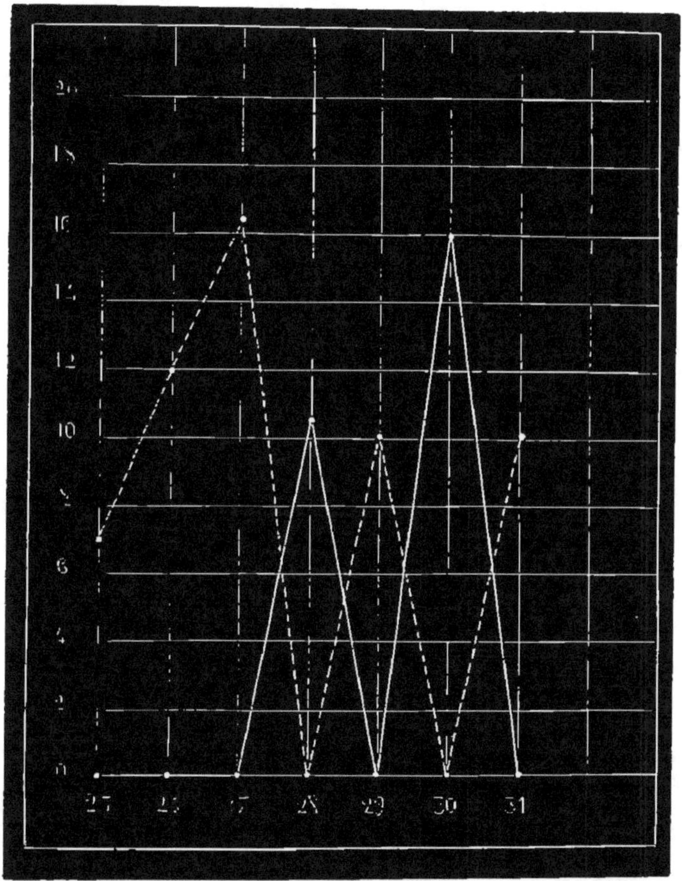

Fig. 91. — Tracé montrant la discordance entre l'excrétion de l'urée par l'estomac et l'excrétion par le rein.

ou au moins excrètent-elles une moindre quantité d'urée que les autres sujets. Non certes, et voici des recherches que nous avons faites dès 1875 et qui nous ont démontré que, d'ordinaire, ces malades rentrent dans la loi commune. Nous avons choisi deux hystériques bien caractérisées, les nommées Marc... et Buc..., bien connues de quiconque a visité la Salpêtrière et nous avons soigneusement analysé leurs urines pendant qu'elles étaient soumises à un régime uniforme.

EXPÉRIENCE CVII. — *Quantité d'urine et d'urée excrétée par la nommée Marc..., hystéro-épileptique.* — Mois de mars 1875.

11. —	Urine	1.500 gr.	»
	Densité	1.010	»
	Chlorures	6	750
	Acide phosphorique	1	875
	Urée	17	300
12. —	Urine	1.150	»
	Densité	1.007	»
	Chlorures	4	450
	Acide phosphorique	1	955
	Urée	10	312
13. —	Urine	1.100	»
	Densité	1.011	»
	Chlorures	7	100
	Acide phosphorique	1	200
	Urée	12	629
14. —	Urine	1.400	»
	Densité	1.010	»
	Chlorures	11	750
	Acide phosphorique	0	840
	Urée	10	752
15. —	Urine	1.400	»
	Densité	1.008	»
	Chlorures	9	607
	Acide phosphorique	0	875
	Urée	11	800
16. —	Urine	1.000	»
	Densité	1.012	»
	Chlorures	9	500
	Acide phosphorique	1	000
	Urée	7	686
17. —	Urines perdues.		
18. —	Urine	1.100	»
	Urée	12	812

```
19. — Urine................  1.400 gr.  »
    Urée................      14 ≟ 756
20. — Urine..............  1.700       »
    Urée...  ............      13    055
```

EXPÉRIENCE CVIII. — Analyse de l'urine de la malade Buc..., hystéro-épileptique.

```
11 mars. — Urine................  1.350 gr.  »
           Densité.............   1.012       »
           Chlorures ..........      13    750
           Acide phosphorique ...    2    116
           Urée ...............      13    824
12 mars. — Urine...............   1.600       »
           Densité ........... ..   1.015       »
           Chlorures ..........      17    500
           Acide phosphorique....    2    000
           Urée ..............      16    384
13 mars. — Urine...............   1.800       »
           Densité.............   1.011       »
           Chlorures ..........      16    200
           Acide phosphorique....    1    530
           Urée................      16    128
14 mars. — Urine. ............   1.400       »
           Densité.............   1.014       »
           Chlorures...........      12    500
           Acide phosphorique....    1    400
           Urée................      14    336
15 mars. — Urine...............   1.600       »
           Densité.............   1.016       »
           Chlorures...........      18    432
           Acide phosphorique....    5    550
           Urée................      18    500
16 mars. — Urine...............   1.400       »
           Densité.............   1.015       »
           Chlorures ..........      14    400
           Acide phosphorique....    2    100
           Urée................      15    460
17 mars. — Urine.............. :.  1.300       »
           Densité.............   1.014       »
           Chlorures ..........      15    600
           Acide phosphorique ...    2    080
           Urée................      13    312
18 mars. — Urine..... .........   1.400       »
           Urée ...............      14    336
19 mars. — Urine...............   1.500       »
           Urée................      17    200
20 mars. — Urine...............   1.700       »
           Urée................      19    584
```

Il ressort de ces chiffres que, même chez des malades
qui mangeaient à peine, l'excrétion de l'urée s'est bien faite,
et que ce produit de combustion s'est formé comme à l'état
normal, ou tout au moins avec un très-faible abaissement.

Ce serait peut-être ici le lieu de donner une explication
de l'*anurie* hystérique, mais nous croyons que cela serait
prématuré. Qu'il nous suffise dans ce moment d'avoir bien
constaté les faits. Nous savons que, dans un certain état de
la grande névrose, il peut y avoir une abstinence presque
complète, que pendant qu'elle dure il arrive deux choses,
ou l'urée, tout en se maintenant à son chiffre normal dans
le sang, n'est plus éliminée, ou bien, elle est éliminée par
une voie collatérale, la voie gastro-intestinale, et il se fait
une sorte de balancement. Enfin, chez l'immense majorité
des hystériques, il ne se passe rien de semblable et l'ischurie
demeure au fond un phénomène rare.

Maintenant comment et pourquoi cela se fait-il ? des sup-
positions ont été faites, elles étaient faciles ; mais comme
rien jusqu'ici n'est venu leur apporter des preuves, nous
préférons nous contenter des faits observés et attendre que
de nouveaux viennent se produire.

Pendant que nous nous occupons de l'excrétion urinaire
dans les maladies nerveuses, nous devons dire qu'il serait
du plus haut intérêt de savoir ce que devient la production
de l'urée dans le *coma apoplectique*, alors que le corps
entier est dans une complète résolution. Ici, malheureusement, le manuel opératoire est des plus difficiles ; nos tenta-
tives ont été peu fructueuses. Il est presque impossible de
recueillir l'urine même avec la sonde à demeure, et nos
devanciers ont dû éprouver les mêmes difficultés que
nous, car la littérature scientifique est muette sur ce sujet.
Tout au plus trouvons-nous un travail de M. A. Ollivier
dans lequel deux ou trois analyses ont été exécutées ; mais

l'urine totale n'a pas été recueillie ; on a analysé un échantillon pris au hasard et on a rapporté au litre la quantité d'urée trouvée dans le dosage. On ne savait pas combien le malade avait uriné de litres : on ne savait donc rien en réalité et l'auteur lui-même ne donne ses résultats que pour de lointaines approximations.

L'étude des maladies du foie est venue depuis peu jeter une vive lumière sur une très-importante question, sur le *lieu de formation* de l'urée. L'urée, nous l'avons dit, est le dernier résultat de la combustion des tissus, mais rien ne prouve que la dernière oxydation qui amène à cet état final les produits intermédiaires se fasse dans tous les tissus. Et, si l'urée est un produit de dédoublement de ces substances, alors il devient vraisemblable que ce dédoublement ne doit rencontrer les conditions de sa formation que dans des points limités. Or, il résulte d'expériences et d'observations déjà anciennes que l'un de ces points serait le foie. Nous allons donner ici un court aperçu de la question ; elle a pour nous un grand intérêt puisqu'elle nous explique la raison pour laquelle il n'y a pas toujours équation absolue entre les combustions et leur produit définitif, l'urée.

C'est par la pathologie qu'on a commencé à entrevoir la vérité ; nous avons déjà dit que Frerichs avait été étonné de voir que, dans des maladies fébriles par excellence, dans l'ictère grave par exemple, l'urée disparaissait.

A côté de cela, avons-nous dit, on observe l'azoturie dans des affections où la température reste basse.

Sydney Ringer et Chalvet constatent que, dans la fièvre intermittente, l'urée commence à croître avant la température. — Voilà bien des faits qui s'accordent peu avec la théorie des combustions directes.

Au contraire, l'idée que l'urée se forme surtout dans le foie, par la suroxydation de matières déjà oxydées dans les tissus ou par leur dédoublement, éclaire tout d'un coup la question. Et, en effet, pour la formation de l'urée, il faudra l'intégrité des cellules hépatiques: toutes les fois que cette intégrité sera détruite, la formation n'aura plus lieu. Ce qui va suivre aura pour but de démontrer qu'il en est bien ainsi. Le lecteur qui voudrait plus de détails sur la question, se reportera à l'excellent mémoire que M. Brouardel a publié.

On a, depuis longtemps déjà, remarqué la relation qu'il y a entre l'état du foie et la production de l'urée, Fourcroy et Vauquelin l'avaient signalée en 1806. Prout, Rayer en parlent également ; Bouchardat, dans son traité de la glycosurie, signale la grande quantité d'urée que l'on trouve dans les cas d'ictère simple.

Quand la théorie du dédoublement a pris naissance, on a cherché où ce dédoublement pouvait avoir lieu. Meissner a publié, en 1864, un mémoire pour prouver que c'était dans le foie. Il a trituré du foie dans de l'eau et il a démontré que cet organe contenait beaucoup plus d'urée que le sang. Bouchard a depuis démontré que le foie du bœuf en contenait 0 gr. 20 c. par kilog.

Kuhne vient témoigner dans le même sens en faisant remarquer qu'on ne rencontre pas d'urée dans le tissu musculaire qui pourtant est le siége le plus actif des combustions. — Stokvis et Heynsius étaient arrivés aux mêmes conclusions.

Fuhrer et Ludwig avaient pensé que l'urée se produisait aux dépens des globules du sang qui se détruisaient. — Meissner accepte leur conclusion et il l'adapte à sa théorie, car il fait remarquer que c'est dans le foie qu'a lieu une grande destruction de globules. Pour lui les albuminoïdes serviraient d'abord à l'état d'hémoglobine, puis, dans le sang, ils se dédoubleraient et il résulterait de cette opération de l'urée et du glycogène.

Cette opinion se trouve corroborée par une observation de Gœthgens et de Huppert qui avaient remarqué que, dans le diabète, le sucre et l'urée marchaient de pair, ce qui est facile à expliquer si tous deux naissent du dédoublement des mêmes matières albuminoïdes.

Une seule expérience pouvait d'ailleurs juger la question et elle a été faite par Cyon. Il s'agissait de doser l'urée du sang qui entre dans le foie et celle du sang qui en sort. Voici le résultat obtenu :

<pre>
Sang de la veine porte........   0,09 pour 100.
   — des veines sus-hépatiques .   0,14   —
</pre>

Et dans un autre cas :

<pre>
Sang avant le foie...........   0,08 pour 100.
   — après le foie............   0,14   —
   — après quatre passages.....   0,176   —
</pre>

Ces chiffres semblent bien indiquer que l'urée se forme dans le foie.

Voilà ce que dit la physiologie ; voyons maintenant ce que dit la clinique. Nos guides, en cette matière, seront les travaux de M. Brouardel et de M. Charcot, qui contiennent une série considérable d'observations que les limites elles-mêmes de notre travail ne nous permettraient guère de reproduire.

Voyons d'abord les cas où le foie subit des altérations qui le détruisent en totalité ou en partie.

C'est d'abord l'*atrophie jaune aiguë*, qui annihile la presque totalité des cellules hépatiques. Nous avons déjà cité les passages où Frerichs indique la disparition de l'urée et son remplacement par une grande quantité de leucine et de tyrosine. Ces faits ont été vus de nouveau par Murchison et par Parkes. La *fièvre jaune* paraît avoir le même résultat. C'est encore une maladie qui détruit le foie et dans laquelle l'urée disparaît.

L'*intoxication phosphorée* attaque, elle aussi, la cellule du foie ; supprimera-t-elle l'urée ? Si on en croyait un travail de Bauer, il n'en serait rien et même l'urée augmenterait. Ce fait, en rapport avec une observation de Storch, est absolument contraire à une autre observation de Schultzen et Riess, qui avaient vu tomber l'urée au minimum. Nous n'avons pas pu nous procurer le travail de Bauer, et nous le regrettons ; nous aurions voulu vérifier de nos yeux le manuel opératoire singulier qu'on prête à son auteur.

Ce savant allemand publie un tableau d'analyses qui contient des décimales. Sait-on comment il les obtient, comment il fait ses expériences ?

Il essaie vainement de faire uriner dans une soucoupe le chien sur lequel il expérimente. Alors il se résout à le laisser uriner sur le plancher du laboratoire et il recueille avec une pipette et une éponge l'urine qu'il jauge et qu'il analyse (??) (1).

Notre lecteur nous permettra de ne tenir aucun compte de recherches exécutées par cette méthode imprévue et de passer de suite aux expériences de MM. Brouardel et Lecorché.

Ces deux expérimentateurs, en empoisonnant très-lentement des animaux par le phosphore, de façon à arriver à une stéatose du foie presque complète, ont vu l'urée disparaître en même temps qu'augmentait la lésion hépatique. Il y a concordance parfaite avec ce qui se passe dans l'ictère grave.

Mais en revanche, dans l'*ictère simple*, alors qu'il n'y a

---

(1) Cette remarquable expérience est rapportée par M. Brouardel. Elle nous donne une idée assez exacte de la précision allemande. Beaucoup de savants d'outre-Rhin publient des travaux où l'on trouve des chiffres suivis de quatre décimales ; ils font les lectures de gaz avec des longues-vues et souvent leur expérience commence à la façon de celle de Bauer.

pas destruction de la cellule hépatique, mais bien simple hyperhémie de l'organe, alors que les fonctions sont exagérées et que la bile est sécrétée en excès, nous voyons la fonction du foie vis-à-vis de la formation de l'urée s'exagérer et des quantités considérables de ce produit être éliminées. Nous avons déjà dit que c'était à M. Bouchardat que l'on devait la connaissance de ce fait important.

Un *abcès du foie, un cancer* du même organe, diminuant le champ de l'uropoièse, doivent, en même temps, diminuer la quantité de l'urée. Il semble, en effet, qu'il en est ainsi; c'est du moins ce qui résulte d'expériences faites par Parkes. Ce point important aurait besoin d'être vérifié encore.

Quant à la *lithiase* biliaire, on a vu plus haut qu'elle nous avait présenté une alternance remarquable entre la température et l'urée. L'état du foie est tel dans l'angiocholite que les produits extractifs ne sont plus amenés jusqu'à l'urée.

La *cirrhose* est encore une affection qui annihile la fonction de la cellule hépatique et qui diminue la production de l'urée, toute question d'alimentation mise à part. Schérer l'a déjà vu en 1843, Haller est arrivé dix ans plus tard à la même conclusion.

Aujourd'hui des observations nombreuses de Brouardel, de Hirne, de Fouilhoux viennent démontrer que, dans la cirrhose, l'excrétion de l'urée tombe à quelques grammes, même si le malade continue à se bien alimenter. Il en est absolument de même, cela était forcé, dans le *foie cardiaque* qui, physiologiquement, a les mêmes conséquences que la cirrhose.

Les *suppurations prolongées*, la *phthisie* amènent l'état graisseux du foie et, par contre-coup, une faible diminution de l'urée. Mais ici le résultat n'est pas convaincant, car la nutrition et l'alimentation sont tellement modifiées, que l'absence d'urée n'a rien qui puisse surprendre.

Nous avons à propos de l'ictère simple fait remarquer que l'urée augmentait toutes les fois que l'hyperémie de l'organe hépatique se manifestait. C'est, en particulier, ce qu'on voit dans la *congestion traumatique* du foie. (Sigmund, Herzog, Brouardel.)

En résumé toutes les fois que la cellule hépatique est altérée ou détruite, l'urée diminue ou disparaît. Toutes les fois qu'il y a exagération des fonctions du foie, l'urée augmente. Ce sont là les conclusions du mémoire de Brouardel. Elles nous semblent devoir être adoptées provisoirement jusqu'à ce que l'expérimentation directe vienne les confirmer ou, ce qui est peu probable, les infirmer.

Résumant donc ce long chapitre sur la production de l'urée dans les processus pathologiques, nous dirons :

1° L'urée, étant le résultat ultime des combustions, marche en général conjointement avec elles et varie dans le même sens :

2° L'urée semble être formée dans le foie par suroxydation ou plus probablement par dédoublement des substances extractives. La loi exprimée ci-dessus n'est donc plus vraie quand le foie est lésé dans ses éléments. Les combustions s'arrêtent à des produits moins oxydés, à ceux qui se forment dans tous les tissus par la combustion directe, (Créatine, créatinine, hypoxanthine, acide urique) ;

3° L'urée peut s'accumuler dans l'organisme pendant les périodes où elle est produite en excès et être éliminée tout d'un coup sans qu'il y ait pour cela élévation des combustions (Crises);

4° Dans quelques cas peu fréquents et encore inexpliqués, la sécrétion de l'urée peut s'arrêter définitivement (Ischuries);

CHAPITRE XII

De l'acide carbonique.

§ I. Technique.

Les procédés imaginés pour recueillir et doser l'acide
carbonique expiré sont extrêmement nombreux. — On
peut dire que chaque observateur a apporté le sien. — Cette
multiplicité n'est pas de bon augure au premier abord et
signifie qu'en réalité aucun n'est précis ni commode, puisqu'aucun n'a satisfait les observateurs désintéressés.

Nous avons vu combien, chez le malade, il était déjà
difficile de doser et de recueillir l'urée, corps fixe et solide,
combien ne sera-t-il pas plus malaisé de recueillir l'acide
carbonique et à plus forte raison de jauger l'oxygène qui
se sera fixé dans les tissus.

On sait qu'en physiologie on y arrive par deux méthodes,
qui, bien que procédant d'une manière différente, arrivent
à des résultats concordants. L'une, c'est la méthode directe,
jauge en nature l'oxygène à mesure qu'il est absorbé par
l'organisme et l'acide carbonique à mesure qu'il est exhalé.
L'autre, la méthode indirecte, tient compte des apports et
des déchets constatés par la pesée de l'être en expérience
et, des seconds retranchés des premiers, déduit les pertes
dues à l'exhalation pulmonaire.

Nous devons de suite déclarer ici que cette méthode indirecte, si précieuse d'autre part, est absolument inapplicable

à la pathologie, puisqu'elle suppose l'invariabilité de poids du sujet, ce qui n'est précisément pas dans la maladie.

Nous n'aurons donc à nous occuper que de la méthode directe et des procédés qui en dérivent.

Nous décrirons ces procédés avec un certain soin, parce que c'est par leur connaissance seulement qu'on pourra se faire une idée de la valeur des résultats obtenus par les auteurs : c'est ainsi que, dès le début de notre étude, nous allons trouver des travaux dont nous ne pourrons tenir aucun compte parce que les procédés par lesquels ils ont été obtenus comportaient des causes d'erreur qui dépassaient les variations que l'on voulait apprécier.

C'est, nous l'avons déjà dit, par cette connaissance approfondie de la technique, qu'on n'est pas exposé à citer comme contraire à des travaux bien faits et convaincants, des expériences faites au moyen de procédés quelquefois ridicules et ne pouvant mener qu'à l'erreur.

Nous tenons encore à dire avant d'entrer en matière, que nous ne parlerons ici que des méthodes applicables à l'homme sain ou malade. La nature même de notre sujet ne nous permettant pas de nous attarder aux procédés qui, exigeant des mutilations, ne peuvent être utilisés que sur les animaux. Nous ferons pourtant une exception en faveur d'une méthode que nous avons imaginée avec notre ami le docteur Jolyet pour les études de pathologie expérimentale.

Après Lavoisier, qui paraît s'être occupé le premier de la respiration de l'homme, mais dont le mémoire, peut être apocryphe, ne nous arrêtera pas, nous rencontrons au commencement du siècle la méthode imaginée par Davy et perfectionnée par Allen et Pepys. Ces observateurs recueillaient l'air de l'expiration sous une cloche et ils en pratiquaient l'analyse directement. Ce procédé n'a qu'une valeur médiocre, si on réfléchit combien une expiration séparée peut être différente d'une série d'autres dont l'ensemble constitue pourtant la réalité.

Immédiatement après eux, sont venus Brunner et Valentin qui procédaient de la manière suivante. Ils avaient un grand flacon à trois tubulures dans lequel le sujet en expérience expirait pendant un quart d'heure, de manière à le bien purger de l'air normal qu'il contenait et à le remplir d'air expiré. Cela fait, on versait lentement du mercure dans le flacon, ce mercure chassait l'air et le forçait à passer sur de la potasse caustique où il perdait son acide carbonique, puis sur du phosphore légèrement chauffé où il abandonnait son oxygène. Une série de tubes à ponce sulfurique venaient d'ailleurs absorber la vapeur d'eau et l'empêcher de compliquer les résultats. Le volume du mercure employé à déplacer l'air donnait le volume même de cet air. L'augmentation de poids des tubes à potasse et à phosphore donnaient le poids de l'acide carbonique et de l'oxygène contenus dans l'air analysé. Mais il manquait un élément de première importance pour que les résultats eus-, sent une certaine valeur physiologique, c'était précisément la quantité d'air expiré en un temps donné, qui seule eût permis de calculer la consommation de l'homme en expérience et son exhalation consécutive.

C'est pour avoir, au moins pour l'acide carbonique, cette notion si utile de la quantité d'air expiré, que MM. Andral et Gavarret imaginèrent leur méthode. Il s'agissait pour eux de recueillir et de doser l'acide carbonique exhalé par l'homme dans l'exercice de ses diverses fonctions physiologiques. Ils devaient même étendre leur travail à la pathologie; cette dernière partie n'a pas été exécutée.

Leur premier soin en construisant leur appareil a été de le rendre tel qu'il ne gênât pas la respiration. Un masque hermétique, s'appliquait autour de la bouche et des narines du sujet. Un jeu de soupapes faisait que l'air était puisé au dehors, et, de là, poussé dans des ballons de verre où le vide avait été préalablement pratiqué. L'air s'emmagasinait donc dans ces ballons où des thermomètres indiquaient sa température. Les récipients avaient de 100 à 150 litres de capacité, et la respiration s'y faisait sans effort, puisque on pouvait régler par un robinet le tirage que provoquait le vide intérieur, et que, de plus, le sujet ne respirait jamais que de l'air pur qui ne passait qu'une seule fois à travers ses poumons.

Quand les gaz étaient recueillis ainsi, on les portait au laboratoire, et là, grâce à un aspirateur formé de trois autres ballons de même capacité et vides d'air, on faisait passer l'air expiré bulle à bulle à travers une série de tubes à ponce sulfurique et à potasse dont l'augmentation de poids indiquait la quantité de vapeur d'eau et d'acide carbonique produits. Un manomètre indiquait la quantité exacte de gaz soumis à l'analyse. De plus, on notait au chronomètre le temps que le sujet avait mis à expirer la quantité de gaz qu'on avait recueillie; on avait donc tous les éléments du problème. Nous n'insisterons pas sur cet appareil dont la description se trouve partout. On verra dans le mémoire de MM. Andral et Gavarret, quelles sont les corrections que nécessite son emploi et à quel degré d'exactitude la critique expérimentale montre qu'il pouvait arriver.

Nous ne nous étendrons pas non plus longtemps sur l'appareil de MM. Regnault et Reiset, dont la description détaillée se rencontre dans tous les ouvrages classiques. Il se compose, comme on sait, de trois parties distinctes : une enceinte où l'animal en expérience est enfermé, un condenseur de l'acide carbonique et un appareil qui remplace l'oxygène au fur et à mesure de sa consommation.

L'enceinte est formée par une cloche de verre soigneusement lutée qui communique avec une série de pipettes oscillantes remplies de potasse caustique, qui ont pour effet de puiser l'air dans la cloche et de le purger de son acide carbonique. Elle communique encore avec un réservoir rempli d'oxygène où un appareil à niveau constant vient verser une solution de chlorure de calcium à mesure que l'oxygène est consommé par l'animal en expérience.

Tel que l'ont conçu Regnault et Reiset, cet appareil est excellent pour les expériences de physiologie pure; mais il n'est plus pratique en pathologie expérimentale. Il faut, dans ce dernier cas, que l'animal soit toujours à la portée de l'expérimentateur, qui fera naître en temps utile telle ou telle condition pathologique qu'il a précisément pour but d'étudier. Il a de plus l'inconvénient de confondre la perspiration cutanée avec la respiration pulmonaire : il ne permet pas de tenir compte des gaz intestinaux de l'animal qui contiennent une grande quantité d'acide carbonique, enfin, il est démontré qu'il contient toujours une certaine quantité d'acide carbonique dont les pipettes n'ont pu débarrasser l'air. L'animal ne se trouve donc pas dans des conditions physiologiques parfaites.

C'est pour obvier à cet inconvénient que M. Jolyet et moi nous avons imaginé les modifications suivantes au procédé de Regnault et Reiset.

(Voir *Gazette médicale*, 1877.)

Ces physiologistes s'étaient seulement occupés des conditions physiologiques.

Mais actuellement que l'on sait combien tel animal donné, par kilogramme et par heure, à jeun ou en digestion, consomme d'oxygène et produit d'acide carbonique, les recherches des altérations de l'air par la respiration doivent être dirigées à un autre point de vue. Il s'agit de déterminer quelles sont les modifications apportées dans les produits de la respiration, c'est-à-dire dans les quantités relatives d'oxygène absorbé et d'acide carbonique exhalé, sous l'influence de conditions pathologiques, expérimentales, que le physiologiste aura déterminées à son gré. Il faut également ment voir comment se comporte l'azote, quelles sont les causes qui font varier son absorption ou son exhalation.

L'intérêt est de faire des expériences comparatives, successivement sur un même animal, expériences dans lesquelles on aura fait varier une seule condition, de façon à pouvoir y rattacher les différences dans les résultats obtenus. Pour cela, il est essentiel d'avoir à sa disposition une méthode qui respecte autant que possible les conditions de la respiration à l'état normal des animaux soumis à l'observation, et des procédés d'analyse expéditifs et suffisamment exacts, pour que les résultats ne soient jamais altérés par les erreurs de l'analyse. La méthode d'expérience que nous allons faire connaître réalise ces conditions.

Notre appareil est basé sur les mêmes principes que celui de MM. Regnault et Reiset. C'est, en réalité, l'appareil de ces savants perfectionné à certains points de vue et mis à l'usage des physiologistes.

Le but que nous nous sommes proposé en modifiant l'appareil de MM. Regnault et Reiset a été de répondre à deux desiderata laissés par cet appareil.

La méthode de MM. Regnault et Reiset demande un déploiement considérable d'instruments, le maniement de cloches et de pipettes d'une grande capacité, qui ne se rencontrent pas dans le commerce et qui, fabriquées par des constructeurs habiles, reviennent à un prix qui les éloignent des laboratoires modestes.

Enfin, l'instrument complet tient une place considérable et ne peut être toujours tenu monté et prêt à fonctionner, quand le hasard d'une expérience rend nécessaire le dosage des produits de la respiration.

On verra plus loin, par le détail que nous allons donner de notre méthode, que toutes les pièces qui composent notre instrument se trouvent dans les laboratoires de physiologie, que l'appareil, simplement appliqué contre un mur, n'est point encombrant et qu'il peut être constamment prêt à fonctionner. Ces qualités nous semblent en faire un véritable appareil usuel de physiologie.

Le second point où, de l'aveu même de ses auteurs, la méthode de Regnault et Reiset s'est montrée en défaut, consiste dans la lenteur de l'absoption de l'acide carbonique, au point que ce gaz peut demeurer dans l'air dans des proportions considérables ; on verra plus loin qu'une disposition spéciale nous permet d'éviter complétement cette cause d'erreur.

Notre appareil se compose de trois parties : une cloche dans laquelle respire l'animal, un appareil destiné à condenser l'acide carbonique au fur et à mesure de sa production, un système destiné à remplacer l'oxygène à mesure qu'il est consommé.

A. — La cloche dans laquelle était contenu l'animal avait, dans l'instrument de MM. Regnault et Reiset, une capacité de 45 litres. C'était une cause de grande lenteur dans le maniement de l'appareil et encore cette capacité dejà considérable ne permettait-elle pas d'agir sur tous les animaux et forçait-elle à choisir des espèces d'assez petite taille. De plus, l'animal, une fois enfermé dans la cloche, échappait complétement à l'expérimentateur qui ne pouvait plus agir sur lui et, dans ces conditions, il était impossible d'étudier les phénomènes de la pathologie expérimentale.

Nous avons employé une cloche d'une capacité de 10 litres C (*Fig. 92*) qui se trouve partout et dont le maniement est des plus faciles. Cette cloche est rodée et lutée sur une plaque de verre. La cloche est assez grande pour contenir les animaux de petite taille, tels que rats, cobayes, lapins, que l'on peut y laisser des journées entières. Pour les grandes espèces, elle peut encore servir efficacement, grâce à la disposition suivante.

Un chien, par exemple, est couché sur une table à laquelle il est fixé par des attaches. Les voies aériennes sont

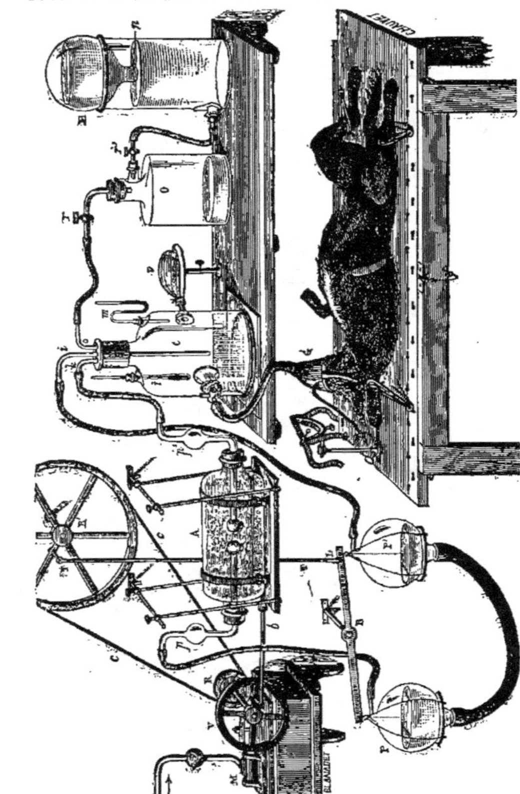

Fig. 92. — Appareil de Jolyet et Regnard, pour l'étude des produits de la respiration.

fermées par une muselière complétement hermétique. Cette muselière est, en effet, munie d'un bourrelet creux en caoutchouc qu'il est facile de gonfler par un tube latéral et qui, s'appliquant autour du museau de l'animal, rend impossible toute fuite de l'appareil. A la muselière aboutit un gros tube rigide muni d'un robinet à trois voies et communiquant avec une des tubulures de la cloche. Grâce au robinet, l'animal peut être mis subitement en rapport avec l'atmosphère de la cloche, et il se trouve exactement dans les mêmes conditions que s'il était contenu dans sa cavité. Par ses alternatives d'inspiration et d'expiration, l'animal produirait des alternatives de pression et de dépression dans la cloche, sans une disposition spéciale que nous ayons imaginée. A l'une des tubulures se trouve fixé un petit sac de caoutchouc v qui peut s'aplatir exactement. L'inspiration et l'expiration de l'animal ont simplement pour action de soulever ou de laisser retomber la mince paroi de ce sac. Il n'y a donc jamais ni augmentation ni diminution de pression dans l'appareil. Ajoutons qu'un thermomètre t et un manomètre m très-sensibles, sont en communication avec la cloche et permettent de faire très-exactement les déterminations gazométriques.

Voilà donc notre animal, soit inclus dans la clocle à respiration, soit en communication avec elle, et n'y produisant d'autres modifications de pression que celles résultant de la consommation de l'oxygène et de l'absorption de l'acide carbonique.

B. — Comment cet acide carbonique est-il absorbé? Du sommet de la cloche C partent trois tubes, dont deux, h et i, nous occuperont tout d'abord. Ces tubes, prolongés par des conduits de caoutchouc, aboutissent tous deux à un système P P' de pipettes. L'un d'eux traverse d'abord l'agitateur A. Les deux pipettes, pleines de potasse, sont suspendues à un balancier B que fait mouvoir une tige T suspendue à la bielle d'une grande roue de tour R. La roue R est mue par une courroie C qu'anime le moteur hydraulique de Bourdon M. Supposons le moteur en mouvement, la tige T est soulevée en haut, puis poussée en bas; elle entraîne le balancier B dans ces alternatives et les pipettes s'élèvent et s'abaissent successivement. La solution de potasse, elle, passe successivement de P en P', de sorte que l'air de la cloche C est successivement appelé dans chacune d'elles pour s'y dépouiller de son acide carbonique. C'est le condenseur de Regnault et Reiset un peu simplifié. Mais ici nous avons intercalé une disposition qui rend absolument complète l'absorption de l'acide carbonique.

Sur le trajet du tube h nous avons mis un vase A placé sur un plateau oscillant b et à moitié plein d'une solution de potasse. L'air de la cloche, pour se rendre à la pipette P, est obligé de traverser ce flacon. Or, par l'intermédiaire d'une bielle, le moteur l'agite violemment, de sorte que l'air est sans cesse brassé dans une véritable pulvérisation de potasse. Tout son acide carbonique est absorbé instantanément. Les boules p et p' sont destinées à empêcher le reflux de la potasse dans les condenseurs. L'absorption de l'acide carbonique amènerait dans l'appareil une diminution de pression si cet acide carbonique n'était immédiatement remplacé par de l'oxygène, qui rend à l'atmosphère de C sa composition normale.

En o se trouve un tube communiquant avec un grand récipient O, rempli d'oxygène pur. Par sa tubulure r', ce récipient est lui-même en communication avec un appareil à niveau constant H, rempli d'une solution concentrée de chlorure de calcium. Dès qu'une quantité donnée d'acide carbonique est absorbée une quantité exactement égale d'oxygène passe de O en C, et une quantité égale de chlorure de calcium vient remplacer cet oxygène. Et, comme le niveau r' reste toujours le même, grâce au ballon renversé H, il n'y a jamais tendance à ce que l'oxygène passe irrégulièrement dans la cloche C.

Ainsi se trouvent maintenues pendant toute la durée de l'expérience la tension et la composition gazeuse de l'appareil.

Examinons maintenant la marche d'une expérience.

On commence par mettre dans les pipettes et dans l'agitateur une quantité connue d'une solution de potasse titrée; puis, dans le flacon O une quantité connue d'oxygène pur, dont on prend la température et la pression. On connaît, d'autre part, le jaugeage de tout l'instrument; en en retranchant le volume de la potasse introduite, on sait donc la quantité d'air et, par conséquent, d'oxygène qu'il renferme. On fixe le chien sur la table d'opération, on le met en rapport avec la cloche, puis, le moteur étant en mouvement, on note l'heure en même temps qu'on tourne le robinet à trois voies. L'expérience commence alors. Dès que l'oxygène est consommé, on tourne le robinet à trois voies, de façon que l'animal respire hors de la cloche, on note de nouveau l'heure, la température et la pression.

On soumet l'air à une analyse eudiométrique, on dose l'acide carbonique contenu dans la potasse, et on connaît ainsi très-exactement les quantités d'oxygène, d'azote et d'acide carbonique que contenait l'appareil au début et à la fin de l'expérience et, par suite, on possède tous les éléments nécessaires pour déterminer exactement :

1° La quantité d'oxygène consommée par l'animal;

2° La quantité d'acide carbonique exhalée.

Après l'expérience, l'atmosphère de la cloche doit être analysée, afin que l'on puisse connaître les changements qu'elle a pu subir.

Cette analyse a toujours été faite au moyen de l'eudiomètre de Bunsen.

Pour l'acide carbonique, nous avons cherché un procédé de dosage à la fois facile et précis qui pût être mis en œu-

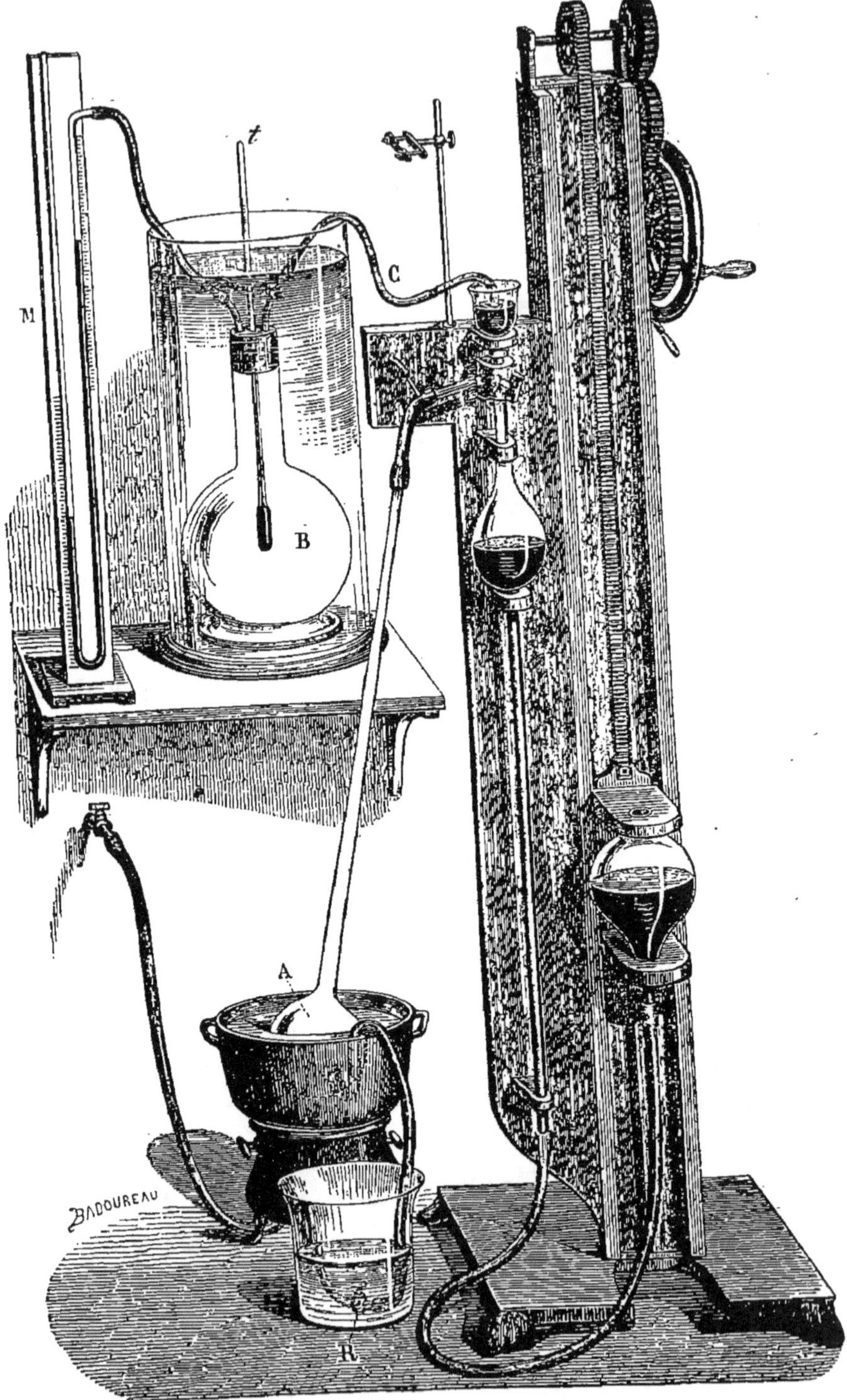

Fig. 93. — Appareil de Jolyet et Regnard, pour le dosage de l'acide carbonique.

vre avec les appareils qui se trouvent dans tous les laboratoires de physiologie.

La méthode de la pesée directe de la potasse avant et après l'expérience ne pouvait même pas nous venir à l'esprit et on le comprendra, quand on saura que notre appareil contenait plusieurs litres de solution.

Nous avons pensé que la pompe à mercure, si usitée dans les analyses de gaz, pouvait, avec un artifice spécial, nous donner une précision rigoureuse.

Soit un ballon A (*Fig. 95*) baignant dans l'eau chaude et en rapport par l'une de ses tubulures avec la pompe à mercure, par l'autre avec un tube et un robinet plongés dans l'eau.

Nous introduisons dans ce ballon toute notre solution de potasse, après avoir fait le vide complet. Les gaz autres que l'acide carbonique combiné se dégagent immédiatement. En deux ou trois coups de pompe on les expulse de l'appareil.

On a à côté de la pompe un grand ballon B, de capacité exactement connue, dans lequel on a fait un vide relatif. Un manomètre M donne la pression dans ce ballon. Grâce au tube C on peut mettre le récipient B en communication avec la pompe. Introduisons alors par l'orifice R de l'acide chlorhydrique dans notre ballon A. L'acide carbonique se dégagera et rien ne sera plus facile que de le faire passer à coups de pompe dans le récipient B. La colonne M descendra d'une certaine quantité, et, les corrections de température étant effectuées, on saura par un calcul très-simple combien d'acide carbonique a été envoyé en B. Cette quantité sera toujours proportionnelle à la différence entre les deux colonnes.

Soit x cette quantité cherchée, V le volume du récipient, h la pression et t la température avant l'expérience, h' et t' la pression et la température après, H la pression barométrique normale, nous aurons :

$$x = \frac{V(H - h')}{H(1 + \alpha t')} - \frac{V(H - h)}{H(1 + \alpha t)}$$

Les dernières bulles seront dégagées dans un tube à boule gradué (*Fig. 94*), qui permettra de recueillir les plus petites traces de gaz.

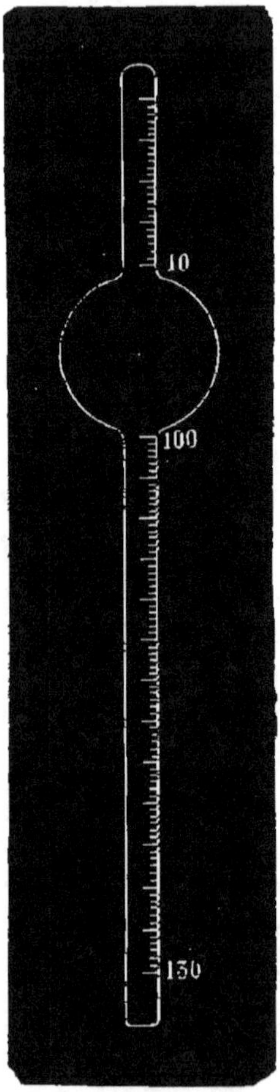

Cette méthode qui permet de dégager un gaz dans le vide barométrique, et de le mesurer jusqu'à ce que ce vide soit de nouveau reproduit, est, on nous l'accordera, une des plus précises qu'il était possible d'imaginer. Elle nous a donné dans la pratique les meilleurs résultats.

Nous décrirons, comme appendice à nos méthodes d'analyse, une installation qui nous a servi pour nos recherches sur la respiration des animaux aériens et des animaux aquatiques, et qui a son importance technique.

Dans la plupart des expériences, l'oxygène que l'on met dans le récipient contient un peu d'azote. Une analyse préalable permet d'en tenir compte. Mais, dans certains cas, il faut avoir de l'oxygène chimiquement pur.

Voici de quelle manière nous y arrivons. Une pile thermo-électrique de Clamond est sans cesse en action et décompose nuit et jour l'eau d'un grand voltamètre (*Fig. 95*). L'hydrogène pur, qui est produit, s'échappe

Fig. 94. — Tube à boule pour le dosage de l'acide carbonique.

sur une cuve à l'eau. On peut l'accumuler dans la cloche H
et l'utiliser pour les analyses eudiométriques.

Quant à l'oxygène, après avoir perdu son ozone en passant en A sur du peroxyde de plomb, il se rend dans le
grand gazomètre G, où il est emmagasiné.

Au moyen d'un simple distributeur C, nous pouvons faire
passer notre courant dans la bobine qui sert à donner l'étin-

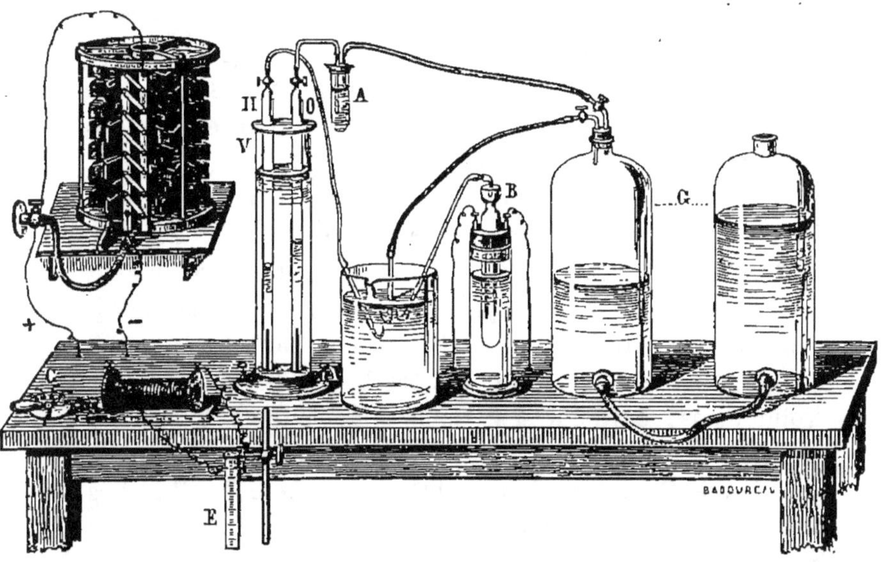

Fig. 95. — Appareil de Jolyet et Regnard, pour la fabrication de l'hydrogène et de
l'oxygène puis.

celle à nos eudiomètres ou encore envoyer notre courant
dans un appareil B qui nous donne les deux gaz réunis de
la pile pour compléter les explosions insuffisantes.

Nous avons insisté sur ces détails afin de montrer que,
toute simple qu'était notre méthode d'analyse, elle réunis-
sait les qualités de précision et d'exactitude qu'on exige en
cette matière.

La description que nous venons d'en donner démontre

que notre appareil est surtout destiné aux recherches du laboratoire. On pourrait peut-être l'appliquer à l'homme en faisant respirer le sujet par le robinet à trois voies, mais il n'y aurait pas avantage alors à s'en servir et mieux vaudrait employer un des moyens dont nous allons tout à l'heure nous entretenir.

C'est pour arriver à l'homme et surtout au malade que MM. Pettenkofer et Voit ont construit leur célèbre appareil. — Cet instrument vraiment énorme et monumental leur a été libéralement offert par le gouvernement de leur pays. Il est remarquablement agencé pour les nécessités de l'expérimentation prolongée.

Il se compose d'une chambre de 12,000 litres, en tôle de fer hermétiquement jointée, et munie de portes et de hublots étanches. Une machine à vapeur y pousse un courant d'air que l'on jauge au moyen de compteurs à cloches oscillantes. A sa sortie, l'air est divisé en deux parts toutes deux jaugées. L'une est rejetée en dehors, l'autre beaucoup moins volumineuse est analysée. Comme la partie analysée est une portion connue de la masse totale expulsée, le centième je suppose, il suffit de multiplier par 100 le résultat des analyses pour se trouver dans les mêmes conditions que si on avait analysé la totalité de l'air expulsé de la cloche, ce qui, pratiquement, serait impossible. — A des moments variés on fait des prises d'air dont on pratique l'analyse exactement comme dans la méthode de Regnault et Reiset et dans la nôtre.

L'aménagement intérieur de la cloche est tel que l'observation peut être prolongée pendant plusieurs jours s'il le faut. Une machine à vapeur puissante sert à la manœuvre des pompes et des compteurs.

L'appareil de Pettenkofer et Voit est bon ; il n'est malheureusement pas à la portée de tous les expérimentateurs. On a cherché à le simplifier, et, nous devons le dire de suite, il y a perdu une partie de ses qualités.

C'est ainsi que Liebermeister a fait fabriquer une grande boîte de zinc dans laquelle il plaçait son sujet ; mais sa boîte n'avait pas plus de deux mètres cubes, ce qui est une condition favorable au confinement de l'air.

Le renouvellement était produit au moyen d'une trompe dont le débit est de quelques litres seulement à la minute ; enfin la masse de l'air passait en totalité sur les appareils à potasse, ce qui est une fâcheuse condition pour l'absorption complète du gaz carbonique. Il est vrai que les récipients condenseurs étaient changés toutes les demi-heures, ce qui devait atténuer cet inconvénient.

Longtemps avant Liebermeister, Scharling avait procédé à peu près de la même façon.

Il plaçait les sujets qu'il voulait observer dans une sorte de guérite garnie de papier qui jaugeait un mètre cube. L'air était poussé dans cette cuve par une trompe soufflante et en sortant de l'appareil il allait barboter dans de l'acide sulfurique, dans de la potasse et dans de l'eau de baryte.

Eh bien, ici encore, de deux choses l'une : Ou bien le courant d'air était trop faible et il y avait confinement dans la guérite, ou bien il était suffisant et alors le barbotement dans les flacons était trop peu prolongé pour un dépouillement complet, et les analyses étaient fausses. Et de fait l'auteur avoue que, pendant l'expérience, l'air contenait jusqu'à 6 0/0 d'acide carbonique.

Il est probable que, dans l'appareil de M. Scharling, il y avait, en réalité, à la fois confinement d'air et analyses incomplètes. Il n'y a pas de barboteurs qui puissent dessécher et priver d'acide carbonique, en une heure, 240 litres d'air saturés de vapeur d'eau et contenant de 4 à 5 0/0 d'acide carbonique.

On voit que la pratique du dosage de l'acide carbonique n'est pas chose facile en pathologie. Aussi tous les auteurs ont-ils cherché une méthode commode à employer dans les salles d'hôpitaux, et c'est de cette recherche qu'est né le procédé par *analyses qualitatives*.

Nous allons rapidement en donner une idée succincte.

On commence par mesurer la quantité d'air inspiré dans une respiration moyenne. Base variable, nous l'avons vu, et qui devrait suffire à faire rejeter ce procédé. Puis on compte le nombre d'inspirations en une minute : deuxième variable. On multiplie par 60 pour ramener à l'heure; donc on multiplie les deux erreurs chacune par 60. On prend quelques centimètres cubes de l'air expiré et on l'analyse; puis on fait une multiplication pour avoir l'analyse de la totalité de l'expiration.

On multiplie donc l'erreur forcée de l'analyse par un grand multiplicateur ; puis on multiplie encore par la double erreur qu'on a commise en appréciant l'air expiré et le nombre des inspirations, double erreur qu'on a multipliée elle-même par 60. On voit à quel chiffre erroné on aboutit, et cela, toujours, d'une manière fatale. Non-seulement on peut dire que tout ce qui a été fait ainsi est faux ; mais on peut ajouter que les résultats ne sont même pas approchés.

L'erreur est déjà énorme quand il s'agit simplement de mesurer l'acide carbonique produit, mais quand il faut en déduire l'oxygène absorbé, elle n'a plus de limites.

Il n'y a donc pas à hésiter, il faut rejeter complétement la méthode des analyses qualitatives faites sur un petit volume et ne tenir aucun compte des travaux qui ont été exécutés de cette manière. Or, il faut le dire, beaucoup des recherches de Murray, Nysten, Prout, Mac-Gregor, Doyère, Hervier et Saint-Lager, ont été faites de cette façon. Il faut en être averti pour ne leur accorder qu'une confiance limitée.

Nous nous sommes donc trouvés, au début de nos recherches, dans l'alternative suivante, ou de disposer dans les salles d'hôpital un appareil comme celui que Liebermeister employait, ce qui était difficile et sans grand profit, où encore un appareil comme celui que nous employions avec M. Jolyet, ce qui était impossible, ou bien enfin de nous servir de la méthode des analyses qualitatives en qui nous n'avions nulle confiance.

Nous avons essayé de tourner la difficulté et nous avons imaginé un appareil mixte qui pût être employé dans les salles et qui, tenant compte de la quantité d'air expiré et

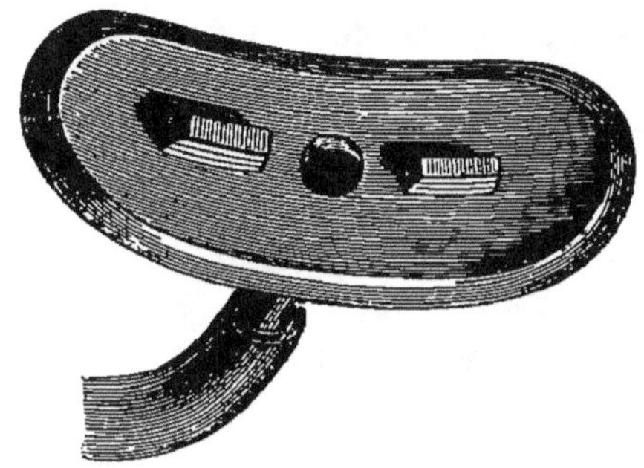

Fig. 96. — Ferme-bouche de Denayrouse.

permettant de faire le dosage sur la masse entière de cet air a presque la rigueur des procédés de laboratoire.

On peut diviser notre méthode en deux parties. Dans un premier temps nous recueillons l'air expiré, dans un second temps nous faisons l'analyse de cet air.

Il est beaucoup moins facile que l'on se l'imagine de recueillir l'air expiré. On a fait pour cela une quantité prodigieuse de masques et de muselières. Aucune ne vaut quoi que ce soit, car aucune ne peut s'adapter à tous les individus. Telle qui va sur un malade bouffi ne vaut rien du tout sur un individu maigre. Il n'y a pas de muselière qui puisse tenir sur un individu portant sa barbe. Nous nous sommes assurés que, dans ces conditions, il se perd plus d'air qu'il n'en pénètre dans l'appareil. — Et c'est dans de telles conditions qu'on a fait et publié beaucoup de dosages.

Nous avons heureusement trouvé un appareil hermétique qui ne perd pas une bulle de gaz et qui, depuis longtemps, sert à ajuster le tube des pompes à air dans la bouche des plongeurs et des scaphandriers. Si un tel appareil perdait si peu que ce fût, l'eau pénètrerait dans la trachée des hommes qui travaillent au fond de la mer et la mort serait immédiate. Cela n'est pas arrivé même sous d'énormes pressions : donc l'appareil tient bien.

C'est le *ferme-bouche* de Denayrouse. Il se compose d'une simple lame de caoutchouc de forme ovale percée d'un trou à son centre. Dans ce trou se trouve engagée une canule en métal doré. La plaque de caoutchouc se place dans l'intérieur de la bouche entre les dents et les joues : Elle est vite baignée par la salive de sorte qu'on a une véritable fermeture hydraulique qui ne perd pas du tout de gaz. Les narines sont fermées par une petite pincette et si l'appareil est bien fait la respiration se fait aussi librement que si la muselière n'était pas là.

Il faut changer le ferme-bouche pour chaque malade, ou encore le laver chaque fois dans l'acide chlorhydrique pur, puis à grande eau. — On évite ainsi toute propagation de maladies d'un sujet à l'autre.

A la suite du ferme-bouche se trouve placé un gros tube qui conduit dans un tube à deux boules et de là dans un sac de caoutchouc.

Le sac de caoutchouc doit être de dimensions très-considérables, 200 litres environ de manière que le malade mette presque une demi-heure à le remplir. — On ne doit le mettre en rapport avec l'appareil à boules que quand le malade respire depuis deux ou trois minutes par la muselière et que la respiration a repris son rhythme normal toujours un peu altéré dans les premiers moments. — On note très-exactement le temps que le malade a mis à rem-

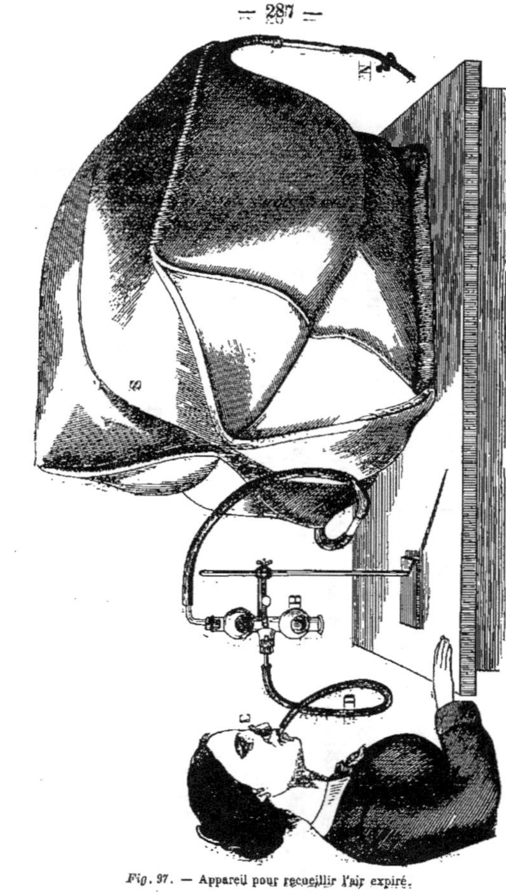

Fig. 97. — Appareil pour recueillir l'air expiré.

plir le sac. Celui-ci est porté au laboratoire et alors commencé le second temps, l'analyse.

On approche le sac de la pompe à mercure, et on fait une prise d'air que l'on pousse ensuite dans un grand eudiomètre pouvant contenir 150 c. c. Cet air est débarrassé de son acide carbonique par un morceau de potasse, puis il est analysé par la méthode eudiométrique ordinaire. On sait alors la teneur exacte d'une certaine quantité d'air expiré en oxygène et azote.

Il faut maintenant savoir combien d'air a été expiré et combien d'acide carbonique a été produit. — On y arrive d'un seul coup par l'appareil suivant :

Le sac S contenant l'air expiré est mis en rapport avec une série de barboteurs B, B', contenant une solution concentrée de potasse caustique. Après eux, l'air traverse un dernier barboteur F, contenant une solution d'eau de baryte qui doit demeurer limpide et démontrer ainsi que tout l'acide carbonique a bien été absorbé par la potasse. L'air, dépouillé d'acide carbonique, traverse un compteur de précision C, qui peut le jauger à 10 c. c. près. — Ce passage de l'air à travers les liquides et le compteur est provoqué par l'aspiration d'une petite trompe d'Alvergniat T, dont une soupape de Müller M permet de régler le débit de telle sorte que l'air circule bulle à bulle. (Dans toutes nos expériences l'air mettait 15 à 18 heures à traverser l'appareil.) Dès que le sac est vide, la soupape de Müller fonctionne seule; l'appareil peut donc fonctionner la nuit et sans aucune surveillance.

On note la température et la pression atmosphérique pendant l'analyse.

Puis on porte la potasse qui a servi à l'expérience dans l'appareil représenté par la figure 93 et on dose l'acide carbonique comme nous l'avons dit.

Si on ne possède pas l'appareil pour le dosage de l'acide

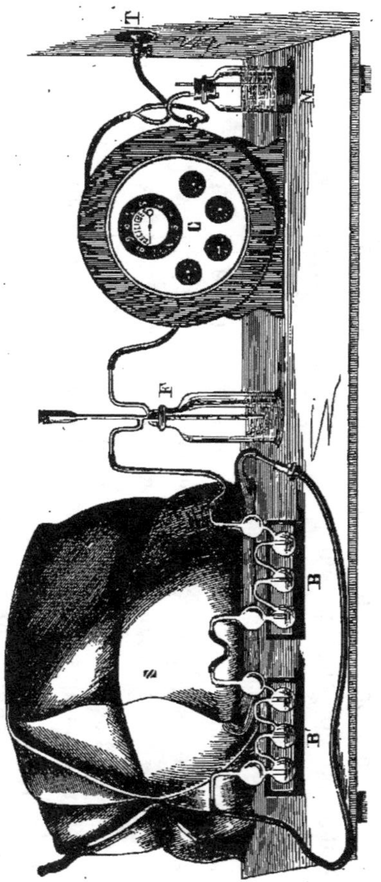

Fig. 98. — Appareil de Regnard, pour l'analyse de l'air expiré.

carbonique ou si on opère dans un hôpital, on peut procéder de la manière suivante :

On prend toute la potasse et on la verse dans un vase à précipité en l'étendant de beaucoup d'eau distillée. On y verse ensuite un grand excès d'une solution de chlorure de baryum. Il se forme du carbonate de baryte. — On filtre sur du papier à filtration rapide ; si la potasse est très-étendue, elle ne perce pas le filtre. On lave le précipité à l'eau distillée, puis on le traite par un excès d'acide sulfurique. Il se forme du sulfate de baryte et l'acide carbonique s'en va. On jette le précipité sur un nouveau filtre que l'on calcine avec *un peu* d'azotate d'ammoniaque dans un creuset de platine. On pèse et, du poids du sulfate de baryte, par un problème fort simple, on extrait le poids du carbonate de baryte produit et, par conséquent, de l'acide carbonique qui s'était fixé sur la potasse après avoir été expiré par le sujet.

Il y a encore une correction à faire. La potasse qu'on emploie contient toujours des sulfates et des carbonates qui précipitent la baryte et qui fausseraient les résultats si, une fois pour toutes, on ne fixait la quantité de sulfate de baryte produit par le seul fait d'une quantité donnée de potasse et si on ne retranchait cette quantité de celle du sulfate de baryte produit dans les expériences.

Nous ajouterons que la potasse doit être conservée dans un grand flacon fermé par des robinets de caoutchouc et que jamais elle ne doit être mise en rapport avec l'air si ce n'est pendant le temps très-court où on la verse dans une jauge et de là dans les barboteurs.

Voilà pour la technique. Voyons maintenant comment il faut raisonner pour avoir par notre méthode l'oxygène absorbé par le sujet et l'acide carbonique exhalé.

Pour ce dernier gaz, la pesée du sulfate de baryte ou la lecture du manomètre de l'appareil à dégagement (*Fig. 95*) donnent la *totalité* de l'acide carbonique produit dans l'expérience. Il n'y a aucune multiplication à faire.

Quant au dosage de l'oxygène absorbé, il se fait de la manière suivante :

Prenons un exemple qui fera mieux comprendre la marche à suivre.

L'analyse eudiométrique a dit, je suppose, que l'air expiré contenait 17 0/0 d'oxygène et par conséquent 83 0/0 d'azote. Le compteur d'autre part dit, je suppose, qu'il y avait (acide carbonique déduit puisqu'il a été absorbé par la potasse) 200 litres dans le sac. Nous savons, par conséquent, que les 200 litres contenaient 200 fois 170 c. c. d'oxygène et 200 fois 830 c. c. d'azote, soit 34 litres d'oxygène et 166 litres d'azote.

Or, dans l'air atmosphérique, un litre d'azote est mélangé à 266 c. c. d'oxygène. Avant d'entrer dans les poumons du sujet nos 166 litres d'azote étaient donc mélangés avec 40 litres 736 d'oxygène. En sortant du poumon nous trouvons qu'ils ne sont plus mélangés qu'à 34 litres, donc il y a eu dans le temps qu'a duré l'expérience 40 litres 736—34 litres, soit 6 litres 736 d'oxygène absorbé.

Cette méthode suppose qu'il ne s'est pas dégagé d'azote dans le poumon, et c'est en cela qu'elle pèche et qu'elle n'est pas absolument rigoureuse.

Mais voyons de combien est notre erreur et si elle sera assez forte pour que nous rejetions notre procédé.

On peut dire en général que, dans le poumon, la quantité d'azote qui se dégage est environ la 3,000° partie de l'acide carbonique produit. Pour reprendre notre exemple, notre sujet qui, en une heure, absorbait 21 litres d'oxygène rendait, je suppose, 19 litres d'acide carbonique, à ce moment l'azote dégagé dans le poumon était donc d'environ 57 c. c. Nous les retrouvons en trop dans notre jaugeage et dans l'analyse eudiométrique. Dans l'analyse eudiométrique ils sont sans influence, mais, dans le jaugeage, ils nous font compter une absorption un peu trop forte d'oxygène, soit le cinquième de 57 c. c., c'est-à-dire 11 c. c. Nous nous trom-

pons donc d'onze centimètres cubes sur l'oxygène. Eh bien!
les causes d'erreur dues au sujet lui-même sont dix fois
plus importantes; il suffit qu'il fasse un mouvement, qu'il
respire un peu plus vite, toutes choses que nous ne pouvons pas régler, pour qu'il augmente de plus de 100 c. c.
son absorption d'oxygène. Nous avouons donc que, sans
compter la petite cause d'erreur due à l'azote dégagé, notre procédé, comme tous les autres, comporte de faibles variations, pouvant aller à 100 ou 150 c. c. dont nous ne
tenons pas compte puisqu'ils ne changent pas les conclusions. Ces défauts sont largement compensés par l'avantage que nous avons de ne pas faire de multiplication, d'o-
pérer sur la masse du gaz expiré et de connaître la quantité de cet air.

CHAPITRE XIII

De l'acide carbonique.

§ II. Variations physiologiques.

Nous ne pouvons ici faire un chapitre sur la physiologie chimique de la respiration, cette étude nous conduirait trop loin et sortirait d'ailleurs complétement du cadre de notre travail.

Qu'on nous permette seulement de dire un mot des circonstances les plus ordinaires qui font varier l'absorption de l'oxygène et consécutivement l'exhalation de l'acide carbonique, circonstances dont on devra toujours tenir compte quand on essayera de porter l'investigation jusque dans le domaine de la pathologie.

C'est en somme un rapide résumé des travaux de Regnault et Reiset et de ceux d'Andral et Gavarret que nous aurons à donner ici :

Au fond, la respiration consiste dans la combustion des aliments et des tissus eux-mêmes. — En dernier ressort, il ne s'échappe du corps que de l'acide carbonique, de l'urée, des matières extractives et de l'eau. La respiration pulmonaire introduit l'oxygène nécessaire à ces oxydations. — La première remarque que l'on fait en examinant les produits de la respiration, c'est que l'oxygène contenu dans l'acide carbonique exhalé est inférieur à la quantité d'oxygène absorbée dans le même temps. Pour Lavoisier, pour Dulong et Desprez, cet excès d'oxygène aurait servi à brûler l'hydrogène des corps hydrocarbonés, et il en était résulté directement et d'emblée de l'eau. Dulong et Desprez avaient même été jusqu'à calculer que le nombre des calories dégagées chez l'homme dans un temps donné était précisément égal à celui qui devait provenir de la combinaison de l'oxygène absorbé avec l'équivalent de carbone brûlé pour la production d'acide carbonique et l'équivalent d'hydrogène calculable par le rapport $\dfrac{CO^2}{O}$.

Déjà Regnault et Reiset avaient remarqué que cette combustion directe de l'hydrogène était peu vraisemblable. Aujourd'hui, on n'y croit plus guère et M. Berthelot donne les justes raisons sur lesquelles on s'appuie pour la repousser. Les animaux ne brûlent pas du carbone et de l'hydrogène libres, mais des produits très-complexes dont beaucoup sont déjà oxydés. De plus, ils exhalent des produits d'une composition chimique très-compliquée. Pour faire une équation entre les calories produites et les aliments utilisés, il faudrait pouvoir tenir compte de l'état chimique des uns et des autres. Mais alors arrive une inextricable complication, car la production d'un même corps peut donner lieu à un dégagement ou à une absorption de chaleur. Exemple : l'acide carbonique. Il se produit avec absorption de chaleur s'il provient de l'acide oxalique avec formation d'hydrogène: si le dédoublement donne lieu à de l'acide carbonique et à de l'acide formique, il y a production de chaleur.

L'oxydation des alcools se fait aussi des deux manières.

Les combustions ne vont pas comme le croyaient Dulong et Desprez, d'emblée à l'acide carbonique, à l'urée et à l'eau et on n'est pas en droit de dire qu'une quantité donnée d'alcool par exemple devra, en brûlant dans l'économie, donner lieu à tant de chaleur parce qu'elle contient tant d'hydrogène et tant de carbone, et cela par la raison qu'il est fort possible que la combustion n'aille pas jusqu'à l'acide carbonique et à l'eau, mais s'arrête à des corps non complétement brûlés qui seront éliminés aussitôt.

Malgré cela, on peut encore soutenir qu'un corps en se brûlant, même incomplétement, usera plus d'oxygène par rapport à l'acide carbonique qu'il produira s'il contient beaucoup d'hydrogène et peu de carbone. En d'autres termes, la combustion d'un corps très-hydrogéné donnera un rapport $\dfrac{CO_2}{O}$ assez faible, beaucoup d'oxygène se trouvant employé à faire autre chose que de l'acide carbonique. — On verra que nous pourrons utiliser en pathologie cette hypothèse très-vraisemblable.

Quoi qu'il en soit de l'essence même du phénomène respiratoire, bien des causes le font varier et il faut les connaître pour pouvoir les éviter ou les réglementer.

L'espèce animale a une grande influence, mais cela ne nous occupera pas ici.

Nous en dirons autant de l'influence de la taille, cette influence n'entrant pas en ligne de compte en pathologie où on n'expérimente guère que sur l'adulte.

D'après Andral et Gavarret, la respiration *de l'homme* serait plus active que celle de *la femme* : il doit, en effet, en être ainsi, étant donné que l'homme se livre à des occupations plus actives et qu'il a le système musculaire plus développé. Malheureusement Andral et Gavarret ont oublié de donner *le poids* de leurs sujets. Il est évident qu'un homme de 80 kil. brûle plus qu'un homme de 60 kil. On doit toujours pouvoir ramener les chiffres au kilogramme d'individu.

Pendant *la digestion*, la consommation d'oxygène est plus grande. On doit donc toujours opérer sur des sujets à jeun. Toutes nos expériences ont été faites de 10 à 11 heures du matin. D'après les règlements hospitaliers, nos malades étaient à jeun depuis 18 heures.

L'*inanition* diminue les combustions (Marchand, Boussingault, Scharling, Bidder et Schmidt), c'est d'ailleurs un fait que nous retrouverons en pathologie et qu'il faut toujours signaler dans les observations.

L'influence de l'*alimentation* est incontestable : c'est surtout à Regnault et Reiset qu'on en doit la connaissance. Ils ont vu ce fait que nous voulons retenir, c'est que chez l'animal nourri avec des graisses (substances contenant beaucoup d'hydrogène et peu de carbone) le rapport $\frac{CO^2}{O}$ s'abaissait, plus d'oxygène arrivant à se combiner à autre chose qu'à du carbone. Ils ont vu le même fait chez l'animal réduit à l'inanition c'est-à-dire consommant sa propre graisse. — Smith a même été plus loin, il a dit que la nourriture exclusivement graisseuse augmentait à peine l'excrétion de l'acide carbonique tandis qu'elle amenait au maximum l'absorption de l'oxygène.

L'*exercice*, nous l'avons vu, augmente l'oxygène du sang, il augmente l'urée, il augmente aussi l'acide carbonique. Il n'y a rien là que de naturel, partout où un mouvement doit se produire, il faut une transformation de forces, il faut une production de chaleur et une exagération de combustions. Tous ces faits sont corrélatifs. Le fait de l'augmentation des combustions par le mouvement avait déjà été remarqué par Lavoisier. Il a été de nouveau constaté par Prout, par Valentin, par Vierordt, Horn, Smith, Lassaigne, Pettenkofer et Voit, Treviranus et Newport. Nous trouverons des applications importantes de cette connaissance dans nos études pathologiques.

Le *sommeil*, *le repos* agissent en sens inverse, cela est évident.

La composition plus ou moins oxygénée de *l'air* n'a pas une grande influence du moins dans les limites où se trou-

vent les malades. Il n'en est pas de même si l'air est très-
oxygéné (voir sur ce point les recherches de M. le professeur Bert.)

La *température* extérieure agit visiblement sur la sécrétion de l'acide carbonique. Plus il fait froid, plus, pour conserver sa température constante, l'être vivant est obligé de
développer de chaleur, plus, par conséquent, augmentent
ses combustions.

Letellier a vu ainsi qu'un cochon d'Inde, qui excrétait à
0° 3 gr. d'acide carbonique, n'en rendait plus qu'un gramme
et demi à 40°. Ces faits ont été bien constatés par Craw-
ford, Delaroche, sur les animaux, et par Vierordt chez
l'homme. Barral et Smith ont même pu étudier sur eux-
mêmes pendant une année entière l'influence des saisons.
Ils ont vu que, d'une manière générale, l'intensité des combustions était en raison inverse de la température extérieure.

Cela est vrai pour les êtres à température fixe qui ont à
réagir contre le froid pour maintenir leur température.
Mais chez l'animal à sang froid, qui varie de température
en même temps que le milieu ambiant, les combustions
sont d'autant plus actives que l'animal est plus chaud. Il y
a pourtant une limite, et Marchand a démontré que, à partir d'un certain degré (12° à 15° pour les grenouilles) l'exhalation d'acide carbonique se met à diminuer.

Nous verrons plus loin qu'il en est de même pour
le fébricitant qui n'est en somme qu'un animal dont la
température varie et augmente. Jusqu'à un certain degré,
la production d'acide carbonique augmente aussi, puis à
partir de ce degré, elle se met à diminuer.

Enfin, nous citerons comme agissant beaucoup sur l'excrétion de l'acide carbonique le plus ou moins de rapidité
des mouvements du thorax. Si la ventilation pulmonaire
est très-active, les bicarbonates alcalins sont plus vite dis-
sociés ; l'acide carbonique quitte le sang plus rapidement,

mais cela ne se produit que dans les premiers moments et, au bout de quelques minutes, que le rhythme respiratoire se règle ou non, l'acide carbonique n'est toujours exhalé qu'à mesure qu'il se produit.

C'est donc une précaution à prendre, dans toute expérience sur la respiration, que d'attendre que le rhythme respiratoire normal se soit rétabli, où tout au moins que les inconvénients de sa modification aient disparu.

On remarquera que, dans toute cette étude, nous n'avons rien dit de l'exhalation de *l'azote*.

C'est qu'en effet cette exhalation n'a qu'une importance médiocre au point de vue de l'étude des combustions. Jusqu'ici, elle n'a pas été étudiée en pathologie, et nous-mêmes, nous n'avons pas pu, par notre procédé, rechercher ses variations.

CHAPITRE XIV

De l'acide carbonique.

§ III. Variations pathologiques.

Si l'urée peut être considérée comme donnant en général
la mesure des combustions pour les matières quaternaires,
on peut regarder l'acide carbonique comme résultant des
combustions des matières ternaires : ceci n'est peut-être
pas absolument vrai, les matières ternaires pouvant contri-
buer à la formation de l'urée et les matières quaternaires
donner des produits intermédiaires d'où résultera de l'acide
carbonique. Mais on peut admettre en somme la généralité
du fait que nous avons énoncé ; il est admis et n'est pas
assez variable pour ne pouvoir être appliqué en pathologie.

Et comme l'urée, nous le savons, n'est pas la mesure
complète des combustions organiques, on a depuis longtemps cherché, dans la production de l'acide carbonique
le complément nécessaire à l'équation entre la chaleur et
les déperditions qui en résultent. On comprend que cela
avait surtout une grande importance en pathologie. Lehmann, en 1859, déclara que jamais dans aucune maladie, on
ne trouvait d'augmentations dans l'acide carbonique exhalé.
Onze ans plus tard, les travaux de Leyden apportaient
une conclusion tout autre ; il trouvait une augmentation
ordinaire de l'acide carbonique dans la fièvre et il déclarait

que cette augmentation pouvait aller jusqu'à 50 0/0. — Presque en même temps Silujanoff montrait que, chez des animaux fébricitants, l'excrétion de l'acide carbonique marchait parallèlement à la température.

C'est à Liebermeister qu'on doit une étude complète de cette question. Il a fait ses expériences au moyen de l'appareil que nous avons décrit. Qu'on nous permette de rappeler ici le détail de deux observations prises dans des cas de *fièvre intermittente*. Nous empruntons la traduction qu'en a donnée notre maître, le professeur Lorain.

OBSERVATION I. — Un charpentier, âgé de 22 ans, fut mis en expérience deux fois pendant un accès de fièvre, deux fois pendant l'apyrexie. Chaque fois le malade a passé deux heures dans la chambre close, et on a déterminé de demi-heure en demi-heure la quantité d'acide carbonique exhalé. Le poids du malade a été, dans la première expérience, de 62 kilogr. 700 gr., et dans la deuxième expérience de 61 kilogr. 600 grammes.

Toutes ces expériences ont été faites au milieu de la journée et en rendant les conditions aussi semblables que possible.

Dans la première expérience (6 juin 1869, stade d'accès) la température axillaire était, quarante-trois minutes avant la mise en observation, de 38°,1 ; au commencement elle était de 39°,5 ; elle monta dans les quarante minutes qui suivirent à 40°,5 ; resta à ce maximum et retomba neuf minutes après la fin de l'expérience à 39°,9. Les frissons avaient déjà cessé au début de l'expérience, celle-ci comprend donc la période de chaleur.

Dans la deuxième expérience (9 juin, apyrexie), la température axillaire était de 37°, puis de 36°,4.

Dans la troisième expérience (10 juin, accès de fièvre), l'accès avait commencé trois heures auparavant ; la température axillaire avait monté à 40 degrés; mais elle avait déjà baissé avant le commencement de l'expérience et, trente-huit minutes après la fin, elle était déjà descendue à 38°,3. La sueur paraissait déjà quand le malade entra dans la caisse. L'expérience embrassa donc la période de sudation.

La quatrième expérience (13 juin) tomba de nouvean pendant l'apyrexie. Le malade avait pris le 11 juin, 1 gramme 5 de sulfate de quinine et il n'y avait pas eu d'accès le 12 juin.

Quantité en grammes d'acide carbonique produit.

Homme de vingt-deux ans.

MOMENT de l'observation.	6 JUIN. — Accès. Stade de chaleur.	9 JUIN. — Apyrexie.	10 JUIN. — Accès. Stade de sueurs.	13 JUIN. — Apyrexie.
1re demi-heure..	20.7	13.8	19.6	16.1
2e —	19.2	15.0	17.8	16.9
3e —	16.0	14.6	18.8	15.1
4e —	18.7	14.7	17.3	15.8
En deux heures.	77.6	58.1	73.5	63.9

Obs. II. — Chez une fille de 20 ans, qui souffrait depuis peu d'une fièvre tierce, on fit quatre séries de déterminations d'acide carbonique, toutes de quatre heures à sept heures de l'après-midi. La malade pesait à la première expérience 57 kilogrammes 200 grammes ; à la dernière 56 kilogrammes 100 grammes. La première expérience eu lieu le 2 août 1869, pendant l'apyrexie ; la température dans l'aisselle, après cette expérience, était de 36° 5.

La deuxième expérience se fit pendant un accès le 3 août. La température dans l'aisselle, quinze minutes avant le commencement de l'observation, était de 30° 7 ; bientôt après, survinrent des frissons modérés, la température monta lentement, atteignit 40° 9 quatre-vingt-cinq minutes après le commencement ; elle persista alors à ce niveau, et n'était redescendue qu'à 40° 4 trente-cinq minutes avant la fin de l'expérience. Celle-ci eut donc lieu pendant le stade de frisson et celui de chaleur.

La troisième expérience eut lieu le 5 août pendant un accès, mais aux derniers moments de l'accès, la température s'éleva à 41° 1, dans l'aisselle, vingt minutes avant le commencement de l'observation ; déjà, au commencement, elle avait baissé légèrement ; et, vingt-cinq minutes après les deux heures d'observation, elle était à 39° 9. Chaleur sèche jusqu'à la troisième demi-heure, un peu de transpiration à la fin. L'expérience eut donc lieu au commencement du stade de sueur.

La quatrième expérience eut de nouveau lieu pendant l'apyrexie, le 6 août. Pendant cette observation, la température monta à 36° 9 dans l'aisselle.

Un gramme et demi de quinine coupa net les accès.

Quantité en grammes d'acide carbonique produit.

Jeune fille de vingt ans.

MOMENT de l'observation.	2 AOUT. — Apyrexie.	3 AOUT. — Stade de frisson et de chaleur.	5 AOUT. — Stade des sueurs.	6 AOUT. — Apyrexie.
1re demi-heure.	13.0	17.0	13.9	13.6
2e —	13.3	18.7	13.8	15.3
3e —	14.0	17.3	15.0	14.8
4e —	»	16.2	14.2	»
Dans les 2 heures	53.7	69.3	56.9	58.3

Le premier fait qui résulte de cette expérience c'est que l'acide carbonique augmente dans la période de fièvre. La quantité est toujours plus grande que pendant l'apyrexie.

Nous avons répété l'expérience de Liebermeister au moyen de notre méthode.

Expérience CIX. — Un jeune homme de 27 ans, du poids de 64 kilogrammes, entre à l'Hôtel-Dieu au mois de juillet 1877. Il a pris en Algérie une fièvre tierce qu'il a rapportée en France.

Le 11 juillet, il a eu un accès violent. Le 12, jour intercalaire. (Respiration $= 20$; P. $= 80$; T. $= 37°8$). Nous dosons les produits de sa respiration.

Il absorbe par heure 30 litres 800 d'oxygène. Il exhale 22 litres 714 d'acide carbonique. L'air expiré contient 18, 9 0/0 d'oxygène.

Les 73/100 de l'oxygène absorbé ont été utilisés à la production de l'acide carbonique : 27 parties se sont fixées sur autre chose que du carbone.

Le lendemain, à midi, grand accès, nous faisons le dosage pendant la période de frisson, T. $= 40°, 5$.

Oxygène absorbé par heure, 63 litres 734.

Acide carbonique exhalé, $42^l,370$.

L'air expiré contient 17,8 p. 100 d'oxygène.

Les $\frac{66}{100}$ de l'oxygène absorbé se sont fixés directement sur le carbone.

En somme, dans la période de frisson avec une température de 40°, l'exhalation d'acide carbonique et l'absorption d'oxygène ont été doubles de ce qu'elles étaient à l'état normal. Fait très-important et sur lequel nous aurons à revenir bien souvent : dans le cas où la température était plus élevée, il y avait plus d'oxygène utilisé en dehors de la production d'acide carbonique. Nous retrouverons cela dans toutes nos expériences sur la fièvre.

Liebermeister a vu dans ses observations un phénomène curieux que nous n'avons pas pu retrouver, mais que nous avons déjà signalé à propos de l'urée ; c'est ce fait que l'excrétion exagérée de l'acide carbonique précède l'augmentation de la température. Le médecin de Bâle explique ce phénomène de la manière suivante. L'excrétion exagérée de l'acide carbonique correspond bien au moment où les combustions augmentent ; la chaleur périphérique, elle, est forcément en retard, car il faut un certain temps pour que la masse du corps arrive à s'échauffer. Des expériences faites dans la fièvre ordinaire par Liebermeister l'ont confirmé dans sa manière de voir.

Traube et Senator ont contesté les résultats de Liebermeister. Ils ont prétendu que la quantité d'acide carbonique exhalé n'était pas augmentée dans la fièvre.

Cela tient à ce que ces auteurs employaient dans leurs recherches la déplorable méthode des analyses qualitatives : ils prenaient une petite quantité d'air expiré et en dosaient l'acide carbonique. Ils en trouvaient moins, mais ils oubliaient ce fait que nous avons signalé, c'est que le fébricitant respire très-activement, il y a moins d'acide carbonique dans chaque litre d'air qu'il rend, mais tout compte fait, comme il expire un bien plus grand nombre de litres, il y a définitivement plus d'acide carbonique excrété par lui dans un temps donné.

Senator a persisté tout récemment dans son opinion, et il a prétendu que l'excès d'acide carbonique que les autres expérimentateurs observaient, tenait à l'activité plus grande de la ventilation pulmonaire qui nettoyerait mieux le sang veineux. Ceci ne pourrait être vrai que pour les premières minutes de l'expérience, mais dès que la ventilation pulmonaire a bien balayé l'acide carbonique du sang, cet acide carbonique ne peut plus être éliminé qu'au fur et à mesure de sa production. L'objection de Senator n'a donc pas une grande valeur. — Il ajoute encore que l'exhalation plus grande de l'acide carbonique provient d'une acidité plus grande du sang (décomposition des carbonates alcalins). Cette explication n'a de valeur que si on prouve que le sang est, en effet, plus acide dans la fièvre : or, je ne sache pas qu'on l'ait démontré.

En somme, les arguments présentés par Senator ne nous semblent pas appuyés sur une série d'expériences suffisantes pour contrebalancer les recherches de Pflüger, de Colasanti et de Liebermeister, tout imparfaites qu'elles soient. Ce n'est pas avec des arguments et des corrections calculées, que l'on peut atteindre des faits aussi énormes que ceux que nous venons de signaler, l'augmentation portée au *double* dans l'excrétion de l'acide carbonique, quand la température s'élève (1).

Nous avons, du reste, voulu vérifier expérimentalement les résultats que nous avions obtenus par l'observation clinique. Pour élever la température des animaux, au lieu de leur injecter, comme nos prédécesseurs, des substances toxiques qui viennent agir sur le sang et qui compliquent les résultats puisqu'elles diminuent la capacité respiratoire du globule, nous avons simplement placé les animaux dans une atmosphère surchauffée et nous avons ainsi élevé leur température. Quand le chiffre que nous désirions était atteint, nous commencions l'expérience.

Pour amener un refroidissement, au contraire, nous nous contentions d'attacher l'animal en expérience pendant plusieurs heures, et quand l'abaissement de température était arrivé nous pratiquions le dosage des gaz expirés.

C'est en procédant de cette manière que nous avons obtenu les résultats que nous allons exposer.

---

(1) On verra, d'ailleurs, cette augmentation être constamment considérable dans toutes les expériences sur la fièvre dont le détail va suivre.

Expérience CX. — Nous prenons un cobaye du poids de 450 grammes et nous l'attachons à huit heures du matin sur une table. La température extérieure est de 8°. A trois heures de l'après-midi la température rectale du cobaye est tombée à 26°. Elle a baissé de 12°.

Dans ces conditions nous voyons que 1 kilog. de cobaye absorbe en une heure 415 c.c. d'oxygène et exhale 497 c.c. d'acide carbonique.

Rapport $\dfrac{CO_2}{O} = 1,1$. Il y a beaucoup de carbone brûlé, il s'élimine plus d'acide carbonique qu'il n'y a d'oxygène absorbé.

Expérience CXI. — Sur le même cobaye, on arrive par l'immobilisation à abaisser la température jusqu'à 33° seulement. Dans ces conditions, 1 kilog. absorbe en une heure 734 c.c. d'oxygène et exhale 1414 c.c. d'acide carbonique, (Rapport $\dfrac{CO_2}{O} = 1,9$.) Une élévation de la température a amené une élévation de l'acide carbonique.

Expérience CXII. — Sur le même cobaye on pratique le dosage des produits expirés alors que sa température est normale (37°,4). Un kilog. consomme alors par heure, 2,414 d'oxygène et exhale 2,280 c.c. d'acide carbonique. Nouvelle augmentation suivant la température. Ici le rapport $\dfrac{CO_2}{O} = 0,9$; il est normal.

Expérience CXIII. — Le lendemain, la température rectale du cobaye est de 38°. Le kilog. d'animal absorbe à l'heure 3,105 c.c. d'oxygène et rend 2,565 c.c. d'acide carbonique. Le rapport $\dfrac{CO_2}{O} = 0,82$. Il est un peu abaissé en même temps que les combustions ont augmenté. Il se consomme plus de produits hydrogénés.

EXPÉRIENCE CXIV. — L'augmentation des produits de combustion et la diminution du rapport $\dfrac{CO_2}{O}$ s'accentuent encore ici. L'animal a été mis dans l'appareil entouré d'eau chaude, sa température rectale demeure pendant l'expérience à 40° 5 (Température fébrile).

Oxygène absorbé par kil. et par heure $= 3.900$ c.c. CO_2 exhalé par kil. et par heure $= 1,945$ c.c.

Rapport $\dfrac{CO_2}{O} = 0,49$.

EXPÉRIENCE CXV. — On continue à chauffer; la température de l'animal arrive à 41°; on le laisse une heure. Cette température reste fixe.

Oxygène absorbé par kil. et par heure 5,158 c.c. CO_2 exhalé par kil. et par heure 1,925 c.c.

Rapport $\dfrac{CO_2}{O} = 0,37$.

EXPÉRIENCE CXVI. — On chauffe encore, le cobaye tombe sur le côté, il est haletant. Le thermomètre placé dans le rectum accuse 42°

Oxygène absorbé par kil. et par heure 5,687 c.c. CO_2 exhalé 2,100 c.c.

Rapport $\dfrac{CO_2}{O} = 0,36$.

Nous représenterons par un graphique la marche de cette expérience. (*Fig. 99.*)

L'examen de cette figure montre deux choses, d'abord l'oxygène marche avec la température, mais leur mouvement n'est pas uniforme. Si la température est figurée par

une droite, l'absorption de l'oxygène est figurée sensiblement par une parabole.

Quant à l'acide carbonique, il suit à peu près la température jusque vers 38°, mais aux températures fébriles, il
s'abaisse un peu, de sorte que le rapport $\dfrac{CO_2}{O}$ devient
très-faible. Beaucoup d'oxygène se combine avec autre

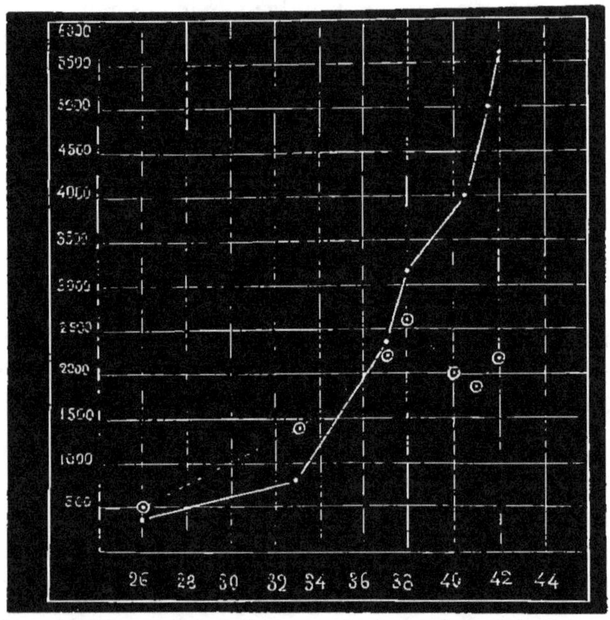

Fig. 99. — Graphique indiquant l'influence de la température sur l'absorption de
l'oxygène et l'exhalation de l'acide carbonique. (La ligne pleine indique l'oxygène
et la ligne pointée l'acide carbonique.)

chose que du carbone, il se produit une grande quantité de
ces matières extractives que nous avons déjà dit être propres aux combustions élevées. (Voir le chapitre de l'urée.)

Si on compare le graphique 99 à celui de la respiration
des tissus (*Fig. 8*), on verra qu'ils sont très-analogues, au
moins pour ce qui est de l'acide carbonique. Dans les deux
cas l'acide carbonique s'élève avec la température. Puis,

arrivé aux degrés incompatibles avec le fonctionnement normal de la vie, il s'abaisse.

Les expériences actuelles nous donnent quelque chose de plus puisque nous savons que l'oxygène continue à être absorbé, que les combustions augmentent et qu'elles portent sur autre chose que sur le carbone.

Pour les anciens auteurs, il n'y avait pas à hésiter, quand le rapport $\dfrac{CO_2}{O}$ baissait, c'est qu'il se brûlait de l'hydrogène, ou du moins des corps hydrogénés, des graisses. Aujourd'hui on ne saurait être aussi affirmatif, nous l'avons déjà dit; il faut pourtant reconnaître que, dans la fièvre, les graisses disparaissent, puisque les malades maigrissent beaucoup en quelques jours et toute question d'alimentation à part.

Nous persistons donc à croire que, dans les températures élevées, les graisses sont oxydées, mais nous ne connaissons pas bien les produits qui sont formés. Nous ne croyons pas qu'il se fasse directement de l'eau qui serait éliminée aussitôt. Nous nous sommes suffisamment expliqués sur ce point.

En résumé, nous pensons qu'une température anormale se produisant, la combustion vient se faire sur la réserve de produits combustibles qui constitue la graisse. De là l'abaissement du rapport $\dfrac{CO_2}{O}$, ces substances contenant une grande quantité d'hydrogène qui fixe de l'oxygène. De là aussi l'amaigrissement.

Nous pouvons nous appuyer encore pour soutenir notre thèse sur les expériences d'hibernation. — L'animal hibernant maigrit, il dépense ses graisses. Le rapport $\dfrac{CO_2}{O}$ s'abaisse chez lui. Cet abaissement n'est pas particulier aux animaux à sang chaud. M. Jolyet et moi nous avons opéré sur des poissons portés à des températures élevées. Les combustions augmentaient, mais le rapport $\dfrac{CO_2}{O}$ baissait. —

Marchand, en expérimentant sur les grenouilles, a vu que quand la température augmente, l'acide carbonique diminue. Il ne parle pas de l'absorption de l'oxygène, il est probable qu'elle continuait à augmenter et que le rapport $\dfrac{CO_2}{O}$ s'abaissait. — Senator n'admet pas la combustion des graisses : pour lui le fébricitant, après la maladie, contient plus de graisse qu'avant. (Dégénérescence des muscles.) Nous ne croyons pas cette opinion soutenable en face d'un fait aussi vulgaire que la disparition de la graisse du tissu cellulaire après les maladies fébriles, disparition qui peut diminuer le poids d'un malade quelquefois de moitié et que le plus simple examen macroscopique permet de constater.

Nous l'avons déjà dit, pour nous le fébricitant est devenu un animal à température non réglée, il augmente de température à la façon des animaux à température inconstante ; comme eux il présente des modifications de combustion qui portent sur l'oxydation complète (eau) ou incomplète (matières extractives) des substances hydrogénées, (graisses) que l'on rencontre dans les tissus.

Dans toutes les maladies fébriles nous allons retrouver l'abaissement du rapport $\dfrac{CO_2}{O}$, nous verrons son accroissement dans toutes les affections où il y a refroidissement ou asphyxie (diminution des combustions).

Examinons donc ce qui se passe dans les diverses classes de maladie quant à l'exhalation de l'acide carbonique et l'absorption de l'oxygène. Nous allons nous livrer ici à un simple énoncé descriptif. Tous les cas rentrant dans les trois règles que nous avons posées.

1º Il y a augmentation simultanée de la température et de l'absorption d'oxygène.

2º Il y a augmentation simultanée de la température et de l'acide carbonique (l'abaissement n'a lieu que dans les cas extrêmes, 41º, 42º).

3º Le rapport entre l'oxygène et l'acide carbonique est d'autant plus bas que la température est plus élevée.

Au point de vue qui nous occupe Hervier et St-Lager divisent les maladies en trois classes.

Dans une première classe sont les maladies où l'acide carbonique augmente (phlegmasies, fièvres).

Dans la seconde, sont les affections où son exhalation resterait normale (Chlorose, diabète, etc.).

Dans la troisième sont toutes les maladies qui, entravant la respiration, devraient diminuer la quantité d'acide carbonique rendue (pneumonie, pleurésie, phthisie, etc.).

Outre que Hervier et St-Lager ont fait leurs expériences par la méthode qualitative que nous rejetons, il faut reconnaître que leur classification est bien artificielle. Ainsi ils mettent la pneumonie dans la classe des maladies qui diminuent l'acide carbonique, or, cette affection est accompagnée de fièvre et les combustions y sont beaucoup augmentées.

Nous diviserons les maladies que nous avons étudiées en trois groupes.

1ʳᵉ classe : 1º Maladies où la température est subitement élevée avec augmentation des combustions organiques (Fièvre, phlegmasies, etc.).

2º Maladies où les combustions sont surtout déviées de leur type, et dans lesquelles les produits hydrogénés disparaissent lentement, (d'où l'amaigrissement). (Affections hectiques).

2ᵉ classe : Etats dans lesquels les combustions sont diminuées. (Cachexies.)

5ᵉ classe : Affections qui influent sur les combustions d'une manière indirecte. (Rachitisme, chorée, etc.).

1ʳᵉ CLASSE. — *1ᵉʳ Groupe.* — Le type du premier groupe se trouve bien tracé dans l'accès de fièvre paludéenne ; la température passe de 37° 8 à 40° 5, l'oxygène absorbé va de 30 litres à 63 litres. L'acide carbonique exhalé monte de 22 litres à 42 litres. Le rapport $\dfrac{CO_2}{O}$ tombe de 0,7 à 0,6 (Expérience CIX). Ici tout se passe en quelques heures et on revient à la normale. Immédiatement après la fièvre paludéenne nous étudierons la *fièvre traumatique* qui constitue aussi un cas simple.

EXPÉRIENCE CXVII. — Un homme de 45 ans a été opéré d'une petite tumeur du creux poplité. Le lendemain soir il a un peu de fièvre traumatique. (Poids = 75 kil.)

Oxygène absorbé par heure	36 lit.	352
Acide carbonique exhalé	23	880
Rapport $\dfrac{CO_2}{O}$	0,	63

Teneur en oxygène de l'air expiré, 16,7.

EXPÉRIENCE CXVIII. — Une femme de 45 ans est atteinte d'une grande brûlure du 2° degré. Le lendemain de l'accident elle présente une température de 38° 2. (Poids = 54 kil.)

Oxygène absorbé par heure	34 lit.	845
Acide carbonique exhalé	19	660
Rapport $\dfrac{CO_2}{O}$	0,	54

Teneur en oxygène de l'air expiré, 17,6.

Dans la même classe d'affection nous placerons encore l'*érysipèle*.

EXPÉRIENCE CXIX. — Un homme de 35 ans, atteint de fracture comminutive de jambe est pris d'un *érysipèle* qui couvre le membre blessé. (T. = 40°.)

$$\begin{array}{ll}
\text{Oxygène absorbé par heure} & 43 \text{ lit. } 664 \\
\text{Acide carbonique exhalé} & 20 \quad 772 \\
\text{Rapport } \dfrac{CO_2}{O} & 0, \quad 48
\end{array}$$

Teneur en oxygène de l'air expiré, 17, 4.

EXPÉRIENCE CXX. — Nous dosons les produits de la respiration d'un homme de 50 ans, du poids de 70 kil. atteint d'un *érysipèle traumatique* qui a couvert toute la face, (respiration anxieuse, asphyxie.)

$$\begin{array}{ll}
\text{Oxygène absorbé par heure} & 25 \text{ lit. } 520 \\
\text{Acide carbonique exhalé} & 21 \quad 985 \\
\text{Rapport } \dfrac{CO_2}{O} & 0, \quad 86
\end{array}$$

Teneur en oxygène de l'air expiré, 18,5.

Ici le rapport $\dfrac{CO_2}{O}$ n'est pas abaissé, cela pourrait bien tenir à l'asphyxie qui était menaçante et à l'agonie qui n'était pas loin de commencer.

La *pneumonie aiguë*, en raison de la fièvre intense

qu'elle comporte, peut être mise dans notre première catégorie.

Expérience CXXI. — Un jeune homme de 25 ans, du
poids de 62 kilogrammes, est atteint d'une *double pneumonie*. Fièvre assez intense (39°, 8).

Oxygène absorbé par heure......... 30 lit. 400
Acide carbonique exhalé........... 18   000
Rapport $\dfrac{CO^2}{O}$ 0,   59

Teneur en oxygène de l'air expiré, 18,4.

Expérience CXXII. — Homme de 35 ans atteint de
pneumonie gauche aiguë (39° 8).

Oxygène absorbé par heure......... 29 lit. 875
Acide carbonique exhalé........... 21   560
Rapport $\dfrac{CO^2}{O}$ 0,   73

Teneur en oxygène de l'air expiré, 17,7.

Expérience CXXIII. — Homme de 40 ans, *pneumonie
gauche* au troisième jour (40°). (Poids, 51 kil.)

Oxygène absorbé par heure .... 29 lit. 000
Acide carbonique exhalé........... 18   240
Rapport $\dfrac{CO^2}{O}$ 0,   63

Teneur en oxygène de l'air expiré, 17,2.

L'*ictère grave*, nous l'avons vu, fait dévier le type de la
combustion des matières azotées. Il ne se produit plus

d'urée. Il s'élimine des substances moins oxydées. La seule expérience que nous ayons prouverait assez bien que la combustion des matières ternaires est, elle aussi, modifiée.

Le rapport $\dfrac{CO_2}{O}$ est extrêmement abaissé ; il doit se former là encore des produits de dédoublement.

EXPÉRIENCE CXXIV. — Homme de 42 ans (poids 72 kil.), ictère grave, pétéchies, hémorrhagies nasales. T. = 38,7.

Oxygène absorbé par heure.........	31 lit.	525
Acide carbonique exhalé...........	16	855
Rapport $\dfrac{CO_2}{O}$...............	0,	53

Teneur en oxygène de l'air expiré, 17,1.

L'*ictère simple* est accompagné d'une grande augmentation d'urée, il est également suivi d'une augmentation dans l'excrétion de l'acide carbonique. Mais ce qui le distingue bien de l'ictère grave, c'est que la nature des combustions est changée dans un autre sens. Le rapport $\dfrac{CO_2}{O}$ est augmenté.

EXPÉRIENCE CXXV. — Jeune homme de 26 ans, pesant 68 kilogrammes, atteint d'*ictère simple* après une violente colère (36° 5).

Oxygène absorbé par heure.........	31 lit.	628
Acide carbonique exhalé...........	30	432
Rapport $\dfrac{CO_2}{O}$...............	0,	96

Teneur en oxygène de l'air expiré, 18,4.

Deuxième groupe. — Dans la classe des maladies où la température s'élève, il faut comprendre un groupe spécial d'affections où les combustions augmentent peu, mais où leur type ordinaire est beaucoup plus changé que ne le comporte la modification thermique. Nous voulons parler des fièvres éruptives et des dystrophies constitutionnelles conduisant par l'intermédiaire de la fièvre hectique à un état de consomption générale.

Dans la *fièvre typhoïde*, par exemple, où la température est très-élevée, on a de la peine à comprendre comment se font les combustions ; l'urée est augmentée, mais d'une manière qui n'est pas proportionnelle à la chaleur ; l'acide carbonique, tous les auteurs l'ont vu, est accru aussi, mais moins encore qu'il ne le faudrait pour obtenir l'équation entre les produits comburés et la chaleur dégagée. Mais, en revanche, si on considère l'absorption de l'oxygène, on la trouve augmentée considérablement. Ici encore l'oxygène a servi à brûler incomplétement les produits ternaires et quaternaires. De là l'accumulation dans l'organisme de substances déjà oxydées qui sont éliminées dans ce qu'on appelle les crises ou dans la convalescence.

Ce que nous devons donc retenir, c'est que, dans ces fièvres, l'oxygène utilisé est *ad œquat* à la température. Les produits habituels d'oxydation font défaut ; d'où abaissement du rapport $\dfrac{CO^2}{O}$.

Dans la *phthisie* la même chose a lieu. La fièvre n'est pas très-vive, mais elle se produit tous les soirs ; les substances grasses disparaissent, le malade maigrit, arrive à l'hecticité. Il absorbe beaucoup d'oxygène (étant donné le rétrécissement du champ de l'hématose), et il rend peu d'acide carbonique. Le rapport $\dfrac{CO^2}{O}$ est encore diminué.

Ce que nous avançons est justifié par les observations qui suivent :

A. Fièvre typhoïde.

Expérience CXXVI. — Nous dosons les gaz expirés par une jeune fille de 15 ans, au cinquième jour d'une *fièvre typhoïde* très-nette. (R. $=$ 38. P. $=$ 116. T. $=$ 40°3.)

Oxygène absorbé..................	28 lit.	319
Acide carbonique exhalé............	17	142
Rapport $\dfrac{CO_2}{O}$	0,	6

Teneur en oxygène de l'air expiré, 17,7.

Expérience CXXVII. — Même dosage sur un jeune homme de 25 ans du poids de 60 kilogrammes. *Fièvre typhoïde* à forme adynamique. Huitième jour, T. $=$ 40° 1. P. $=$ 112. R. $=$ 25. Fuliginosités, dyspnée.

Oxygène absorbé	40 lit.	608
Acide carbonique exhalé...........	23	940
Rapport $\dfrac{CO_2}{O}$	0,	58

Teneur en oxygène de l'air exhalé, 18,6.

Expérience CXXVIII. — Femme de 26 ans du poids de 50 kilogrammes. Nourrice, atteinte de *fièvre typhoïde* (période des taches rosées).

Oxygène absorbé................	22 lit.	578
Acide carbonique exhalé...........	12	291
Rapport $\dfrac{CO_2}{O}$	0,	54

Air expiré (teneur en oxygène), 18,4.

Expérience CXXIX. — Jeune homme de 27 ans, du poids de 66 kilogrammes. (T. = 39° 2.) *Fièvre typhoïde.*

Oxygène absorbé . . . . 21 lit. 847
Acide carbonique exhalé 15   100
Rapport $\dfrac{CO^2}{O}$ 0,   67

Teneur en oxygène de l'air expiré, 18,8.

Expérience CXXX. — Jeune homme de 24 ans, *fièvre typhoïde* classique, vers le 15° jour. (T. = 38° 9.) Poids 62 kil.

Oxygène absorbé. . . . . 30 lit. 670
Acide carbonique exhalé. 23   840
Rapport $\dfrac{CO^2}{C}$ 0,   77

Teneur en oxygène de l'air exhalé, 18,2.

Expérience CXXXI. — Jeune homme de 25 ans du poids de 64 kilog., période des taches rosées dans une *fièvre typhoïde.*

Oxygène absorbé. . . . . 37 lit. 036
Acide carbonique exhalé. 25   878
Rapport $\dfrac{CO^2}{O}$ 0,   69

Teneur en oxygène de l'air exhalé, 18 0/0.

Expérience CXXXII. — Fille de 16 ans, pesant 40 kil. *Fièvre typhoïde.* Température 40° 8. P. = 120.

Oxygène absorbé..................... 33 lit. 613
Acide carbonique exhalé............ 21   180
Rapport $\dfrac{CO^2}{O}$................... 0,   63

Teneur de l'oxygène de l'air expiré, 17,7.

B. Phthisie pulmonaire.

EXPÉRIENCE CXXXIII. — Femme de 40 ans, du poids de 39 kilog. Pâle, anémique. — Cavernes au sommet. Fièvre intense le soir.

Oxygène absorbé................. 27 lit. 144
Acide carbonique exhalé........... 15   885
Rapport $\dfrac{CO^2}{O}$................. 0,   58

Teneur en oxygène de l'air exhalé 17,5.

EXPÉRIENCE CXXXIV. — Jeune homme de 16 ans, poids 42 kil., grande maigreur, fièvre intense chaque soir. Tous les signes physiques *de la phthisie*.

Oxygène absorbé.................. 32 lit. 718
Acide carbonique................. 15   840
Rapport $\dfrac{CO^2}{O}$................. 0,   48

Teneur en oxygène de l'air exhalé, 17,6.

EXPÉRIENCE CXXXV. — Homme de 45 ans, *phthisie*, cavernes; anémie profonde, mais *peu* de fièvre le soir (38°,2).

Oxygène absorbé................... 17 lit. 876
Acide carbonique exhalé............ 13   330
$$\text{Rapport} \frac{CO^2}{O}$$ 0,   74

Teneur en oxygène de l'air exhalé, 18.

Expérience CXXXVI. — Femme de 28 ans, atteinte de *phthisie* laryngée, avec accès de fièvre le soir. Poids 40 kil.

Oxygène consommé............... 24 lit. 477
Acide carbonique produit.......... 13   272
$$\text{Rapport} \frac{CO^2}{O}$$ 0,   54

Teneur en oxygène de l'air, 18,1.

Expérience CXXXVII. — *Phthisie* chez un homme de 47 ans, cavernes, fièvre intense 39°,8, hecticité. P. = 42 kil.

Oxygène absorbé................. 26 lit. 100
Acide carbonique produit.......... 10   809
$$\text{Rapport} \frac{CO^2}{O}$$ 0,   41

Teneur en oxygène de l'air expiré, 17,7.

Expérience CXXXVIII. — *Phthisie* au premier degré, homme de 50 ans. *Pas de fièvre*. A peine quelques craquements secs.

Oxygène absorbé .... 25 lit. 720
Acide carbonique............... 20   760
$$\text{Rapport} \frac{CO^2}{O}$$ 0,   8

Teneur en oxygène de l'air exhalé, 17,6.

Nous rapprocherons de la fièvre typhoïde la *septicémie* qui semble amener un état fébrile comparable et une modalité analogue des combustions.

EXPÉRIENCE CXXXIX. — Homme de 35 ans atteint de *septicémie* chirurgicale. T. = 38°,8. P. = 96. Langue noirâtre, pus dans toutes les articulations. Teint terreux, amaigrissement, yeux caves.

$$
\begin{aligned}
&\text{Oxygène absorbé} \dots\dots\dots\dots\dots\dots && 24\,\text{lit.}\ 370 \\
&\text{Acide carbonique produit} \dots\dots\dots\dots && 10 \qquad 000 \\
&\text{Rapport} \frac{CO^2}{O} \dots\dots\dots\dots\dots\dots && 0, \qquad 42
\end{aligned}
$$

Teneur en oxygène de l'air expiré, 17,3.

L'abaissement du rapport $\dfrac{CO^2}{O}$ est particulier à l'état fébrile proprement dit : il est plus marqué dans les fièvres de mauvaise nature et c'est ainsi que, dans un cas où nous hésitions entre un début de dothiénentérie et un simple embarras gastrique, nous penchâmes de ce côté rien qu'à l'inspection des produits de la respiration.

EXPÉRIENCE CXL. — Une jeune fille entre à l'Hôtel-Dieu avec des signes de *fièvre typhoïde*, épistaxis, nausées, diarrhée, gargouillement, maux de tête, vertiges. (Poids 57 kil.) Elle est malade depuis la veille.

$$
\begin{aligned}
&\text{Oxygène absorbé} \dots\dots\dots\dots\dots\dots && 19\,\text{lit.}\ 567 \\
&\text{Acide carbonique produit} \dots\dots\dots\dots && 14 \qquad 460 \\
&\text{Rapport} \frac{CO^2}{O} \dots\dots\dots\dots\dots\dots && 0, \qquad 77
\end{aligned}
$$

Teneur en oxygène de l'air expiré, 18,4.

.En présence de l'élévation du rapport entre l'oxygène employé et l'acide carbonique rendu, en même temps qu'en raison du peu d'intensité des combustions, nous pensons à un embarras gastrique. L'événement a justifié notre prévision : La malade était guérie deux jours après. Comme procédé de diagnostic l'analyse des gaz n'est guère recommandable vu les difficultés dont elle est entourée. L'expérience que nous venons de rapporter n'a d'intérêt que comme corollaire de ce que nous avons dit de l'état fébrile grave.

Il est certain que si la diminution du rapport $\dfrac{CO^2}{O}$ est le fait de la fixation de l'oxygène sur les corps hydrogénés, ce rapport doit augmenter dans la période de convalescence, alors que les combustions diminuent et que la graisse recommence à s'emmagasiner.

.C'est ce que nous démontre l'observation.

Expérience CXLI. — Le malade de l'expérience CXXVI, atteint de fièvre typhoïde, nous avait donné le rapport 0,6. Pendant qu'il est convalescent et qu'il se nourrit presque avec excès, nous faisons un nouveau dosage (T. $=$ 37°,9).

Oxygène absorbé	21 lit. 037
Acide carbonique exhalé.	20 600
Rapport $\dfrac{CO^2}{O}$	0, 98

Teneur en oxygène de l'air expiré, 18,5.

L'oxygène a diminué d'un quart, mais le rapport s'est considérablement élevé, il a presque doublé.

Expérience CXLII. — Elle nous donne des résultats encore plus probants. — Un garçon de 29 ans (Poids 67 kil.), très-robuste est *convalescent* d'une fièvre typhoïde qui a été très-grave, il est très-amaigri. (Il dit avoir pesé 80 kilogr.). Il mange avec un appétit extraordinaire.

Oxygène absorbé	30 lit.	104
Acide carbonique exhalé	34	420
Rapport $\dfrac{CO^2}{O}$	1,	1

Teneur en oxygène de l'air expiré, 17,7.

EXPÉRIENCE CXLIII. — Fille de 18 ans pesant 50 kil. *Convalescente* d'une fièvre typhoïde grave, mange avec avidité. T. = 37°,5.

Oxygène absorbé	22 lit.	340
Acide carbonique produit	18	984
Rapport $\dfrac{CO^2}{O}$	0,	84

Teneur en oxygène de l'air expiré, 19,7.

EXPÉRIENCE CXLIV. — Une femme de 27 ans (Poids 44 kil.) est atteinte de *rougeole*, nous dosons les gaz de la respiration le jour de l'éruption. (T. = 38°,6. P. = 116. R. = 41.)

Oxygène absorbé	16 lit.	000
Acide carbonique	21	617
Rapport $\dfrac{CO^2}{O}$	0,	79

Teneur de l'air expiré en oxygène, 19,2.

Dix jours plus tard, la malade est en pleine convalescence.

<pre>
Oxygène absorbé. . . . .   14 lit. 697
Acide carbonique exhalé.   17   502
              CO²
Rapport ————.   1,   1
               O
</pre>

Teneur en oxygène de l'air exhalé, 19, 3.

L'élévation du rapport entre l'oxygène absorbé et l'oxygène qui sert à fournir l'acide carbonique, dans tous ces états où les produits hydro-carbonés s'emmagasinent dans l'organisme, rendait intéressante l'étude de *l'intoxication par le phosphore*.

EXPÉRIENCE CXLV. — Au mois de septembre 1877, une jeune fille entre à l'Hôtel-Dieu à la suite d'un empoisonnement par les allumettes chimiques. (Diarrhée, délire, haleine sentant le phosphore. Pouls faible. Respiration lente. T. = 37°,1.)

<pre>
Oxygène absorbé . . . .   12 lit. 430
Acide carbonique exhalé.   11   348
              CO²
Rapport ————   0,   91
               O
</pre>

Teneur en oxygène de l'air exhalé, 18,8.

La règle que nous avons observée jusqu'à présent se trouve donc ici encore confirmée, et il ressort de toutes ces expériences, ce fait que nous avons énoncé : le rapport entre l'oxygène absorbé et celui qui est contenu dans l'acide carbonique exhalé augmente. Il se détruit donc moins de produits hydrogénés. Cela peut rendre jusqu'à un certain point compte de l'accumulation de ces produits, et en particulier de la graisse.

2° CLASSE — *Maladies où les combustions sont diminuées, cachexies.*

Dans toutes les affections où le sang est altéré, où son
pouvoir absorbant est diminué, l'oxygène étant apporté en
quantité moindre, les combustions sont diminuées du même
coup. La température est assez basse; mais la modalité
des combustions ici encore n'est pas conservée : il y a
un léger abaissement de rapport $\dfrac{CO_2}{O}$: les substances
grasses sont attaquées. — Il y a encore une autre cause de
diminution du rapport: c'est l'inanition relative, les malades
de la classe que nous étudions ayant les fonctions digestives très-peu actives.

Le type le plus simple dans ce genre d'affection est constitué par l'*anémie.*

EXPÉRIENCE CXLVI. — Homme de 26 ans, du poids de
76 kil. T. = 37°,5. P. = 64. R. = 14. *Anémie* simple assez
prononcée (hémorrhagie).

Oxygène absorbé...............	29 lit.	365
Acide carbonique produit...........	18	025
Rapport $\dfrac{CO_2}{O}$.................	0,	61

Teneur de l'air expiré en oxygène, 16,9.

EXPÉRIENCE CXLVII. — Le même, huit jours après (T. =
37°5. P. = 60. R. = 15 (après le repas).

Oxygène absorbé	28 lit.	755
Acide carbonique exhalé	21	206
Rapport $\dfrac{CO_2}{O}$.................	0,	73

Teneur en oxygène de l'air expiré, 17,0.

Expérience CXLVIII. — Jeune fille de 18 ans, du poids de 65 kilog. *Chloro-anémie*, souffle, leucorrhée. R. = 28. P. = 80. T. = 37º,8.

$$
\begin{aligned}
&\text{Oxygène absorbé} \dots\dots\dots\dots\dots\dots && 22\,\text{lit. } 000 \\
&\text{Acide carbonique exhalé} \dots\dots\dots && 14 \quad 900 \\
&\text{Rapport } \frac{CO^2}{O} \dots\dots\dots\dots\dots\dots && 0, \quad 67
\end{aligned}
$$

Teneur en oxygène de l'air expiré, 18,4.

Expérience CXLIX. — Homme de 46 ans (P. 65 kil.), ouvrier à Clichy. Un peu d'*anémie*.

$$
\begin{aligned}
&\text{Oxygène consommé} \dots\dots\dots\dots\dots && 29\,\text{lit. } 791 \\
&\text{Acide carbonique exhalé} \dots\dots\dots && 23 \quad 365 \\
&\text{Rapport } \frac{CO^2}{O} \dots\dots\dots\dots\dots && 0, \quad 78
\end{aligned}
$$

Teneur en oxygène de l'air expiré, 17,4.

Expérience CL. — Femme du poids de 40 kilog. *Anémie*, teint pâle, petites hémorrhagies, par des tumeurs érectiles.

$$
\begin{aligned}
&\text{Oxygène absorbé} \dots\dots\dots\dots\dots && 16\,\text{lit. } 427 \\
&\text{Acide carbonique produit} \dots\dots\dots && 10 \quad 050 \\
&\text{Rapport } \frac{CO^2}{O} \dots\dots\dots\dots\dots && 0, \quad 61
\end{aligned}
$$

Teneur en oxygène de l'air expiré, 17,4.

Le mal de Bright donne lieu à une cachexie spéciale dans laquelle nous trouvons l'acide carbonique diminué comme nous avons vu l'urée l'être déjà.

Expérience CLI. — Homme de 40 ans, maladie de Bright (attaques d'éclampsies deux jours avant).

Oxygène absorbé	21 lit. 474
Acide carbonique	10 864
Rapport $\dfrac{CO^2}{O}$	0, 50

Teneur en oxygène de l'air expiré, 18,3.

La *cachexie cancéreuse* étant plus complète donne des résultats plus frappants encore.

Expérience CLII. — Femme de 50 ans, du poids de 42 kil., *cancer stomacal* faisant saillie à l'épigastre. Anémie, teint jaune paille. — Pas d'appétit.

Oxygène absorbé	15 lit. 577
Acide carbonique exhalé	8 405
Rapport $\dfrac{CO^2}{O}$	0, 52

Teneur en oxygène de l'air expiré, 18,0.

Expérience CLIII. — Femme de 44 ans, du poids de 39 kil. *Cancer utérin,* Hémorrhagies, teint jaune paille.

Oxygène absorbé	19 lit. 033
Acide carbonique exhalé	11 471
Rapport $\dfrac{CO^2}{O}$	0, 6

Teneur en oxygène de l'air expiré, 18,5.

Expérience CLIV. — Homme de 53 ans. Vomissements noirs; cachexie, emphysème, *cancer stomacal* (autopsie). P. 49 kil.

$$\text{Oxygène absorbé}\dots\dots\dots\dots\dots\dots\quad 9\ \text{lit.}\ 900$$
$$\text{Acide carbonique exhalé}\dots\dots\dots\dots\quad 7\qquad 200$$
$$\text{Rapport}\ \frac{CO_2}{O}\ \dots\dots\dots\dots\dots\dots\quad 0,\qquad 72$$

Teneur en oxygène de l'air expiré, 19,0.

Nous rangerons encore dans notre dernière classe, mais avec une place spéciale, une maladie où nous voyons les combustions respiratoires considérablement amoindries. — Nous voulons parler de la *maladie charbonneuse.* — MM. Pasteur et Joubert ont les premiers proposé une explication de la mort dans le charbon par le mécanisme de la respiration. Pour eux, les bactéridies consommeraient l'oxygène contenu dans le sang, de telle sorte que celui-ci arriverait aux tissus déjà appauvri ; il en résulterait une diminution des combustions toujours croissante conduisant au refroidissement et finalement à la mort. Les deux observations que nous avons pu recueillir militent en faveur de cette opinion si elles ne la démontrent pas absolument.

Expérience CLV — (Faite en commun avec M. Jolyet). Un chien du poids de 11 kil. 650 est mis en expérience. On dose les produits de sa respiration :

$$\text{Oxygène absorbé}\dots\dots\dots\dots\dots\quad 7\ \text{lit.}\ 704$$
$$\text{Acide carbonique}\dots\dots\dots\dots\dots\dots\quad 5\qquad 535$$
$$\text{Rapport}\ \frac{CO_2}{O}\ \dots\dots\dots\dots\dots\dots\quad 0,\qquad 71$$

On inocule l'animal avec du sang de rate provenant d'un mouton mort du charbon.

Le lendemain l'animal est très-malade, sa température est tombée de 39° à 34°.

Oxygène absorbé . . . . 5 lit. 144
Acide carbonique. 3   515
Rapport $\dfrac{CO^2}{O}$ 0,   68

Ainsi les combustions ont diminué d'un tiers ; mais le rapport $\dfrac{CO^2}{O}$ n'a été modifié que d'une manière insignifiante.

EXPÉRIENCE CLVI. — Homme de 34 ans, garçon boucher, pesant 80 kilog., piqué la veille en dépeçant un mouton. Grandes bactéridies dans le sang. Temps 33°, 5. Dyspnée intense.

Oxygène absorbé. . . . . 7 lit. 924
Acide carbonique exhalé. 6   300
Rapport $\dfrac{CO^2}{O}$ 0,   82

Chez l'homme comme chez le chien il y a eu refroidissement, diminution des combustions. Elles se sont néanmoins faites suivant le même mode, car le rapport $\dfrac{CO^2}{O}$ n'a pas été changé.

Nous disons que ces faits marchent dans le sens que la théorie de Pasteur indique et, en effet, c'est bien ainsi que tout doit se passer si, dans le sang, il existe des êtres qui viennent lui enlever son oxygène avant que celui-ci n'arrive aux tissus. Le résultat est finalement le même que si le sang avait moins de globules ou une capacité respiratoire moindre.

S'il faut en croire les travaux d'Empereur, l'exhalation d'acide carbonique serait encore considérablement diminuée dans l'*hystérie*. Nous n'avons pas été à même de vérifier cette assertion; mais nous avouons qu'en faisant la critique expérimentale du procédé employé par M. Empereur, on se demande s'il n'y avait pas, dans son appareil, quelqu'énorme cause d'erreur qu'il n'aurait pas aperçue. D'abord il emploie la méthode des analyses qualitatives et il a la prétention d'en tirer l'azote exhalé, ce qui est impossible, puis il nous parle de femmes adultes qui expirent l'une *deux litres* d'air par minute, l'autre *un litre et demi*, c'est-à-dire un peu plus qu'un lapin et pourtant les mouvements du thorax sont très-amples, très-naturels chez toutes ces hystériques. Chez les malades de M. Empereur on aurait dû voir à peine le soulèvement de la cage thoracique; cela aurait été un phénomène très-frappant : l'auteur n'en parle pas.

Notre opinion est que l'appareil de M. Empereur devait avoir quelque fuite considérable et perdre continuellement, c'est la seule explication qu'on puisse trouver aux fantastiques résultats qu'il a donnés (1).

Nous ne nous étonnons donc que fort médiocrement de voir M. Empereur annoncer que ses malades exhalaient 22, 25, 30 litres d'acide carbonique *par jour*. Il a trouvé encore qu'elles exhalaient 2 *grammes* de vapeur d'eau par heure : soit 48 grammes en 24 heures ; dans ces conditions l'air qu'elles expiraient était presque absolument sec; en traversant la bouche il ne se chargeait pas d'eau? La bouche ne contenait donc pas de salive? la muqueuse de la trachée et des fosses nasales devait être aussi sèche que le tégument externe, car enfin la loi de la tension des vapeurs est, je le pense, applicable aux hystériques; ces malades ne sont pas au-dessus des lois physiques. Il n'y avait rien de tout cela en réalité; mais en lisant la thèse de M. Empereur, on s'aperçoit qu'il dosait la vapeur d'eau en faisant expirer ses

---

(1) L'auteur avoue que son appareil coûtait en tout 25 fr. C'est une mauvaise recommandation au point de vue de la précision.

sujets dans *un* petit tube plein de ponce sulfurique. Dans ces conditions, nous nous sommes assurés que l'air, passant très-vite sur la ponce n'abandonne pas la vingtième partie de sa vapeur d'eau. Voilà pourquoi M. Empereur en trouvait si peu. — Si nous nous sommes étendus sur ce sujet c'est un peu pour excuser les longs développements que nous avons accordés à la technique dans ce travail. Si on ne faisait pas attention aux procédés employés par M. Empereur, on accorderait à ses résultats une importance qu'ils n'ont pas. — Le procédé dont il se sert ne permet pas de doser l'azote et l'eau ; il donne sur la quantité d'air expiré des résultats invraisemblables, la construction de l'appareil n'inspire aucune confiance, nous pensons donc que, jusqu'à nouvel ordre, il faut passer outre et attendre qu'une occasion permette de vérifier les résultats que M. Empereur a publiés.

3° CLASSE. — *Maladies qui modifient mécaniquement la respiration.* — Quand nous avons traité des gaz du sang, nous avons longuement insisté sur ces maladies, qui entravant l'apport de l'air dans le poumon, diminuent l'oxygène que peut contenir le sang, et qu'il peut apporter aux tissus. Dans ces conditions, avons-nous dit, les combustions doivent diminuer, et l'être tomber dans un état progressif conduisant à la cachexie.

Il en est ainsi, en effet ; les expériences qui vont suivre le prouvent. Il faut encore remarquer que ces états constituent une véritable asphyxie. Nous en rapprocherons les affections cardiaques où le sang ne circulant plus d'une manière normale ne peut plus aller chercher dans les poumons l'oxygène nécessaire aux combustions.

Dans tous ces états, il continue à se dégager de l'acide carbonique. Le rapport $\dfrac{CO^2}{O}$ augmente donc. C'est, en somme, ce qui a lieu quand un fragment de muscle est suspendu dans un milieu privé d'oxygène. Il continue à dégager de l'acide carbonique. (Edwards.)

EXPÉRIENCE CLVII. — Parmi les affections qui entraînent l'immobilité du poumon et la diminution du champ respiratoire, nous avons signalé la *pleurésie*. Nous avons voulu savoir quelle était l'influence de l'épanchement sur l'hématose et les combustions qui en sont la suite. Cette étude était d'autant plus importante que la thoracentèse nous permettait d'exécuter une expérience cruciale.

Homme de 40 ans, atteint de pleurésie gauche, grande matité, cœur dévié, etc. Un peu de fièvre. (Poids = 64 kil.).

$$\text{Oxygène absorbé} \dots\dots\dots\dots\quad 33 \text{ lit. } 221$$
$$\text{Acide carbonique exhalé} \dots\dots\dots\quad 19 \quad 945$$
$$\text{Rapport} \frac{CO_2}{O} \dots\dots\dots\dots\quad 0, \quad 60$$

Teneur en oxygène de l'air expiré, 16,8.

Quantité d'air inspiré à l'heure, 632 litres.

On pratique la thoracentèse; on enlève 1 litre de liquide; l'anhélation diminue.

Quantité d'air expiré à l'heure, 655 litres.

$$\text{Oxygène} \dots\dots\dots\dots\dots\quad 33 \text{ lit. } 442$$
$$\text{Acide carbonique produit} \dots\dots\dots\quad 20 \quad 764$$
$$\text{Rapport} \frac{CO_2}{O} \dots\dots\dots\dots\quad 0, \quad 60$$

Teneur en oxygène de l'air exhalé, 17, 0.

Les combustions ont augmenté en même temps que le champ de l'hématose. Le rapport $\frac{CO_2}{O}$ a à peine varié.

EXPÉRIENCE CLVIII. — Homme de 48 ans (P. = 66 kil.),

pleurésie gauche, pas de fièvre, poitrine remplie par l'é-
panchement.

$$\begin{array}{ll} \text{Oxygène absorbé} \dots\dots\dots\dots & 18\,\text{lit.}\,118 \\ \text{Acide carbonique produit} \dots\dots\dots & 17 \quad 214 \\ \text{Rapport}\ \dfrac{CO^2}{O} \dots\dots\dots\dots & 0,\quad 95 \end{array}$$

Teneur en oxygène de l'air, 19, 0.

(Diminution des combustions, *asphyxie,* augmentation
du rapport $\dfrac{CO^2}{O}$.)

EXPÉRIENCE CLIX. — Homme de 40 ans, phthisique,
fièvre hectique. (T. = 39° 2.) *Pneumothorax* droit.

$$\begin{array}{ll} \text{Oxygène absorbé} \dots\dots\dots\dots & 7\,\text{lit.}\,730 \\ \text{Acide carbonique produit} \dots\dots\dots & 4 \quad 500 \\ \text{Rapport}\ \dfrac{CO^2}{O} \dots\dots\dots\dots & 0,\quad 58 \end{array}$$

Teneur en oxygène de l'air exhalé, 19,6.

(Diminution énorme des combustions, mais comme dans
tous les cas d'hecticité abaissement du rapport).

EXPÉRIENCE CLX. — Garçon de 18 ans, *très-rachitique*,
scoliose qui réduit le poumon droit à un faible volume.

$$\begin{array}{ll} \text{Oxygène absorbé} \dots\dots\dots\dots & 17\,\text{lit.}\,410 \\ \text{Acide carbonique produit} \dots\dots\dots & 12 \quad 500 \\ \text{Rapport}\ \dfrac{CO^2}{O} \dots\dots\dots\dots & 0,\quad 72 \end{array}$$

Teneur en oxygène de l'air expiré, 18, 0.

EXPÉRIENCE CLXI. — *Affection cardiaque* chez un rhu-

matisant de 45 ans, oppression, *asphyxie*. (Poids 78
kil.).

$$
\begin{array}{ll}
\text{Oxygène absorbé}\dots\dots\dots\dots\dots\dots & 17\,\text{lit}\ 400 \\
\text{Acide carbonique produit}\dots\dots\dots\dots & 16\quad 245 \\
\text{Rapport } \dfrac{CO_2}{O}\dots\dots\dots\dots\dots\dots & 0,\quad 93
\end{array}
$$

Teneur en oxygène de l'air expiré, 18,19.
(Diminution des combustions, augmentation du rapport.)

EXPÉRIENCE CLXII.—Homme de 35 ans, rhumatisant,
insuffisance mitrale, asphyxie, asystolie.

$$
\begin{array}{ll}
\text{Oxygène absorbé}\dots\dots\dots\dots\dots\dots & 24\,\text{lit.}\ 640 \\
\text{Acide carbonique exhalé}\dots\dots\dots\dots & 23\quad 460 \\
\text{Rapport } \dfrac{CO_2}{O}\dots\dots\dots\dots\dots\dots & 0,\quad 95
\end{array}
$$

Teneur en oxygène de l'air expiré, 18,7.

EXPÉRIENCE CLXIII. — Homme de 45 ans, albuminuri-
que, *ammoniémique* (T. = 37°,8), dyspnée intense, capacité respiratoire du sang, 14, 5 0/0. Poids 67 kil.

$$
\begin{array}{ll}
\text{Oxygène absorbé}\dots\dots\dots\dots\dots\dots & 23\,\text{lit.}\ 712 \\
\text{Acide carbonique exhalé}\dots\dots\dots\dots & 31\quad 800 \\
\text{Rapport } \dfrac{CO_2}{O}\dots\dots\dots\dots\dots\dots & 1,\quad 34
\end{array}
$$

Teneur en oxygène de l'air expiré, 18,8.
(Diminution des combustions dues à la diminution de la
capacité respiratoire du sang, anoxhémie).

Expérience CLXIV. — Une *brûlure étendue*, en supprimant la respiration cutanée, semble produire une sorte d'asphyxie. Les combustions sont diminuées et le rapport augmenté. (Femme de 32 ans, brûlure immense du tronc et des membres, suppuration, plus de fièvre ; la malade est presque tout entière dans un pansement ouaté.)

$$
\begin{array}{llll}
\text{Oxygène absorbé.} & \ldots\ldots\ldots\ldots\ldots\ldots & 23\ \text{lit.} & 330 \\
\text{Acide carbonique produit} & \ldots\ldots\ldots\ldots & 28 & 240 \\
\text{Rapport } \dfrac{CO^2}{O} & \ldots\ldots\ldots\ldots\ldots & 1, & 21 \\
\end{array}
$$

Teneur en oxygène de l'air expiré, 18,9.

Expérience CLXV. — *Agonie* chez un homme de 50 ans mourant de traumatisme récent (pas de fièvre).

$$
\begin{array}{llll}
\text{Oxygène absorbé.} & \ldots\ldots\ldots\ldots & 15\ \text{lit.} & 660 \\
\text{Acide carbonique produit} & \ldots\ldots\ldots & 15 & 900 \\
\text{Rapport } \dfrac{CO^2}{O} & \ldots\ldots\ldots\ldots & 1, & 01 \\
\end{array}
$$

Teneur en oxygène de l'air expiré, 17,7.

Nous résumerons les développements dans lesquels nous venons d'entrer dans les conclusions suivantes :

1° Dans les fièvres franches et dans les inflammations aiguës la consommation d'oxygène est considérablement augmentée. L'exhalation de l'acide carbonique l'est également, mais dans des proportions moindres, de telle sorte que l'oxygène contenu dans l'acide carbonique ne représente que les 5 ou 6 dixièmes de celui qui a été absorbé. Cet oxygène a donc dû se fixer sur les produits hydrocarbonés. Il y a parallèlement une abondante excrétion d'urée.

2º Dans les fièvres lentes et dans l'hecticité, les combustions sont également augmentées, mais moins que dans les fièvres franches. L'exhalation d'acide carbonique est moindre encore par rapport à la consommation d'oxygène. — Les graisses disparaissent très-vite. D'où l'amaigrissement considérable et rapide. L'urée est remplacée en grande partie par des produits moins oxydés.

3º Dans toutes maladies cachectiques où le sang a perdu sa capacité respiratoire et où il arrive moins d'oxygène aux tissus, il y a diminution dans la consommation d'oxygène et dans l'exhalation d'acide carbonique. Le mauvais état des fonctions digestives fait que les produits hydrocarbonés doivent eux aussi fournir aux combustions, il y a encore amaigrissement, l'urée est diminuée.

4º Dans la convalescence les combustions diminuent. Le rapport $\dfrac{CO^2}{O}$ augmente. Il y a augmentation de poids du malade.

5º Dans toutes maladies qui produisent une asphyxie mécanique il y a diminution faible des combustions. Le rapport $\dfrac{CO^2}{O}$ n'est pas modifié ou bien il est augmenté. L'urée est un peu diminuée.

CHAPITRE XV

De la Calorification.

Toute combustion amène un développement de chaleur qui lui est proportionnel.

Cette chaleur peut être appréciée de deux manières, ou bien on notera le degré auquel sera arrivée la température du milieu où la combustion s'opère, sans tenir compte des déperditions possibles ou du poids du corps échauffé et alors on fera de la simple *thermométrie*, ou bien on dosera pour ainsi dire la chaleur produite, on en mesurera la valeur réelle, *la quantité*, et alors on fera de la *calorimétrie*.

Le premier procédé donnera le sens dans lequel s'opère la combustion, il n'en donnera pas la valeur.

La thermométrie, en effet, sera toujours un puissant moyen de diagnostic; par elle, on saura de combien s'est échauffé un malade, on saura presque combien il a produit de chaleur. Mais un élément lui échappe; les variations dues au rayonnement ou à la vaporisation des produits de sécrétion peuvent faire complétement perdre leur sens aux phénomènes. Deux malades produisent une même quantité de chaleur. L'un est soumis au refroidissement, l'autre est protégé contre le rayonnement, le premier aura une température plus basse que le second. — La différence sera bien plus grande encore si l'un des deux malades est exposé à l'évaporation de la perspiration cutanée, la quantité de chaleur nécessairement perdue pour le passage de la sueur à l'état de vapeur pourra être telle que ce soit précisément le malade qui a produit le plus de chaleur qui soit, en réalité, le moins chaud.

Voilà pourquoi la thermométrie ne sera jamais un procédé de mesure des combustions. — Il faudra toujours employer dans ce but la *calorimétrie*.

Lavoisier, Dulong, Desprez et Cl. Bernard ont déjà utilisé cette méthode physique et l'ont introduite dans les études biologiques. Nous n'avons pas à rappeler ici les admirables résultats auxquels ils sont arrivés.

Nous devons avouer que chez l'homme, chez le malade, la calorimétrie n'a pas encore été employée d'une manière bien sérieuse et nous n'aurons guère à signaler que quelques rares expériences de Liebermeister dont la précision ne nous paraît pas absolue.

Mais avant d'arriver à la description des travaux de cet auteur, nous devons dire quelques mots des recherches antérieures.

Tout d'abord, il nous faut signaler une opinion singulière qui tire, croyons-nous, toute son importance de la valeur scientifique de ceux qui l'ont soutenue.

Un certain nombre de savants ont dernièrement prétendu que, même dans une fièvre intense, la production réelle de chaleur n'est jamais accrue, il n'y aurait jamais augmentation dans les combustions : pour eux, l'urée et l'acide carbonique restent à leur chiffre normal.

Après tout ce que nous avons dit, nous pourrions rejeter *a priori* cette manière de voir; mais examinons plutôt comment ces physiologistes accordent leur opinion avec ce fait qu'en réalité, dans beaucoup d'états morbides, la température s'accroît. Pour eux, dans la fièvre, ce n'est pas la production de chaleur qui augmente, c'est sa perte par rayonnement qui diminue. De toute façon le résultat est toujours un accroissement dans la température.

Cette théorie n'est pas nouvelle, elle remonte à Galien qui considérait la fièvre comme une rétention de chaleur; mais elle a dernièrement trouvé des défenseurs énergiques dans Traube et dans ses élèves.

Pour eux, dans la fièvre, les vaisseaux capillaires cutanés se resserrent ; moins de sang arrive à la peau, d'où diminution de la perte de chaleur par rayonnement. Cette anémie de la peau a encore une autre conséquence, elle tarit la sécrétion sudorale, d'où moindre évaporation : résultat qui s'ajoute au précédent.

La première objection qu'on peut faire à cette théorie nous semble capitale. Si vraiment la peau est anémiée et perd moins, elle doit être plus froide : si elle continuait à être aussi chaude qu'à l'état normal, il n'y aurait aucune raison pour qu'elle perdît moins. Or, précisément elle est infiniment plus chaude.

Les élèves de Traube ont compris l'importance de cette objection et ils ont tâché de prouver que, dans la fièvre, la peau était anémiée et froide.

Senator a fait des expériences pour prouver que, chez les animaux fébricitants, les téguments de l'oreille sont anémiés. Je ne sais comment cet observateur s'y est pris pour constater ce phénomène, nous n'avons jamais pu le retrouver, et il est de connaissance vulgaire que chez les chiens fébricitants, par exemple, les oreilles, les narines, le museau sont rouges et brûlants.

Wegscheider prétend que, dans la fièvre, il a observé le refroidissement de la surface cutanée des extrémités ; c'est encore une assertion contraire à la plus simple observation. Tout le monde sait bien que les fébricitants ont les mains chaudes, le thermomètre le prouve d'une manière irréfutable : on ne comprend pas que l'on discute sur ces choses là.

D'ailleurs, bien des observateurs ont répondu aux partisans de la doctrine de Traube. Bäumler a constaté que, dans la fièvre, les vaisseaux cutanés sont dilatés : il en résulte un rayonnement plus intense, mais le moindre refroidissement les fait contracter, d'où des déperditions moindres à ce moment. Les vaisseaux cutanés deviendraient donc de véritables régulateurs de la température.

Pour Schiff, la dilatation des vaisseaux cutanés dans la fièvre est extrême : Vulpian partage son opinion ; Leyden, enfin, considère que, dans la fièvre, l'évaporation cutanée s'accroît toujours.

Si on ajoute à tout cela ce fait que les produits de combustion augmentent, il ne restera plus rien de la théorie de Traube, qui nie l'augmentation des combustions elles-mêmes.

Une seule expérience peut d'ailleurs trancher la question.

Si l'on peut prouver que le fébricitant produit et rayonne plus de chaleur que l'homme sain, la théorie de Traube est ruinée. Une pareille conclusion ne peut malheureusement être obtenue qu'au moyen de la calorimétrie et les procédés de calorimétrie applicables à l'homme sont encore aujourd'hui des plus rudimentaires.

C'est ainsi que Leyden renferme le membre inférieur de son malade dans un calorimètre à eau d'une forme spéciale. Un pareil procédé peut à peine fournir des résultats approchés.

Liebermeister, dont nous avons déjà étudié les travaux sur la production de l'acide carbonique, procède d'une manière qui, pour être un peu plus rigoureuse, ne laisse pas moins une large part à la critique. Il place ses malades dans des bains dont la température et le poids sont connus. De l'élévation de température de ces bains, il conclut à la production de chaleur.

Pour arriver à de bonnes expériences, il faut que la température du bain soit primitivement plus basse que celle du malade : cela n'est pas sans inconvénient au point de vue de la santé du patient, aussi Liebermeister a-t-il songé à procéder autrement. Il place ses sujets dans des bains chauds à température égale à celle du corps. Toute la chaleur produite par les combustions organiques sert alors à échauffer en même temps et également le patient et le bain dans lequel il est plongé.

On voit, de suite, à combien de causes d'erreur on est exposé dans ces procédés : le corps entier du malade ne plonge pas dans le bain, il y a perte de chaleur par l'évaporation pulmonaire, par l'extérieur et la surface du calorimètre, par l'évaporation de l'eau du bain. Il faut corriger tout cela par des calculs : méthode médiocre. Néanmoins la production de chaleur est telle, dans la fièvre, que cette méthode imparfaite donne encore des résultats suffisants pour infirmer absolument les théories de Traube et de Senator.

Les premiers faits publiés par Liebermeister avaient rapport à l'homme sain. Il a vu que plus le bain est froid, plus l'homme placé dedans perd de calorique : il faut une prolongation assez longue du bain pour que la température du corps se mette à baisser. Dans les premiers moments elle est invariable.

Malgré cette perte de chaleur, la température centrale demeure fixe ; la production réelle est donc plus grande.

D'un grand nombre de recherches sur les fébricitants, Liebermeister conclut que ces malades produisent plus de chaleur que l'homme sain et qu'eux aussi maintiennent leur température à un degré constant.

Ainsi tandis qu'un homme sain à 37° 5 produit 163 calories, un fébricitant du même poids et ayant une température de 40° en produit 267.

En résumé, Liebermeister pense que, pour maintenir la température fixe, un fiévreux doit augmenter sa production de calories.

A 38°	de 6 0/0
A 39°	de 12 —
A 40°	de 18 —
A 41°	de 24 —

Le séjour dans l'eau, corps bon conducteur, augmente la déperdition. Le fiévreux placé dans l'air doit perdre un peu moins.

Ces résultats sont d'ailleurs complètement applicables à la période de froid. (Liebermeister, Bœrensprung, Michael, Kernig.)

De toute manière, nous savons que le fébricitant produit plus de chaleur que l'homme sain et cela ne nous étonne pas puisque nous savons que les combustions sont augmentées.

Deuxième point à examiner : par quel mécanisme maintient-il sa température fixe ? Les travaux de Liebermeister nous apprennent encore que le fébricitant, comme l'homme sain, proportionne sa production de chaleur à ses pertes.

Un fébricitant, plongé dans un bain froid pendant quelques minutes, maintient la fixité de sa température : c'est un fait d'expérience. Cela a été souvent remarqué et on en a tiré une objection grave contre le traitement de la fièvre par les bains froids.

Liebermeister a plongé ses malades dans des bains très-froids, et il a vu ses sujets produire une quantité de chaleur juste égale à ce qui était nécessaire pour maintenir leur température : comme l'homme sain, ils produisaient donc plus quand la perte était plus grande.

Nous le répétons, tout imparfaites qu'elles sont, les recherches de Liebermeister prouvent que la quantité de chaleur émise par le fébricitant est supérieure à celle que produit l'homme sain, c'est tout ce que nous en voulons retenir.

Un des auteurs qui se sont le plus occupé de la théorie de la fièvre, Marey, accepte l'augmentation de la quantité de chaleur, mais il y joint la théorie du *nivellement*; il essaye en quelque sorte de concilier la théorie de Traube et celle de Liebermeister.

Pour Marey, la production exagérée de chaleur a bien

lieu, mais dans des proportions restreintes. En revanche, au moment où commence la fièvre, tous les vaisseaux se dilatent par l'action du grand sympathique : les régions superficielles du corps, ordinairement plus froides, s'échauffent, elles rayonnent davantage et le malade se refroidirait vite si, précisément, le rayonnement exagéré n'amenait la sensation du froid qui fait que le fiévreux se couvre, chauffe son logement, prend des boissons chaudes, d'où pertes moindres et finalement élévation de la température.

Ainsi on le voit, Marey considère que la fièvre est surtout un nivellement de la température qui fait que la peau, se vascularisant, perd d'abord plus. De là, lutte du malade par des moyens extérieurs, et finalement rayonnement moindre et échauffement plus grand.

Senator reprend la théorie de Marey et il l'adapte aux idées préconçues qu'il a sur l'exhalation de l'acide carbonique.

Nous savons déjà que Senator croit que, dans la fièvre, l'exhalation d'acide carbonique est moindre que dans l'état normal. (Nous savons d'ailleurs que l'expérience la plus simple prouve le contraire.) Senator pense encore que, dans la fièvre, les produits ternaires ne sont pas brûlés et que les graisses augmentent (dégénérescences), nous avons déjà dit ce que nous pensions de cette singulière opinion qui est contredite par le plus vulgaire examen. Néanmoins, Senator accepte l'augmentation de la chaleur produite, il pense qu'elle tient à une exagération dans la combustion des albuminoïdes : d'où excès d'urée. Seulement cet excès de chaleur est très-faible, et il serait presque sans influence si les pertes n'étaient pas diminuées grâce au rétrécissement des vaisseaux cutanés (1) et au rayonnement moindre de la peau (2).

---

(1) L'expérience prouve que les vaisseaux cutanés sont plutôt dilatés ; la paroi est rouge et chaude.
(2) En 1875, Hüler a encore renchéri sur cette théorie, pour lui, chez le

La théorie de Senator est ingénieuse, seulement elle ne repose pas sur des expériences directes : pour nous qui savons que, dans la fièvre, il y a plus d'oxygène absorbé, plus d'acide carbonique rendu, plus d'urée excrétée, une plus grande quantité de calorique produite, nous n'hésiterons pas à considérer ce processus comme une *augmentation des combustions respiratoires*. Comment et pourquoi ces combustions augmentent-elles, c'est ce que nous ne rechercherons pas, cela ne faisant pas partie de notre tâche qui est surtout d'établir des faits sans tenir grand compte des théories.

Claude Bernard pense que l'exagération des combustions dans la fièvre est un phénomène dépendant uniquement du système nerveux. « La fièvre, dit-il, malgré les lacunes que nous avons constatées dans la théorie de sa nature et de son mécanisme, la fièvre nous apparaît essentiellement comme une exagération de l'activité des nerfs médullaires vaso-dilatateurs ou calorifiques, ou en un mot des nerfs de dénutrition. Il n'y a plus alors pour les tissus en général de période successive de nutrition et de dénutrition, celle-ci règne seule et la production de chaleur est continue. »

Tchedschichin pense que la fièvre est une paralysie du centre thermique modérateur.

Pour Weber (1), il y a d'abord excitation du centre vaso-moteur, période de frisson, pâleur de la peau, diminution des pertes.

Puis les nerfs vaso-moteurs sont parésiés, les vaisseaux de la peau se dilatent, le sang vient se rafraîchir à la peau

---

fébricitant, le rayonnement cutané est moindre, parce que les vaisseaux de la peau sont oblitérés par des bactéries et des leucocytes !

(1) Voir, pour les détails sur cette partie de la question, les thèses de MM. Weber et Ducastel, ainsi que l'ouvrage du professeur Lorain.

et se mélanger ensuite au sang trop chaud des organes cen-
traux (*régulation*).

Pour Liebermeister, la température du corps est élevée
au-dessus de la normale par suite de l'exagération des combustions, mais ce qui constitue la fièvre c'est que la régulation se fait pour une température supérieure à 37° 5, le
fébricitant n'a rien de spécial, il est seulement réglé à une
température supérieure à celle des hommes en bonne santé.
— Pourquoi cette transposition a-t-elle lieu, c'est ce que
Liebermeister ne peut expliquer.

Quittons donc ces hypothèses et contentons nous de faits
dont nous croyons être sûrs aujourd'hui ; l'augmentation de
chaleur produite, correspond à l'augmentation des produits
de combustion, la fièvre est donc, d'où qu'elle vienne, une
augmentation de ces combustions.

CONCLUSIONS

CONCLUSIONS

Nous sommes arrivés au terme de notre longue étude, le moment est venu d'en faire ressortir les résultats et de revenir rapidement sur la route que nous avons parcourue.

A. *Respiration des tissus*. — Les combustions prises en elles-mêmes et dans les tissus varient pour deux raisons :

1° Elles augmentent ou diminuent avec la quantité d'oxygène fournie aux éléments.

2° Elles augmentent ou s'abaissent avec la température à laquelle elles s'opèrent.

B. *Variations des milieux*. — L'oxygène nécessaire aux combustions est fourni aux tissus par l'intermédiaire d'un *milieu intérieur* qui est le sang.

Les maladies font varier par deux processus différents la

quantité d'oxygène qui peut être renfermée dans ce milieu (étude des gaz du sang).

α. 1º Les affections qui diminuent la ventilation pulmonaire font que moins d'oxygène arrive dans les alvéoles, d'où confinement plus grand dans l'intérieur du poumon, d'où finalement tension plus faible de l'oxygène et dissolution moindre dans le sang.

2º. Les combustions étant exagérées, l'oxygène est consommé plus vite, il en reste donc moins dans le liquide sanguin. — Si la ventilation pulmonaire s'exagère, il peut y avoir compensation, sinon il y a appauvrissement du sang en oxygène.

3º Les combustions peuvent être diminuées et, si le sang a sa composition normale, il contiendra davantage d'oxygène.

β. La maladie peut frapper directement le milieu intérieur et faire que, d'une façon définitive, il contienne moins d'oxygène et qu'il en fournisse moins aux combustions (étude de la capacité respiratoire).

1º Les globules, éléments actifs dans la respiration, peuvent être diminués de nombre, de sorte qu'un volume donné de sang possède finalement une moindre capacité respiratoire.

2° La maladie peut détruire directement le pouvoir absorbant de l'hémoglobine en lui faisant subir des modifications chimiques définitives ou passagères.

3° Dans tous ces cas, le sang apporte moins d'oxygène aux tissus à moins qu'une ventilation active dans le poumon ne vienne produire la compensation.

Le *milieu intérieur*, le sang, est lui-même alimenté par le *milieu extérieur*, par l'oxygène de l'air.

La maladie peut amener des variations dans l'arrivée au poumon de cet oxygène.

α. — Il convient d'abord d'étudier la quantité d'air qui, dans une maladie donnée, pénètre dans l'unité de temps dans le poumon (circulation aérienne, spirométrie.)

1° Elle est augmentée toutes les fois que les combustions sont elles-mêmes augmentées.

2° Elle est souvent augmentée quand la capacité respiratoire est amoindrie (compensation).

3° Elle est diminuée quand diminuent les combustions.

β. La pénétration de l'oxygène dans le poumon est réglée par le jeu du thorax et du diaphragme. — Pour posséder entièrement les données du problème, il faut donc étudier les mouvements de ces organes (Pneumographie) :

1° Certaines affections frappant directement la cage thoracique (traumatismes, déformation) viennent empêcher ses mouvements ;

2° D'autres compriment le poumon, l'aplatissent, remplissent ses alvéoles et s'opposent encore à la pénétration de l'air (Pneumonie, pleurésie) ;

3° Certaines lésions de l'abdomen entravent les mouvements du diaphragme ;

4° Enfin, quelques affections nerveuses exagèrent ou diminuent les mouvements des organes respiratoires et augmentent ou amoindrissent d'autant la quantité d'air qui les traversent.

C. *Variations des produits de combustions.* — L'étude des milieux nous a montré les causes de variation des produits *comburants* : la seconde partie du problème contient l'examen des produits *comburés* et la mesure des combustions :

1° Les produits comburés sont complètement oxydés

(urée, acide carbonique), où ils le sont incomplétement
(leucine, tyrosine. etc.)

2° L'*urée* varie en raison directe des combustions et de
la production de chaleur sauf dans les cas où le foie (siége
de sa formation), est frappé. Dans ce cas, les combustions
ne sont pas complètes et des produits non complètement
oxydés sont éliminés;

3° L'*acide carbonique* varie en raison directe des combustions et dans le même sens que l'urée. Son élimination
s'accroît quand augmente la température. La consommation d'oxygène croît plus vite encore de sorte que le rapport $\dfrac{CO^2}{O}$ est abaissé, les produits hydrocarbonés sont détruits. (Fièvres, phlegmasies, affections hectiques.)

Elle diminue dans les affections où moins d'oxygène arrive au sang (abaissement de la capacité respiratoire ou
obstacles mécaniques);

4° *La quantité de chaleur* produite croît en même temps
que la consommation d'oxygène, l'élimination de l'urée et
l'exhalation de l'acide carbonique augmentent.

Tous ces phénomènes sont donc intimement liés en général et peuvent par leur ensemble ou pris séparément servir
à mesurer l'intensité des combustions organiques en pathologie.

Nous ne voudrions pas terminer notre travail sans indiquer encore une dernière fois l'esprit qui a présidé à sa rédaction.

Nous avons moins tenu aux théories et aux explications qu'à la constatation des faits.

Nous avons insisté longuement sur les méthodes : elles sont tout dans les sciences expérimentales.

Nous croirions avoir fait une œuvre utile si le lecteur restait persuadé que tout ce que nous lui avons présenté a été bien observé. Un jour viendra sans doute où ces importants problèmes qui se rattachent aux combustions trouveront leur solution : alors les faits que nous avons vus et groupés pourront peut-être servir utilement à édifier des théories qu'il serait imprudent ou prématuré de proposer aujourd'hui.

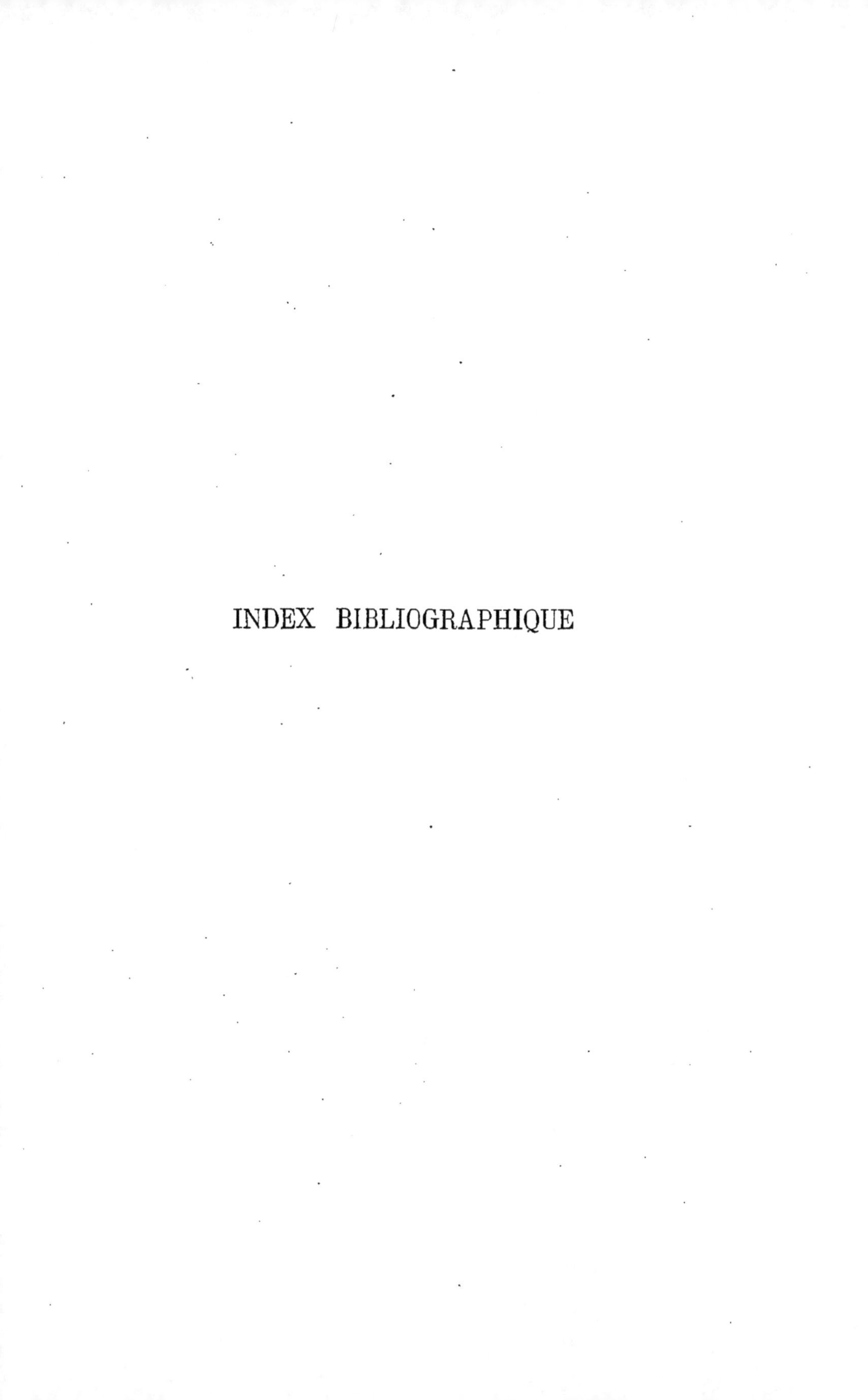

INDEX BIBLIOGRAPHIQUE

INDEX BIBLIOGRAPHIQUE

A

ACADÉMIE DE MÉDECINE (Bulletin de l'), Paris. Discussions sur la fièvre traumatique et l'infection purulente. 1871.

ACKERMANN. Die Wärmeregulation im höheren thierischen Organismus (*Deutsch. Arch. für klin. Chir.* Bd. VI. 1866).

ALBERS. Nothwendige Correctionen bei Anwendung des Spirometers (Des corrections nécessaires dans l'emploi du spiromètre) dans *Wiener medicinische Wochenschrift,* 1852.

ALBERT. Recherches sur la fièvre (C. R. du Congrès des sc. nat. et médicales tenu à Inspruck). 1873.

ALBERT et STRICKER. Beiträge zur Lehre vom Fieber (*Stricker's med. Jahresb*).

ALLEN et PEPYS. On the changes produced in atmospheric air and oxygen gas by respiration, dans *Philosoph. Transactions*, 1808 et 1809.

AMBROSOLI et LUSSANA. L'élévation de la température après la section du grand sympathique dépend d'actes chimiques locaux (*Gaz. Lombardo*).

ANCELL. Lectures on physiology and pathology of the blood, dans *The Lancet*, t. 1. 1839.

ANDRAL. Du rapport des variations de la température du corps humain avec les variations de quantité de quelques principes constituants du sang et de l'urine (Acad. des sc. et *Gaz. hebd.*, t. 6).

ANDRAL. Rapport à l'Acad. des sciences de Paris sur le concours de 1858 (prix Bréant). Séance du 14 mars 1859.

ANDRAL et GAVARRET. Recherches sur les modifications de proportions de quelques principes du sang dans les maladies, dans *Annales de chimie et de physique*, 2e série, t. LXXV. 1840.

Les mêmes. Recherches sur la quantité d'acide carbonique exhalé par le poumon dans l'espèce humaine, dans *Annales de chimie et. de Physique*, 3e série, t. VIII. 1843.

Les mêmes. Recherches sur la température du corps humain dans les fièvres intermittentes. Paris, 1839.

Anstie. On tissue destruction of the febrile state and its relation to treatment. *The Practitionner*.

Apjon. Experiments relative to the expired air in health and in disease, dans *Dublin Hospital Reports and communications*, t. V. 1820.

Arnold. Ueber die Athmungsgrösse des Menschen (De la capacité respiratoire de l'homme). Heidelberg, 1855.

B

Barral. Statique chimique du corps humain. *Annales de physique et de chimie*, t. XXV, p. 129.

Bartels (C.). Température et urines (*Deutsch. Arch. f. klinik. med.* Bd. I. 1865).

Barth. (*Union médicale*, janvier 1850).

Barth et Roger. Traité d'auscultation, 7e édition, p. 121.

Bauer (J.). Der Stoffumsatz bei der Phosphorvergiftung (*Zeitschrift für Biologie von Buhl*. Munich, 1871).

Bauer (J.). Ueber die Zersetzungsvorgänge im Thierkœrper unter dem Einflusse von Biutenziehungen (Sur les modifications de la nutrition après la saignée. *Zeitschrift für Biologie*. VIII Band., 1872).

Baumler. Ueber das Verhalten der Hautarterien in dem Fieber. *Central-blatt*).

Baumler (Chr.). Beobachtungen über die Wirkungen der Zwischenrippenmuskeln (Observations sur l'action des muscles intercostaux). Dissert. inaug. Erlangen, 1860.

Bayne. De l'origine dynamique de la chaleur animale considérée dans ses rapports avec les altérations de température observées dans certaines lésions du système nerveux (*The Lancet*).

Beau. Etude physiologique et clinique sur la période de défervescence dans les maladies aiguës. Th. Paris.

Beau et Maissiat. Recherches sur le mécanisme des mouvements respiratoires (*Arch. gén. de méd.*, 1842, 3e série, t. XV : 1843, 4º série, t. I, II, III).

Beaunis. Nouveaux éléments de physiologie humaine. 1876.

Béchamp. Essai sur les substances albuminoïdes et sur leur transformation en sucre (Thèse de Strasbourg, 1856).

Becker. Die Kohlensauerspannung im Blute als proportionales Maas des Umsatzes der kohlenstoffhaltigen Körper- und Nahrungsbestandtheile (De la tension de l'acide carbonique dans le sang, envisagée comme mesure proportionnelle des métamorphoses des principes carbonés du corps et de l'alimentation) dans *Zeitschrift für rationnelle Medicin*, nouv. série. t. VI, 1855].

Béclard (J.). Traité élém. de physiol., p. 169, 2º édit. Paris, 1856.

Becquerel. Séméiotique des urines. Paris, 1841.

Becquerel et Rodier. Traité de chimie pathologique. 1864, Paris.

Becquerel et Rodier. Recherches sur la composition du sang dans l'état de santé et de maladie. Paris, 1844. — Les mêmes. Nouvelles recherches d'hématologie dans *Comptes-rendus de l'Acad. des sciences*, t. XXXIV et dans *Gazette médicale*, 1852.

Begbie. (*Edimbourg monthly journal*, août 1849). Oxalurie.

Bell (Ch.). Mémoire sur les nerfs qui associent les muscles de la poitrine dans les actions de la respiration, de la parole et de l'expression (inséré dans *Expos. du syst. nat. des nerfs*, trad. franç. de J. Genest, p. 108 et suiv.).

Belugnon. Recherches sur le pouls et la température (Thèse Montpellier).

Beneke. Zur Entwicklungsgeschichte der Oxalurie. Göttingen, 1872.

Bérard. Cours de physiologie, t. III, p. 304. Paris, 1851.

Bernard. Leçons sur les propriétés physiques et les altérations pathologiques des liquides de l'organisme.

Bernard (Cl.). Leçons sur la chaleur animale, sur les effets de la chaleur et sur la fièvre. J.-B. Baillière, Paris.

Bernard (Cl.). De l'influence du grand sympathique sur la chaleur animale. Acad. des sciences, t. XXXIV, p. 472, 1852).

Bernard. (Cl.). Leçons sur le diabète. 1877.

Bernard. Leçons sur les anesthésiques et sur l'asphyxie. Paris, 1875.

Bernard. Leçons sur les effets des substances toxiques et médicamenteuses. Paris, 1875.

Bernheim. La fièvre et l'école de Strasbourg (*Gaz. hebd. de méd. et de chir.* 1872),

Bernheim. Leçons de clinique médicale. 1877.

Berns (A.-W.-C.). Die Stromuhr von Ludwig und die Fiebertheorie von Hüter (*in Centralblatt*, p. 598).

Bert. Dict. de méd. et de chir. pratiques, t. VI. Article Chaleur animale.

Bert. Leçons sur la physiologie de la respiration. Paris, 1869.

Bert. De la quantité d'oxygène que peut absorber le sang aux diverses pressions barométriques (Acad. des sciences, 1875).

Bert. La pression barométrique. Paris, 1877.

Billroth. Beobachtungsstudien über Wundfieber und accidentelle Wundkrankheiten. *Langenbeck's Archiv*. Bd. II. 1862, p. 325. Bd. VI. 1864, p. 372. Bd. IX, 1868, p. 52. Bd XIII. 1872, p. 579.

Billroth. Etudes expérimentales sur la fièvre traumatique (Langenbeck's *Archiv für klin. Chir*. Bd. VI).

Billroth et Fick. Versuche über die Temperatur bei Tetanos (Recherches sur la température dans le tétanos) dans *Schweizerische Vierteljahrschrift*. 1863).

Bischoff. Commentatio de novis experimentis chimico-physiolologicis ad illustrandam doctrinam de respiratione institutis. Heidelberg, 1857.

Bischoff. Annales de chimie et de pharmacie. 1870.

BLAUD. Sur le diabète sucré et insipide. Schmidt's *Jahrbücher* année 1871, n° 3, p. 281.

BLUM. Septicémie aiguë (Th. Strasbourg).

Von BŒCK et BAUER. Ueber den Einfluss einiger Mittel auf den Gsaushauch bei Thieren (De l'influence de quelques médicaments sur la fixation de l'oxygène et l'excrétion de l'acide carbonique (*Zeitschrift f. Biologie*, 1874).

BONNET. Application du compteur à gaz à la mesure de la respiration (*Comptes-rendus des séances de l'Acad. des sc. de Paris*. 1856, t. XLII, p. 825, et t. XLIII, p. 519).

BOSTOCK. *Med. chir. transact*, t. VIII, p. 107.

BOTKIN, de Saint-Pétersbourg. De la fièvre, trad. franç., par A. Georges. Paris, 1872.

BOUCHARD. Obs. de polyurie azoturique guérie par la valériane (*Soc. biol.*, 1873).

BOUCHARD. Leçons sur les urines (*Trib. méd.*, 1873).

BOUCHARD. Etude des diabètes. Cours complémentaire professé à la Faculté de médecine de Paris, février 1874; leçons inédites recueillies par L. Landouzy, interne des hôpitaux.

BOUCHARD et CHARCOT. Variations de la température centrale dans les états convulsifs (Société de biologie, 1866).

BOUCHARDAT. Traité du diabète sucré.

BOUCHARDAT. Annuaire de thérapeutique (Passim).

BOUDIN. Etudes sur le chauffage et la ventilation des édifices publics. Paris, 1850.

BOURNEVILLE. Etudes cliniques et thermométriques sur les maladies du système nerveux. Paris, 1873.

BOURNEVILLE et REGNARD. De l'ischurie hystérique (*Société de biologie, mémoires* de 1875).

BOUVIER. Rech. d'anat. et de physiol. (Thèse inaugurale. Paris, 1823).

BOYLE. New pneumatical exper. about respir., dans *Philos. Trans*, p. 2011 et 2035, ann. 1670.

BRANDE. Chemical researches on blood, dans *Philosophical Transactions*. 1812. — Le même. On the existence of the carbonic acid in the blood, dans *Philosophical Transactions*, 1818.

BRATTLER. Ein Beitrag zur Urologie (Dissertation, Munich, 1858).

BRINTON. Influence de la température sur les pulsations du cœur des mammifères et sur l'action du nerf vague (*Saint-Barthol. hosp. reports*).

BROADBENT. On the physiology of the act of vomiting.

BROUARDEL. Des gaz du sang dans différentes maladies (*Société méd. des hôpitaux*, 1870).

BROUARDEL. L'urée et le foie (*Archiv. de physiol.*, n° 4, p. 373).

BROWN-SÉQUARD. Recherches expérimentales et cliniques sur quelques questions relatives à l'asphyxie, dans *Journal de Physiologie* de Brown-Séquard, t. II, 1859.

BROWN-SÉQUARD. Recherches expérimentales sur les propriétés du sang chargé d'oxygène et du sang chargé d'acide carbonique, dans *Comptes-rendus de l'Acad. des sciences*, 1857.

Le même. Recherches expérimentales sur les propriétés physiologiques et les usages du sang rouge et du sang noir, dans *Journal de physiologie*, t. I, 1858.

BROWN-SÉQUARD et LOMBARD. Des effets des nerfs sensitifs sur la température (*Archives de Physiologie*, t. I).

BROZEIT. Bestimmung der absoluten Blutmenge im Thierkörper (Dissert. inaugur.).

BRUCH. Ueber die Farbe des Blutes (Sur la couleur du sang), dans *Zeitschrift für rationnelle Medicin.*, t. I, 1844.

BRUCK et GUNTHER. Versuche über den Einfluss der Verletzung gewisser Hirntheile auf die Temperatur des Thierkörpers (Pflüger's *Archiv. für Physiol*).

BRUEL. Recherches expérimentales sur les effets toxiques de la nitro-glycérine et de la dynamite (Th. Paris, 1876).

BRUER et CHROBACH. Zur Lehre von Wundfieber (*Med. Jahrb.* Bd. XIV).

BRUNTON. Physiologie du vomissement (*The Practitioner*, 1874).

BUDGE. Zur Physiologie des Zwerchfells (Sur la physiologie du diaphragme), dans *Deutsche Klinik*, n° 26, 1860.

BULL. Phénomène respiratoire de Cheyne-Stokes (Norks mag. 3ᵉ ser., V. C.).

BURDON SANDERSON. On the process of fever (*In the Pratictionner*, avril, mai, juin).

BURRAL (F.-A.). On the coïncidence of certain nervous symptoms with the presence of an excess of urea in the urine (*Amer. Journ. of med. Soc. July*, p. 53. 1870).

C

CANTANI. Le diabète sucré et son traitement diététique, 1871.

CARLET. Sur le mode d'action des piliers du diaphragme. (Acad. des Sciences, 1875.)

CASTEL (du). Des températures élevées dans les maladies. (Thèse d'agrégat. Paris.)

CASTEL (du). Physiologie pathologique de la fièvre (Th. agr. 1877).

CÉLICE. *Thèse de Paris*, 1874. Dissertation sur les urines dans l'état pathologique.

CHALVET. Note sur les altérations des humeurs par les mat. extractives, *Soc. biol.*, 1867. — Des mat. extractives dans les maladies. *Gaz. des hôp.*, 1868. — Phys. path. de l'inflammation. Th. ag., 1869.

CHARCOT. Leçons sur les maladies des vieillards et les maladies chroniques 2ᵉ édition, Paris.

CHARCOT Leçons sur les maladies du foie, 1877.

CHARCOT. Leçons sur les maladies du système nerveux.

CHARVOT. Température, pouls, urines, dans la convalescence de quelques maladies aiguës. (Th. de Paris, 1872.)

CHATIN. Présence de l'iode dans l'air et absorption de ce corps dans l'acte de la respiration animale, dans *Comptes-rendus des séances de l'Acad. des Sciences de Paris*, 1851, t. XXXII, p. 669.

CHAUFFARD. De la fièvre traumatique et de l'infection purulente.

CHEVREUL. Article *Sang*, dans le *Dictionnaire des sciences naturelles*, t. XLVII, 1827.

CHOSSAT. De l'influence du système nerveux sur la chaleur animale, *dissert. inaug*, Paris, 1820 et dans *Annales de chimie*, t. XCI, 1820.

Le même. Recherches expérimentales sur l'inanition, Paris, 1843. (Ce mémoire renferme un grand nombre d'observations sur la température des oiseaux sains et des oiseaux après l'inanition).

CHOYAU. Des bruits pleuraux et pulmonaires dus aux mouvements du cœur. (Th. Paris, 1869.).

CHRISTISON. Inquiry on some disputed points in the chemical physiology of the blood and respiration, dans *Edinburgh medic. and surgic. journal*, t. XXXV, 1831.

CIGNA. De colore sanguinis experimenta nonnulla, dans *Miscellanea societatis Taurinensis* (depuis, *l'Académie des sciences de Turin*), Turin, 1758.

CLAUS. Etude sur le phénomène de Cheyne-Stokes. (*Zeitschr. für Physiol.*, 1875.)

CLÉMENCEAU DE LA LOCQUERIE. Essai sur la fièvre. (Thèse de Paris. 1876.)

CLOQUET. De l'influence des efforts sur les organes renfermés dans la cavité thoracique, mémoire suivi d'observations sur l'emphysème en général, sur les hernies du poumon, etc., in-8°, Paris, 1819. (Voyez la *Notice analytique des travaux de J. Cloquet*, p. 2, Paris, 1834.)

COLASANTI. Ein Beitrag zur Fieberlehre. (In Pflüger's *Archiv*.)

COLLARD DE MARTIGNY. De l'influence de la circulation générale et pulmonaire sur la chaleur du sang, et celle de ce fluide sur la chaleur animale, dans *Journal complémentaire des sciences médicales*, to XLIII, 1832.

Le même. De l'action du gaz acide carbonique sur l'économie animale, dans *Arch. gén. de médecine*, t. XIV. 1827.

Le même. Recherches expérimentales et critiques sur l'absorption et l'exhalation respiratoires (*Journal de Magendie*, t. X, p. 3, 1839.)

ASTLEY COOPER. Recherches expérimentales sur la ligature des artères carotides et vertébrales et des nerfs pneumogastriques, phrénique et grand sympathique, dans *Gaz. méd. de Paris*, p. 100, année 1838.

CYON. Hemmungen und Erregungen in Centralsystemen der Gefässenerven (Analyse in *Centralblatt*.).

Le même. Ueber Harnstoffbildung in der Leber (*med. Centralbl.*, VIII, s. 87.).

Le même. Einfluss der Temperaturveränderungen auf Zahl, Dauer und Stärke der Herzschläge (Leipzig).

CYON et LUDWIG. Effet des hautes températures. (*Berichte d. K. Sœchs. Ges. d. Wissenschaften. Math.-physik Cl.*).

D

DALTON. On the absorption of gases by water and other liquids, dans *Mem. of the literary and philosophical Society of Manchester*, 2° série, 1, 1805.

DARRICARRIÈRE. Quelques considérations générales sur la chaleur fébrile. (Thèse Strasbourg.)

DAVY. Researches Chemical and Philosophical, chiefly concerning Nitrous Oxyde, or Diphlogisticated Nitrous. Air, and its respiration. Londres, 1800.

Le même. Expériences sur le sang des animaux (in *Phil. transact.* t. ClV p. 590, 1814.)

DEBROU. Note sur l'action des muscles intercostaux (*Gaz. méd.*, t. XI, p. 344.).

DELAROCHE. Mém. sur l'influence que la température de l'air exerce sur les phénomènes chimiques de la respiration, 1812.

DEIGURY. Quelques considérations sur la fièvre (Thèse de Paris.).

DEMARQUAY. Sur les modifications imprimées à la température par les grands traumatismes (*Gaz. méd. de Paris*, 1871.).

DENIS (de Commercy). Recherches expérimentales sur le sang considéré à l'état sain. Paris, 1830.

DESNOS. De l'état fébrile (Th. ag., 1866.).

DESPRETZ. Recherches expérimentales sur les causes de la chaleur animale, dans *Annales de chimie et de physique*, 2° série, t. XXVI, 1824.

DICKINSON. Howship diabetes (Longmans, 1877.).

DONDERS. Die Bewegung der Lungen und des Herzens bei der Respiration (Les mouvements des poumons et du cœur pendant la respiration), dans *Zeitschrift für rationnelle Medicin*, 2° série, t. III, 1852.

Le même. De la respiration. Vederl. Tydsch. v. Genecok. X. 2. 1874.).

DOYÈRE. Mémoire sur la respiration et la chaleur animale dans le choléra, dans *Moniteur des hôpitaux*, t. II, 1851.

DULEZANSKI et NAUNYN. Elévation fébrile de la température produite par l'action des substances pyrogènes (Arch. f. experiment. patholog. u. pharmakol, Bd. 1.).

DUCHENNE DE BOULOGNE. *Gaz. héld. de méd. et de chir.*, 2° série, t. III, 1866, p. 642 et 659.

DUJARDIN. De la thermographie médicale. (Th., Paris, 1874.)

DUMÉRIL (A.) et DEMARQUAY. Recherches expérimentales sur les modifications imprimées à la température animale par l'éther et par le chloroforme, dans *Archiv. gén. de médecine*, 1848.

Les mêmes et LECONTE. Modifications imprimées à la température animale par l'introduction dans l'économie de divers agents thérapeutiques, dans *Gazette médicale de Paris*, 1857.

Duneau. Beiträge zur Pathologie und Therapie der Chlorose (*Sitzungs-berichte der kaiserl. Akad. der Wissenschaften*, 1867.)

Dupuytren. Expériences touchant l'influence que les nerfs pneumogastri-ques exercent sur la respiration (*Biblioth. méd.*, 1807, t. XVII, p. 1.

Durante. Th. doct. Paris, 1862. De quelques altérations de l'urine dans les maladies aiguës et de leur valeur séméiologique.

Dybkowski. Einige Bestimmungen über die Quantität des mit dem Hämo-globulin lose gebundenen Sauerstoffes (Recherches sur la quantité de l'oxygène adhérent à l'hématoglobuline.), dans *Medicin-chemische Un-tersuchungen*, de Hoppe-Seyler, livraison 1re, 1866.

E

Eckard. Einfluss der Temperaturerhœhung auf die Herzbewegung. Schmidt's *Jahrb.* Bd. CXXXVI.

Edwards (W.). De l'influence des agents physiques sur la vie, 3e et 4e partie. Paris, 1824.

Edwards (W.) et Colin. Comptes-rendus de l'Acad. des sc. de Paris, 2e semestre, 1838, n° 22, p. 292.

Enscbut (Ph.). Dissert. physiol. med. de respirationis chymismo. Lectio prior : De mutationibus quas respiratio tum in aere tum in sanguine pro-ducit. Utrecht, 1836.

Erler. Relation entre l'acide carbonique et la température animale. Leipzig, 1875.

Esbach. Procédé pour le dosage de l'urée. (Soc. de biologie, 1872).

Estor et Saint-Pierre. Nouvelles expériences sur les combustious respi-ratoires. (*Journal de l'Anat. et de la Physiol.*, 1873).

Les mêmes. Nouvelles expériences sur les combustions respiratoires, oxy-dation du sucre dans le système artériel. (Compte-rendu, Acad. scien. janv. 1873).

Les mêmes. Recherches sur la coloration rouge des tissus enflammés, dans *Journal de l'Anat. et de la Physiologie,* 1864.

Les mêmes. Sur les analyses des gaz du sang, influence de l'eau. (*Journal d'Anatomie et de Physiologie*, T. VIII, 1872).

Eulenburg et Landois. Ueber die thermischen Wirkungen. (In Virchow's *Archiv,* 1876, p. 489).

Ewald. Die Kenntniss der Apnoë. Contribution à l'étude de l'Apnée. (Pflüger's *Arch.*, 1873).

Ewald (C.-A.). Ueber den Kohlensäuregehalt des Harns in Fieber. (*Arch.* de Reichert et Du Bois Reymond, 1873).

F

Fabius. De spirometro ejusque usu ; dissert., Amsterlodami, 1853.

Le même. Spirometrische Beobachtungen (observations spirométriques) dans *Zeitschrift für rationnelle Medicin*, 2e série, t. IV, 1854.

Fabre et Silberman. Des chaleurs de combustion, dans *Comptes rendus de l'Institut*, 1846 et dans *Annales de chimie et de physique*, 3e série, t. XXXIV,

Falk. Zur Lehre von der einfachen Polyurie. *Deutsche Klin.*, 1853.

Falck. Die Harnstoffausscheidung des auf absolute Carentz gesetztes Hundes, Marburg, 1874.

Fernet (E.). Note sur la solubilité des gaz dans les dissolutions salines pour servir à la théorie de la respiration (*Comptes rendus des séances de l'Académie des sciences de Paris*, 31 décembre 1855, t. XLI, p. 1,237 et suiv.) Voir aussi Thèse inaugurale de Fernet sur le même sujet; Thèses de la Faculté des sciences de Paris, n° 210, 11 mai 1858, et *Ann. des sc. nat.* 4e série, *Zoologie*, t. VIII, p. 125.

Fernet. Rôle des éléments du sang dans la respiration. *Journ. de Physiologie*, t. VIII, p. 177.

Figuier. Nouvelle méthode pour l'analyse du sang (*Ann. de Phys. et de Chimie*, t. XI, 3e série.

Filehne. Recherches sur l'apnée et sur l'action énergique d'un courant d'acide carbonique dirigé sur la muqueuse respiratoire ; influence de ces deux moyens sur certaines convulsions. (*Ach. de Reichert*, 1874.)

Le même. (*Berliner klin. Wochenschrift*, 1874).

Fischer. Influence des blessures de la moelle sur la chaleur du corps, Centralblatt.

Foller (von). De sanguinis colore ejusque mutationibus per gaza, præsertim de hœmatini puri solutionibus oxigenio et acido carbonico perductis; dissert., Kœnigsberg, 1856.

Forster. Effets de l'élévation progressive de la température sur les mouments réflexes chez la grenouille. (*Journ. of Anat. and Physiol.*, 1873).

Fouilhoux. Des variations de l'urée dans les maladies. Th. de Paris, 1874.

Fourcault. Influence des enduits perméables et des bains prolongés à diverses températures sur la durée de la vie des animaux, et sur la diminution de leur température, dans *Comptes rendus de l'Académie des sciences*, 1843.

Le même. Recherches sur la température animale, dans *Gazette médicale de Paris*, 1848.

Fourcroy et Vauquelin (*Mémoires de l'Institut*), t. IV. p. 569.

Fournet. De la température dans les fractures et luxations de la colonne vertébrale. Thèse Paris.

Frese et Weber (O.). Beiträge zur Aetiologie des Fiebers.

Frey (E.). Untersuchungen über das Verhalten des insensiblen Verlustes während des Wundfiebers. *Centralbatt*, 1873, Dorpat., *med. Zeitschrift*, III, s. 233,

FRICK. *Gaz. des hôp.*, 1849. Mémoire sur l'Oxalurie.

FUDAKOWSKI. Zur Blutanalyse (de l'analyse du sang), dans *Centralblatt für die med. Wissensch.*, 1866.

FUHRER et LUDWIG. Cité par Brouardel. *Archiv f. phys. Heilk.*, 1805.

FULLER (H.-W.). On excess of uren in the urine as a guide to the diagnosis and treatment of certain forms of dyspesia and nervousnesss. *Med. chir. Transact.* L. I, p. 45.

FYFE (A.). Dissertatio chimico-physiologica inauguralis de copia acidi carbonici e pulmonibus respirando evoluti, Edimburgh, 1814.

G

GAIRDNER. Traité de la goutte.

GALLOIS. *Gaz. Méd. de Paris*, 1859. Mémoire sur l'Oxalurie.

GALTIER-BOISSIÈRE. Th. de Paris, 1859.

GARROD. Traité de la goutte.

GAUTIER. Traité de chimie médicale et physiologique. Paris 1875.

GAVARRET. Recherches sur la température des corps dans la fièvre intermittente, dans journal *l'Expérience*, 1839.
Le même. De la chaleur produite chez les êtres vivants, Paris, 1855.

GAVARRET. Chaleur animale (*Dic. encyc. des sciences médicales*, 1re série, t. XV).

GENEVOIX. Essai sur les variations de l'urée et de l'acide urique dans les maladies du foie. Th. doct. Paris, 1876.

GILDEMEISTER (J.). Ueber die Kohlensäureproduction bei der Anwendung von kalten Bädern und anderen Wärmeentziehungen (Diss. inaug., Bâle. 1870).

GIRBAL. Pathogénie de la fièvre (*In Montpellier médical*, 1876).

GOETTGENS. Ueber den Stoffwechsel eines Diabetikers, verglichen mit dem eines Gesunden (Dorpat 1866).

GOLDING-BIRD. On urinary diseases.

GRASSI. Chauffage et ventilation des hôpitaux, thèse, Paris, 1856.

GREGORY et IRVING. Experiments and observations on the arterialisation of the blood, dans *Edinburgh new philosoph. Journal*, t XVI, 1834.

GRÉHANT. Mesure du plus grand volume d'oxygène que le sang peut absorber (*Comptes-Rendus de la Société de Biologie* 1874).

GRÉHANT. Recherches physiques sur la respiration de l'homme. Paris. 1864.

GRIESINGER. Traité des maladies infectieuses.

GROWVERS. On the influence of posture on presystolic cardiac murmurs, (*in The practitionner*. 1875).

GSCHEIDLEN. St. üb. Ursprung d. Harnstoff in Thierkörper. Leipzig 1871. Collect. in-8, t. VII, p. 53.

GUBLER. Leçons de thérapeutique. 1877.

GUBLER. Commentaires thérapeutiques du *Codex medicamentarius*, (2º édition).

GUBLER. Art. Albuminurie du *Dict. encyclop.*

GUÉRARD. Note sur la ventilation des filatures (*Ann. d'hygiène publique*, 1853, t. XXX, p. 112).

Observations sur la ventilation et le chauffage des édifices publics (*Ibid.*, 1844, t. XXXII, p. 52).

Sur la ventilation des édifices publics, et particulièrement des hôpitaux (*Ibid.*, 1847, t. XXXVIII, p. 348).

GUILLET. Description d'un spiromètre, dans *Comptes-rendus de l'Acad. des sciences*, t. XLIIJ, 1056.

<h1 style="text-align:center">H</h1>

HALE. Experiments on the production of animal heat by respiration, dans *London medical and physical journal*, t. XXXII. 1815.

HALLER. Revue de chimie dans le *Canstatt*. 1844.

HANNOVER. De quantitate relativa et absoluta acidi carbonici ab homine sano et ægroto exhalati. Copenhague, 1845.

H. HARLES. Ueber den Einfluss der Gase auf die Form der Blutkügelchen (De l'influence des gaz sur la forme des globules du sang.) (Expériences faites sur des grenouilles). Erlangen, 1846.

HASSENFRATZ. Mémoire sur la combinaison de l'oxygène avec le carbone et l'hydrogène du sang, sur la dissolution de l'oxygène dans le sang, etc., dans *Annales de Chimie*, t. IX. 1791.

HATTWICH. Causes de l'élévation de la température dans la fièvre. (Thèse inaug. Berlin, 1869.)

HAYEM. Procédé pour l'évaluation du plus grand volume d'oxygène absorbé par le sang. *Gazette médicale*, 1877, p. 324.

Le même. Etude sur les myosites symptomatiques. *Arch. de physiologie.*

HAYEM et NACHET. Sur un nouveau procédé pour compter les globules du sang. (Acad. des sciences, 1875).

HECH'. Essai sur le spiromètre (Thèse, Strasbourg, 1855).

HEIDENHAIN. Ueber eine eigenthümliche Einwirkung der Kohlensäure auf das Hämatin (Sur une action propre du gaz acide carbonique sur l'hématine), dans *Archiv für physiologische Heilkunde*, nouvelle série, t. I. 1857.

Le même. Ueber bisher unbeachtete Einwirkungen des Nervensystems auf die Körpertemperatur u. den Kreislauf. Pflüger's *Arch.*, 1 c.

HECKER. Physiologie du rire. (*Revue scient.* 1873.)

HEUJUSIUS. (*Archiv für holländische Beiträge zur Natur- und Heilkunde.* p. 303.)

HELLER. Die organischen Normalbestandtheile des Harns.

HENRY. *Arch. gén. med.* 1839, t. XX.

HERBST. Ueber die Capacität der Lungen (De la capacité respiratoire des poumons), dans *Meckel's Archiv für Physiologie*, t. III. 1828.

HERVIER. De l'existence habituelle de l'urée dans le sang normal de l'homme, dans *Gazette médicale de Paris*, 1851.

HERVIER et SAINT-LAGER. Recherches sur l'acide carbonique exhalé par les poumons à l'état de santé et de maladie, dans *Comptes rendus de l'Académie des sciences*, t. XXVIII, 1849.

Les mêmes. Sur la Carbonométrie pulmonaire dans l'air comprimé, dans *Gazette médicale de Lyon*, 1849.

HERZOG. Canstatt, 1845.

HESTRÈS. Etude sur le coup de chaleur. Paris, 1872.

HEWSON. Observations and experiments on the colour of the blood, dans *Philosophical Transactions*, 1797. (Les divers écrits de Hewson sur le sang ont été réunis et publiés à Londres, 1 vol. 1846.)

HIRSCH. Die Entwickelung der Fieberlehre und der Fieberbehandlung seit dem Anfange dieses Jahrhunderts. Berlin, 1870.

HIRTZ (Hipp.). Essai sur la fièvre en général. Thèse de Strasbourg. 1870.

HIRTZ. Art. fièvre du *Dict. de méd. pratique*, t. XIV, 1871. Art. chaleur, t. VI, 1867. Art. crise. t. X, 1869. Art. f. intermittente, t. XIX, 1874.

HIRTZ (Edgard). De l'emphysème pulmonaire chez les tuberculeux (Thèse de Paris, 1878).

HIS. Ueber die Beziehungen des Blutes zum erregten Sauerstoff (De l'action de l'oxygène ozoné sur le sang), dans *Archiv für pathol. Anat. und Physiol.*, t. X. 1856.

HŒPFFNER. De l'urine dans quelques maladies fébriles. Thèse de Paris. 1872.

HOFFMANN (G.-H.). Experiments on the colour of the blood, and the gases which it contains, dans *London medical Gazette*, t. XI, 1833.

HOGMAN (Karl Berthold). Ueber Kreatinin im normal und path. Harne. *Virchow's Arch.* Bd. VIII., p. 358-408.

HÖGGEZ. Experimentelle Beiträge über den Verlauf der Athmungsbewegungen während der Asphyxie (Contribution expérimentale à l'étude des mouvements respiratoires dans l'asphyxie). (*Arch. für experi. Path. und Pharm.* V. 1876.)

HOPPE (F.). Ueber den Einfluss welchen der Wechsel des Luftdruckes auf das Blut ausübt (De l'influence qu'exerce sur le sang un changement de pression atmosphérique), dans *Müller's Archiv für Anat. und Physiol.* 1857.

Le même. Ueber die Einwirkung des Kohlenoxydgases auf das Blut (De l'action du gaz acide carbonique sur le sang), dans *Archiv für pathol. Anatomie und Physiologie*, t. XVII. 1859.

HOPPE-SEYLER. Handbuch der physiologisch und pathologisch chemischen Analyse, 1875, p. 387.

HORWATH (A.). L'inanition et ses températures (*Wien. med. Wochenschr*).

HUETER. Ueber den Kreislauf und die Kreislaufsstœrungen in der Frosch-
lunge. Versuche zur Begründung einer mechanischen Fieberlehre. *Centralblatt*, 1873, n° 5.

Le même. Die febrilen Stœrungen des Blutkreislaufs (*In med. Centralblatt*,
1876, p. 505).

Le même. Die chirurgische Behandlung der Wundfieber (*In Sammlung
klinisch. Vortræge*, n° 22, et *Arch. der Heilkunde*, 1876, p. 476).

HUETER (C.). Die allgemeine Chirurgie. Leipzig, 1873.

HUPPERT. Ueber die Beziehung der Harnstoff-Ausscheidung zur Kœrpertemperatur im Fieber. *Arch. der Heilkunde*, VII, 1866, s. 1.

HUPPERT et REYSELL. Ueber d. Stickstoffsumnatz beim Fieber. *Arch. d.
Heilk.*, 1869, p. 329.

HUTCHINSON. Sur l'état de la température et de la circulation après les lésions de la moelle cervicale (*The Lancet*, 28 et 29 mai. *Trad. in Arch.
gén. de médec.*, 6° série, t. XXVI, p. 430. 1875.

Le même. On the diagnosis of anœmic murmurs, *in Americ Journ. of med.
sc.* Avril 1872.

Le même. On the capacity of the lungs and on the respiratory functions,
dans *Transactions of the med.-chirurg. Society of London*, t, XXIX, 1846.

Le même. Article Thorax, dans *Todd's Cycloped of anat. and phys.* 1850.

Le même. On the Spirometer, 1846; analyse dans *Arch. génér. de méd.*,
1847.

J

JACCOUD. Clinique de la Charité, 1867.

Le même. *Dict. de méd. prat.*, art. diabète.

Le même. Pathologie interne, 5° édit.

JACKSON (de Boston). De l'action du chloroforme sur le sang, dans comptes-
rendus de l'Acad. des sciences, 1856.

JACOBS (Julius). Ueb. d. Ikterus mit besonderer Berücksichtigung d. Harns-
ausscheidung. (*Virchow's Arch.* L. XIX, p. 487).

JACOBSON. Ueber den Einfluss von Hautreizen auf die Körpertemperatur.
(*In Virchow's Archiv.*, p. 160.)

Le même. Experimentelle Beiträge zur Fieberlehre. (*In. Berl. klin.
Wochenschrift*, 1875)

Le même. Ueber die Temperaturvertheilung in Verlauf fieberhaften Krankheiten. (*Arch. de Virchow.* Bd. XLV, p. 520.)

JEANNERET. Th. inaugurale. Berne, 1873.

JOLYET. Rapport de l'acide carbonique exhalé par des chiens sains et cura-
risés. (*Soc de Biologie*, 1876.)

JOLYET et LAFFONT. Recherches sur la capacité respiratoire du sang par la
méthode colorimétrique. (*Soc. de Biologie*, 1877)

JOLYET et REGNARD. Recherches sur la respiration des animaux aquatiques. (*Archives de physiologie*, 1877.)

Les mêmes. Action sur l'économie du nitrite d'amyle. *Soc. de Biologie,* 1876.

Jurgensen. Croupose pneumonie. *In Ziemssen's Handb.,* t. 5.

K

Kelly. Urea anduric and their relations to health and disease. *Med. Press and circular.* Jul 22 and 29, 1868.

Kien. Th. de Strasbourg. 1865.

Kiener. Essai sur la physiologie de la polyurie. Th. de Strasbourg, 1865.

Le même. La fièvre. (*Montpellier médical*), 1872.

Kowalewski. Ueber die Maassbestimmurg der Athmungsgase durch ein neues Verfahren. (Nouvelle manière de mesurer et d'analyser les gaz de la respiration), dans *Berichte der K. Sächs. Gesellschaft der Wissensch.,* 1866.

Kramer. Zur Lehre vom Athmen. (*Hœser's Archiv. für die gesammte Med.,* 1847, t. IX, p. 332.)

Krimer. Untersuchungen über die nächste Ursache des Hustens (*Recherches sur les causes prochaines de la toux*), publié par Nasse; Leipzig, 1819.

Kühne. Lehrbruch der physiol. Chemie. Leipzig, 1868, p. 520.

L

Laennec. Traité d'auscultation médiate. 3e édition. T. 111, p. 64.

Lancereaux. De la polyurie. Th. d'agrégation. Paris, 1869.

Lasègue (C.). Sur l'emploi de la spirométrie en médecine, dans *Arch. gén. de médecine,* 5e série, t. VII, 1856.

Lassaigne. Observations sur les proportions de gaz acide carbonique exhalées par les chevaux dans *Gazette des hôpitaux.* 1049.

Lassar (O.). Uber das Fieber der Kaltblüter. *Arch. de Pflüger.* 1875.

Latour. Expériences servant à démontrer que la pathologie des animaux à sang froid est exempte de l'acte morbide qui, dans les animaux à sang chaud, a reçu le nom d'inflammation. Paris 1843.

Lavoisier. Expérience sur la respiration des animaux et sur les changements qui arrivent à l'air en passant par leurs poumons, dans *Mémoires de l'Acad. des sciences* de Paris. 1777.

Le même et Seguin. Mémoires sur la respiration dans *Mémoires de l'Acad. des sciences.* 1789.

Les mêmes. Mémoires sur la transpiration, dans *Mémoires de l'Acad. des sciences.* 1790.

Layton. Etudes cliniques sur les causes qui altèrent le poids corporel de l'homme malade. Th. de Paris, n° 129. 1868.

Leblanc. Recherches sur la composition de l'air confiné, dans *Annales de chimie et de physique.* 3ᵉ série, t. V. 1842.

Le même. Du volume d'air à assurer aux troupes dans les chambres des casernes, dans *Annales de chimie et de physique.* 3ᵉ série, t. XXVII, 1849.

Leblanc. Note sur quelques faits nouveaux relatifs aux propriétés chimiques du gaz oxyde de carbone, dans *Comptes-rendus de l'Acad. des sc.* de Paris, t. XXX, p. 483.

Lecanu. Etudes chimiques sur le sang humain, p. 77. Paris 1837, thèse inaug. n° 395.

Lécorché. (*Archives de Pysiologie* 1869).

Lécorché. *Gazette hebdomadaire,* 1873. Leçons sur le diabète.

Leeg. Remarks on the functions of the liver in jaunice. *Brit. med. Journ.* Aug. 26. 1876.

Leeg. The urea and chlorides in the urine of jaunice. Medico chir. Transactions, vol. LIX, p. 149.

Lehmann (Jq, C.). Ueber das Verhalten der parenchymatœsen Entzün, dungen zu den acuten Krankheiten. *Centralblatt.* 1878, nᵒˢ 20, 21.

Lehmann. Lehrbruch der physiol. Chem. Bd. 111, p. 306.

Légerot. Etudes d'hématologie pathologique basées sur l'extraction des gaz du sang. Th. Paris. 1874.

Legg (W.). Changes produced on the Liver by a high temperature. *Lancet.* 1873.

Lépine. Sur une méthode pour doser les gaz du sang chez l'homme (*Soc. de Biolog.* 1873.

Lereboullet. Article fièvre, *in dict. encyclopédique des sciences médicales*

Lereboullet. *Revue des sciences méd.,* 1877.

Leriche. Effets variés des traumatismes du rachis. *Lyon médical,* t. v. 1870.

Lerw. *Journal für praktisch e chimie.* Nouv. série, t. II.

Levellier. *Ann. de Physique et Chimie.* III série, t. 13 p. 478.

Lewitzky. Contribution à l'étude des substances qui élèvent la température animale (*Centralblatt*). 1873.

Leyden. Recherches sur la respiration dans la fièvre. Untersuchungen über das Fieber. Deutsches *Arch. für klin.,* 1867. (Cité par Lorain, *in Etudes mcd. cl.*).

Leyden. Température dans l'épilepsie et les maladies convulsives. Virchows, *Arch. für path. Anat. und Physiol.* Bd, XXVI, p. 545, 1863.

Leyden. Beiträge zur Pathologie des Tetanus (Contribut. à la pathologie du tétanos), dans *Arch. für pathologische Anatom. und Physiologie,* XXVI, 1863.

Lhéritier. *Traité de chimie pathologique.*

Liebermeister. Ueber die quantit. Bestimmung der Wärmeproduction in kalten Bädern. *Deutsch. Arch.* 1868.

Liebermeister. Untersuchungen über die quantitativen Veränderungen der Kohlensäureproduction beim Menschen (Recherches sur les variations quantitatives que subit chez l'homme la production de CO^2 (*Deutches Archiv für klinische Medicin*. 10ᵉ vol. sept. 72.)

LIEBERMEISTER. Recherches sur les changements quantitatifs dans la production de l'acide carbonique chez l'homme. *Deustches Arch. f. klin. Med.*, Bd, VII, 1870. — Bd. VIII, 1871. — Bd. X, 1871. — Analyse *in Rev. med. de Hayem*, t. 1, p. 64, 1873. klinische Untersuchungen über das Fieber. *Prager Vierteljahrsschrift*, 1865, Band 1. — Ueber die Wirkungen der febrilen Temperatursteigerungen. *Deutsch. Arch*. 1, B, 1866.

LIEBERMEISTER. Ueber Wärmeregulirung und Fieber. *Volkmann's Sammlung klinischer Vorträge* n° 19. *Leipzig*. 1871.

LIEBERMEISTER. Ueber die Kohlensäureproduction im Fieber und ihr Verhältniss zur Wärmeproduction. *Deutsch. Arch. für klin. Med.* Bd. VIII, 1871, s. 153.

LIEBERMEISTER. Ueber die Wirkungen der febrilen Temperatursteigerung. *Deutsch. Arch. für klin. Med.* Bd. 1, 1866, s. 298.

LIEBERMEISTER. Klinische Untersuchungen über das Fieber. *Prager Vierteljahrsschrift*. 1865.

LIEBERMEISTER. Handbuch der Pathologie und Therapie des Fiebers. *Leipzig*. 1875.

LIEBMANN (G.). Versuche über die Rhythmik der Athembewegungen (Recherches sur le rhythme des mouvements respiratoires), *Tübingen*, 1856.

LOCKEMBERG. Contribution à l'étude des mouvements respiratoires (*Verhandl. der physik-med. Gesellschaft in Würzburg*, t. IV).

LOMNITZ. Einige Beobachtungen über den Diabetes, insbesondere Veränderungen der Körpertemperatur bei demselben (quelques observations. sur le diabète, principalement sur les modifications dans la température des corps qui l'accompagnent), dans *Zeitschrift für rationnelle Medicin* 3ᵉ Série, t. II, 1857.

LONGET. Note sur une nouvelle cause d'emphysème pulmonaire, dans *Comptes-rendus de l'Acad. des sc*. de Paris. 1842.

LONGET. Rech. expérim. sur la nature des mouvements intrinsèques du poumon, etc , dans *Comptes-rendus des séances de l'Acad. des sciences* de Paris, 1842, t. XV, p. 500 ; et dans son *Traité d'Anat. et de physiol. du syst. nerveux*, t. II, p. 289. Paris, 1842.

LOPPENS. Recherches sur la quantité d'acide carbonique contenue dans l'air des salles de spectacle, dans *Bulletin de l'Académie des sciences*, t. 11, 1844.

LORAIN. Le pouls, ses variations et ses formes diverses. Paris.

LORAIN. De la température du corps humain et de ses variations dans les diverses maladies (publiées par Brouardel), Paris 1878.

LOSSEN. Ueber den Einfluss der Zahl und Tiefe der Athembewegungen, auf die Ausscheidung der Kohlensäure (Influence du nombre et de la profondeur des respirations sur la quantité de l'acide carbonique exhalé). dans *Zeitschrift für Biologie, fasc*. 11, 1866.

LOWNE. Note sur le travail mécanique de la respiration (*Journ. and An u. Physiol*. XVI 280).

LUCAS-CHAMPIONNIÈRE. De la fièvre traumatique. Th. d'agrégat. Paris (J. B. Baillière).

LUDWIG. Ueber Blutgase. Vienne. 1865.

M

MACLAGAN. The germ theory appliked to the explanation of the phenomena of disease (*The spesific Fevers*). 1 vol. Londres, 1876.

MAGENDIE. Précis élémentaire de physiologie. t. II, 4e édit., p. 315.

MAGNIANT. Du diabète insipide. (Thèse de Strasbourg, 1862).

MAGNIER de la Source. Bulletin de la Soc. chimique de Paris. 1874, XXI.

MAGNUS. Ueber die im Blute enthaltenen Gase, Sauerstoff, Stickstoff und
Kohlensäure (Sur les gaz contenus dans le sang, oxygène, azote, acide
carbonique), dans *Poggendorf's Annalen der Physih und Chemie*, t. XL,
1837, en extrait dans les *Annales de chimie et de physique*, t. XLV,
1837.

Le même. Ueber das Absorptionsvermögen des Blutes zum Sauerstoff (Sur
le pouvoir absorbant du sang pour l'oxygène), dans *Poggendorf's Annal.
der Physih und Chemie*, 3e série, t. VI, 1845.

MALASSEZ. De la numération des globules rouges du sang (Th. Paris,
1873).

MALASSEZ. Sur les diverses méthodes de dosage de l'hémoglobine et sur un
nouveau colorimètre (*Archives de Physiologie*, 1877).

MALCOLM. *Gaz. méd. de Paris*, année 1844, t. XII, p. 24. Extrait de *The
London and Edimburgh Monthly Journ. of Med. Sc.*, année 1843.

MANASSEIN. Ueber die Dimensionen der rothen Blutkœrperchen, unter verschiedenen Einflüssen (Tübingen, 1872).

MANASSEIN. Chemische Beiträge zur Fieberlehre (*Arch. für path. Anat. u.
Phys.* Bd. LVI, 1873).

MANTEGAZZA. Del globulimetro nuovo strumento per determinare rapidamen-
te la quantita dei globetti rossi del sangue et nuovo ricerche ematologis-
che (Milano, 1865).

MARCACCI. Sul mecanismo dei moti del petto (Miscell. med. chir. farmacent
Pisa) 1843.

MARCÉ. Recherches sur les rapports numériques qui existent chez l'adulte,
à l'état normal et à l'état pathologique, entre le pouls et la respiration,
dans *Arch. gén. de médecine*, 5e série, t. VI, 1855.

MARCHAND. Ueber die Einwirkung des Sauerstoffes auf das Blut (De l'action
de l'oxygène sur le sang), dans *Journal für praktische Chemie*, t. XXXV,
1845.

MAREY. Pneumographie (*Journ. de l'anat. et de la physiol. de l'homme et
des animaux*, 2e année, 1865, p. 425-456).

MAREY. Physiologie de la circulation du sang. p, 361. 1863.

MAREY. De la méthode graphique (Paris, 1878).

MARTENS. Sur les théories chimiques de la respiration et de la chaleur ani--
male, dans *Bulletin de l'Académie royale de Bruxelles*, t. IV, 1845.

MARTIN. Réflexions sur la question des rapports de l'urée et du foie (Th.
doct., Paris, 1877).

Mathieu et Maljean. Etude clinique sur les altérations du sang dans la fièvre traumatique et dans les fièvres en général (*Bulletins de Soc. de chirurgie*, p. 609).

Mathieu et Urbain. Des gaz du sang (*Archives de physiologie*. Paris, 1872).

Matteucci. Sur l'odeur développée par l'action de l'acide sulfurique sur le sang (*Annales de phys. et de chim.* LII. 1833).

Maunoury. Etude clinique sur la fièvre primitive des blessés (Th. Paris, 1877).

Mayer. Experimenteller Beitrag zur Lehre von den Athmenbewegungen (Contribution à l'étude expérimentale des mouvements respiratoires (*Sitzb. der Wiener Ahad*, 1874).

Mayow. Tractatus quinque medico-physici. Oxonii, 1674. — De respiratione fœtus in utero et ovo.

Mehrbacg. Fall von Polyurie (*Zeitschr. für Med. Chir. u. Geburtsh.*, 1865).

Meissner. Der Ursprung des Harnstoffs im Harn der Säugethiere (*Zeitschrift für rationnelle Medicin von Henle und Pfeuffer*, 1868).

Meissner. *Jahresbericht*, 1864, p. 346.

Mendelsohn (A.). Die Mechanismus der Respiration und Circulation od. das explicirte Wesen der Lungenhyperämien, etc. (Berlin, 1845).

Meunier. Th. de doctorat, Paris, 1870. Etude parallèle des globules rouges et blancs du sang et des principaux éléments de l'urine dans quelques maladies aiguës.

Meyer (L.). Die Gase des Blutes (Les gaz du sang) (Dissert. inaug. Göttingen, 1857), et dans *Zeitschrift für rationnelle Medicin*, t. VIII, 1857.

Le même. De sanguine oxydo carbonico infecto (Dissert. Breslau, 1858).

Le même. Ueber die Einwirkung des Kohlenoxydgases auf Blut (De l'action du gaz acide carbonique sur le sang), dans *Zeitschrift für rationnelle Medicin*, t. V, 1859).

Michæl. Specialbeobachtungen der Körpertemperatur im intermittirenden Fieber (Observations de la température du corps dans la fièvre intermittente), dans *Archiv für physiologische Heilkunde*, 1856).

Michælis. De partibus constitutivis singularum partium sanguinis arteriosi et venosi (Berlin, 1827. — Voyez aussi *Schweigger's Journal*, etc., t. XIV).

Mocquot. Essai de pneumographie pour servir à l'étude des maladies des enfants (Th. Paris, 1874).

Molé. Signes précis du début de la convalescence (Th. Paris).

Moleschott. Ueber den Einflus der Wärme auf die Kohlensäureausscheidung der Frösche (De l'influence de la chaleur sur l'exhalation d'acide carbonique chez les grenouilles), dans *Untersuchungen zur Naturlehre des Menschen und der Thiere*. t. II, 1857).

Le même et Schelske. Ueber die Menge der ausgeschiedenen Kohlensäure und die Lebergrösse etc. (De la quantité d'acide carbonique expiré dans ses rapports avec le volume du foie) dans *Untersuchungen zur Naturlehre des Menschen und der Thiere*, 1re livr. 1856.

Moleschott. Versuche zur Bestimmung des Wassergehalts der vom Menschen ausgeathmeten Luft (Recherches sur la fixation de la proportion d'eau contenue dans l'air expiré par l'homme), dans *Holländische Beiträ-ge zu den anat. und physiol. Wissenschaften*. t. 1ᵉʳ. Utrecht, 1846.

Le même. Ueber den Einfluss des Lichtes auf die Menge der vom Thierkör-per ausgeschiedenen Kohlensäure (Influence de la lumière sur la propor-tion d'acide carbonique exhalé par les animaux) dans *Wiener medicinische Wochenschrift*, 1855.

Monti Luigi L'orina della pneumonite (*Gazz. med. ital. lomb.* 1863. nᵒ 6-7).

Moos. Ueber Harnstoff und Kochsalzgehalt des Urins bei verschiedenen Krankheiten (*H. u. Pf. Zeitschr*, N. F., VII, 3).

Moos. On the action of potas. soda. lith., etc., on the urine (*Americ. journ.* L. XXXVII, p. 384-388, april 1861).

Morvand. Nouvelle théorie de la fièvre (*Gaz. méd de Paris*).

Mounier-Martin. Quelques considérations sur la fièvre (Thèse Paris).

Munch. (*Allg. med. central Zeitung*, vol. XXVII).

Munck (Immanuel). Ueber die Harnstoffbildung in der Leber. Ein experi-menteller Beitrag zur Frage d. Harnstoffuntersuchung in Blut und Pa-renchymen (*Pflüger's Archiv*. Bd. XI, p. 100).

Murchison. On fonctional derangements of the liver (Londres, 1874).

Murchison. On the continued fevers of great Britain, 2ᵒ édition, London, 1873. — On fonctional derangements of the liver.

Muron. Des propriétés phlogogènes de l'urée (*Gaz. méd.*, nᵒ 33, 1873).

Murri. Del potere regulatore della temperatura animale (Florence, 1872).

Murri. Sulla teoria della febre (Florence).

N

Nasse (O.). *Arch. de Pflüger*, 1873, t. VII, p. 139. (Etudes sur les subs-tances albuminoïdes.)

Nasse. Das Blut in mehrfacher Beziehung. physiologisch und pathologisch untersucht (Le sang examiné sous le rapport physiologique et patho-logique), Bonn, 1836.

Nannyn. Ueber das Verhalten der Harnstoffausscheidung beim Fieber (Berlin, Klin.).

Le même. Contribution à l'étude de la fièvre. (*Arch. anat. Physiol. u. wiss. med.*)

Le même. Beitræge zur Lehre von der fieberhaften Temperaturhœhung. (*Archiv für experimentelle Pathologie*. Bd. 1. 1873, s. 181).

Le même. Importance de la rétention d'urée dans la fièvre. (*Berlin klinisch. Wochenschr*, nᵒ 38, p. 524.)

Le même. *Jahresbericht von Virchow und Hirsch*, 1870, p. 233. (De l'excré-tion de l'urée dans la fièvre.) — *Archiv. f. Anat. Phys. und wiss. med.*, 1870. Contribution à l'étude de la fièvre.

Naunyn et Quincke. Ueber den Einfluss des Centralnervensystems auf die Wärmebildddung im Organismus. (*Arch. f. Anat. Physiol. u. wiss. Med.*).

Nawrocki. Die Methoden den Sauerstoff im Blute zu bestimmen. *Studien des physiol. Instit. zu Breslau*, II, 1863.

Neuffer. Ueber Diabetes insipidus. Inaug. dissert. Tübingen. 1857.

Neumann. Experimentelle Untersuchungen über das Verhalten der insensiblen Ausgaben im Fieber. (Diss. inaug. Dorpat, 1869.)

Niemeyer. Ueber das Verhalten der Eigenwärme bei gesunden und kranken Menschen (Berlin).

Niémeyer (P.). Contribution à l'étude d'une nouvelle théorie et du traitement de la fièvre. (Pester. Médiz. Chirurg. Presse.)

Nièpce. Recherches sur la composition de l'air atmosphérique que respire, en hiver, dans les étables, la population des Alpes, dans *Gazette médicale de Lyon*, t. IV, 1852.

Noel. Etude générale sur les variations physiologiques des gaz du sang (Th.,Paris, 1876.).

Nussbaum. Forgesetzte Untersuchungen über die Athmung der Lunge (Nouvelles expériences sur la respiration dans le poumon. — *Pflüger's Arch.*, 1873.)

Nysten. *Recherches de physiol. et de chimie pathol.*, p. 81-77, Paris, 1811.

O

Ohne. Ueber Azoturie. *Schmidt's Jahrbücher*, 1855.

Ollivier. De la Polyurie et des variations de la quantité de l'Urée à la suite de l'hémorrhagie cérébrale (Arch. de Physiol., 1876.).

P

Paalzolw. Ueber den Einfluss der Hautreize auf den Stoffwechsel. *Pflüger's Archiv*. Bd. IV, 1871, s. 492.

Panum. *Nordisk med. Arch.*, VI, 2, n° 12, 1874.

Parkes. On the dysentery and hepatitis of India. 1846.
Le même. The urine, p. 271, XXIII, 4 *bis*, 33.

Parrot. Sur un signe de l'agonie. *Archives de physiologie*, 1871.

Parrot et A. Robin. *Archives de médecine*, 1876. Urée dans l'athrepsie.

Paulsen. Des différences de la capacité du thorax dans la station debout ou couchée (Kiel, 1873).

Pepper. Remarques sur le type respiratoire de Cheyne-Stokes étudié surtout dans la méningite tuberculeuse (*Philadel. Med. Times*, mai 1875.)

Peter. Rapport entre les variations de volume de la rate et celles de la température. Rapport entre celles-ci et les troubles de la sensibilité (Acad. de méd.).

PETIT (P.-L.). Recherches sur les relations qui peuvent exister entre l'excrétion de l'urée et le processus fébrile (Thèses de Paris, 1877).

PETTENKOFER. Ueber den Respirations- und Perspirationsapparat im physiologischen Institute zu München (Appareil pour l'étude de la respiration pulmonaire et cutanée, de l'Institut physiologique de Munich), dans *Sitzungsberichte d. baierisch. Ak. der Wiss. zu München*, 1860.

Le même. Ueber die Respiration (Sur la respiration), dans *Annalen der Chemie und Pharmacie* (volume supplémentaire) 1862.

PETTENKOFER et VOIT. Untersuchungen über die Respiration (Recherches sur la respiration), même recueil, même année.

Les mêmes. Ueber die Kohlensäureausscheidung und Sauerstoffaufnahme (De l'exhalation de l'acide carbonique et de l'absorption d'oxygène), dans *Münchener Akademie-Berichte*, 1866 et 1867.

Les mêmes. In *Zeitschrift für Biol.* (*passim*).

PFAFF. Tentamen physiologicum de respiratione, Edinburg, 1790, et dans *Annales de chimie*, t. VIII, 1791.

Le même. Nouvelles expériences sur la respiration, dans *Annales de chimie*, ancienne série, t. LV, 1805.

PFLÜGER. Ueber die Kohlensäure des Blutes (De l'acide carbonique du sang), Th. Bonn, 1864.

Le même. Neue Einwände des H. Prof. Senator gegen die Anpassung der Wärmereproduction an den Wärmerhust bei Warmblütern (*In Arch. f. gesammte Physiol.*, 1887).

PFLÜGER's *Archiv*. Bd. XIV, 1876-1877. Examen de quelques travaux récents au sujet de la fièvre. *Ibid.*, XV, p. 104, 1877. *Revue des sciences médicales*, X, p. 70, 74.

PICARD (Jos.). De la présence de l'urée dans le sang et de sa diffusion dans l'organisme, etc., p. 22 et suiv. thèses de Strasbourg, n° 375, année 1856.

POCHOY. Recherches expérimentales sur les centres de température. Paris.

PONFICK (E.). Ueber die pathologisch-anatomischen Veraenderungen der inneren Organe bei toedlich verlaufenden Erysipelen. *Deutsche Klinik*, 1867, n° 20.

POGGIALE. Recherches chimiques sur le sang, dans *Comptes rendus de l'Acad. des sciences*, t. XXV, 1847.

POPP. Untersuchungen über die Beschaffenheit des menschlichen Blutes in verschiedenen Krankheiten (Recherches sur les qualités du sang humain dans diverses maladies), Leipzig, 1845.

POTAIN. *Revue mensuelle*, février 1877.

POTAIN et RENDU. *Dictionnaire encyclopédique des sciences médicales*. Article Cœur.

POUMET. Mémoire sur la ventilation dans les hôpitaux, dans *Annales d'hygiène publique*, t. XXXII, 1844.

POWER (S.). On the excretion of nitrogen in the urine. *The Dublin Journal*, V, XXXVIII, p. 82, 86.

PREVOST et DUMAS. Examen du sang et de son action dans les divers phénomènes de la vie (*In Ann. de Chimie*, t. XVIII, 1815).

PREYER. Ueber die Kohlensäure und den Sauerstoff im Blute (De l'acide carbonique et de l'oxygène dans le sang). dans *Centralblatt für d. med. Wissensch.*, 1866.

PRIESTLEY. Observ. on Respir. and the Use of Blood (*Philosp. Transact.* 1776, p. 226).

Le même. Expériences et observations sur différentes espèces d'air, trad. de Gibelin. Paris, 1777, t. I, p. 44.

PRIMAVERA. H. Morgagni, mai 1876, Oxalurie.

PROUT. Traité de la Gravelle, 1822.

Le même. Observ. on the Quantity of Carbonic Acid Gaz emitted from the Lungs (*Ann. of Philos.*, 1813, vol., p. 333).

PRUNIER. Théorie physique de la calorification. Th. Paris, 1876.

PUDZINOWITSCK. Zur Hautperspiration bei Fieberkranken. *Centralblatt für die med. W.* 1871, n° 14.

Q

QUINCKE. *Berliner klin. Wochenschrift* (1869).

Le même. Ueber den Hämoglobingehalt des Blutes in Krankheiten (*Archives de Virchow*, 1812.)

QUINQUAUD. Sur un procédé de dosage de l'hémoglobine dans le sang (Acad. des sciences, 1872.).

Le même. Sur les variations de l'hémoglobine dans les maladies (Acad. des sciences, 1872.).

Le même. Sur les variations de l'hémoglobine dans la série zoologique (Académie des sciences, 1872.).

Le même. De l'absorption de l'oxygène par l'hémoglobine (Compte-rendu de l'Académie des sciences, 1872.).

R

RABOW. Arch. f. psychial, III; 1877. Urée dans la paralysie générale.

RADUTEAU. Eléments d'urologie.

RAJEWSKY. Zur Frage über die quantitative Bestimmung des Hämoglobins-gehaltes im Blut (*Arch. de Pflüger*, 1876.).

RANSOME. On the graphical representation of the movement of the chest wall in respiration. — De la représentation graphique des mouvements de la cage thoracique dans la respiration. (*British med. Journ.*. 1874.)

Le même. On the Mechanical condition of the respiratory movements in man. (Proc. of the Royal Society, 1872.).

Le même. On the action of the intercostal muscles. (*British medical Journ.* 26 oct. 72.

RAYER. (*Traité des maladies du rein*, t. 2, p. 84.)

Le même. Examen comparatif de l'air expiré par des hommes sains et les cholériques, sous le rapport de l'oxygène absorbé (*Gaz. méd. de Paris*, 26 mai 1832, t. III, p. 277.)

REES. On the presence of urea in the blood, dans *London medical Gazette*, t. XII. 1833.

Le même. On a peculiar function of the red corpuscules of the blood, and on the process of arterialisation, dans *Philosoph. Magazin*, 3° série, t. XXXIII, 1848.

REISET (J.). Recherches chimiques sur la respiration des animaux, dans *Ann. de physique et de chimie*, 1863.

REGNARD. Diminution de l'urée dans les accès de fièvre intermittente liés à la lithiase biliaire (Soc. de Biologie, 1872·).

Le même. Nouveau procédé pour le dosage de l'urée (Soc. de Biologie, 1872.).

REGNAULT. Théorie de la chaleur animale. (Mém. de l'Acad. des sciences.)

REGNAULT et REISET. Recherches chimiques sur la respiration des animaux des diverses classes, dans *Annales de chimie et de physique*, 3° série, t. XXVI, 1849.

REMBOLD (O.). Calorimetrische Untersuchungen an Kranken und Gesunden. *Versammlung Deutscher Naturforscher und Aertzte in Insbruck*, S, 77.

RENDU. *Dict. encycl.* Art. Foie.

Le même. Obs. de polyurie azoturique guérie par l'ergot de seigle (*France médicale*, 1878.).

RICHARDSON. Causes et pathogénie des maladies fébriles (*Public Healt*, t. III, 1876.).

Le même. Des bruits entendus à l'auscultation et produits par l'action du cœur sur le poumon (*Méd. Times and Gaz.*, 1860.).

RIDCLIFFE-HAL. Société royale de Londres, 1861.

RIEGEL. Die Atherabewegungen. Eine physiologisch-pathol. Studie. Würzburg (1873).

Le même. Ueber den Einfluss des Nervensystems auf den Kreislauf und die Kœrpertemperatur (*Arch. für Physiologie.*).

Le même. Zur Wärmeregulation (*Arch. de Virchow*, XLVI, 396.).

RIGAUD. Quelques considérations sur le rôle éliminateur du poumon (Th. Paris, 1873.).

RITTER. Académie des sciences, nov. 1871.

Le même. Revue médicale de l'Est, 1874. Mémoire sur les matières extractives dans les urines.

Le même. Manuel de chimie pratique (Paris, 1874.)

ROBERTS (Williams). A pratical treatise on urinary and renal diseases.

ROBIN. Traité des humèurs, 2° édition.

ROBIN (A.). Essai d'urologie clinique dans la fièvre typhoïde (Th. de Doctorat. Paris, 1877.).

RŒHRIG. Physiologische Untersuchungen über den Einfluss von Hautreizen auf Circulation, Athmung und Kœrpertemperatur. (*Deutsche Klinik.* 1873, n° 23.)

RŒHRIG et ZUNTZ. Zur Theorie der Wärmeregulation und der Balneotherapie. (*Pflüger's Arch. für Physiologie.*)

ROGER. *Etudes cliniques sur les maladies des enfants.* T. I, p. 198.

ROGERS (de Philadelphie). Experiments upon the Blood (*American Journal of Med. Sc.*, t. XVIII, p. 277.).

Rosenstein. *Berliner klinische Wochenschrift*, 1868, n° 15.

Rosenthal. Zur Kenntniss der Wärmeregulirung bei den warmblütigen Thieren (Erlangen, s. 33.).

S

Sabatier. Mém. sur les mouvements des côtes, etc. (*Mém. de l'Acad. des sc.*, 1778, p. 347).

Samuel. Ueber die Entstellung der Eigenwärme und des Fiebers (*An. in Centralblatt.* p. 826.).

Sanndby. *Edimburg. med. Journ.*, juillet 1875, p. 41. Oxalurie.

Sanson. Recherches expérimentales sur la respiration des grands mammifères domestiques, *Biolog.* 1876.

Saussure. *Annales des sciences nat.*, 1e série, t. II, p. 273.

Sautarel. Examen du poids du corps comme moyen de contrôle chimique. Th. de Paris. 1869.

Scharling. Undersögelser over den quantitet kulstof, etc., dans *les Mémoires ds la société danoise des sciences*, vol. X ; traduction française sous ce titre: Recherches sur la quantité d'acide carbonique expiré par l'homme dans les vingt-quatre heures, dans *Annal. de chimie et de physique*, 3ᶜ série, t. VIII, 1843.

Scheevogt. Ueber den praktischen Werth des Spirometers (*Henle's Zeitschr. für rationn. Med.*, 1854).

Schérer. (*Revue de Chimie dans C. Canstabt* 1843).

Schleich. Ueber das Verhalten der Harnstoffproduction bei künstlicher Steigerung der Kœrpertemperatur (*In Archiv. f. experim. Pathol u. Pharmac.*).

Schliep. Critique des cas de Teales (Berlin klin.).

Schmidt (A.). Ueber Ozon im Blute (De l'ozone dans le sang), Dorpat, 1861.

Schmidt. Warneeming van een volgens der Stand des ligchans of wisslend blaasgeluid van het linksgaard, *in Nederl Weelkwor geneeshundigen.* Fév. 1855.

Schneider. Untersuchungen über das Körpergewicht während des Wundfiebers. (*Langenbeck's Archiv.* XI, 1869, s. 131).

Schnepf. Note sur un nouveau spiromètre très-sensible et très-simple, dans *Comptes-rendus de l'Acad. des sciences*, t. XLIII, 1856.
Le même. Considérations physiologiques sur l'acte de la respiration ; influence de l'âge sur la capacité vitale du poumon ; influence de la taille dans *Gazette médical* de Paris, nᵒˢ 11, 21, 25, 39. 1857.

Sichoffer. Ueber die Kohlensäure des Blutes und ihre Ausscheidung (*Sitzungsöer. d. Wien. Akad.* 1860. Bd. XLI. s. 519).

Schoffer (A.). Ueber die Kohlensäure der Blutes und ihre Ausscheidung mittels der Lunge (De l'acide carbonique du sang et de son exhalation par le poumon), dans *Zeitschrift für rationnelle Medicin*, 3° Série, t. XI, 1861.

Schottin. *Arch. für physiol. Heilkunde*, 1853 et id., 1860.

Schroff. Untersuchungen über die Steigerung der Eigenwärme des Hundes nach Rückenmarcks-Durchscheidungen (*in Wien. Acad. Sitzungsb.*, mars 1876).

Schulein. Ueber das Verhältniss der peripherischen zur Centraltemperatur im Fieber (*In Virchow's Archiv*, 1876. p. 809).

Schultz. Ueber die Wärmeerzeugung bei der Athmung (Du développement de la chaleur par la respiration), dans *Müller's Archiv*. 1842.

Schutzemberger. Bulletin de la Société chimique. 1873.

Schutzemberger. Des Fermentations. Paris. 1876.

Schultzen et Neucki. *Zeitschrift für Biol.*, VIII, 1872.

Schultzen et Riess (*Zeitsch f. Biol.* VII. 1 p. 63. 1871).

Schweich. Sur la manière dont se comporte la production de l'urée quand on élève artificiellement la température du corps. *Arch. f. exp. Path. et Pharmacol.*, 1875. Analyse dans journal de Hayem, t. VII.

Scoutteten. De la température de l'homme sain et malade ; les variations avant et après le bain. *Influence de l'altitude des lieux sur les fonctions physiologiques*. Paris.

Scudamore. Traité de la goutte et du rhumatisme. 1823.

Sée (G.). Du diagnostic des fièvres par la température (*Bulletin général de thérapeutique*, t. XXXVI).

Selighson. *Centralblatt. f. med. Wissenschaft*. 1873, n⁰ˢ 22. 27, 28, 33. Sur l'Oxalurie.

Senator. Nouvelle contribution à l'étude de la fièvre, in-8, 208 pages, Berlin. 1873.

Senator. *Centralblatt*, n° 6, p. 84, 1873.

Senator. *Revue des sc. médic.* de Hayem, t. III, p. 539, 1874, t. I. p. 548.

Senator. (1873). Weitere Beiträge zur Fieberlehre. *Med. Centralblatt*.

Senator. Diabète sucré et insipide. *In Ziemssen Handbuch der speci. Path. und Ther.*, t. XIII, 1876.

Senator. Beiträge zur Lehre von d. Eigenwärme und d. Fieber. *Virchow's Archiv.*, 1869, Bd, 45.

Senator. Nouvelles recherches sur la production de la chaleur et les échanges nutritifs (Reichert und Du Bois Reymond's. *Archiv. für Anat. Heft*. I. 1874).

Senator. Ueber d. Ausscheidung d. Kreatinin b. Diabetes mellitus. u. insipidus, 1376, Virchow's. *Archiv.* LXVIII, p. 422.

Setschenow (J.). Beiträge zur Pneumatologie des Blutes (Contributions à l'étude des gaz du sang), dans *Sitzungsberichte der kais. Akad. der Wissenschaften*, t. XXXVI, Wien, 1859.

Sibson. On the mechanism of respiration, dans *Philosophical Transactions*, 1847.

Le même. On the movements of respiration in disease, dans *Transactions of the med. chirurg. Society of London*, t. XXXI, 1848.

Sgmund. *Arch. für Phys. und Path. Wien*. 1852, t. II, p. 7.

Silujanoff. Zur Fieberlehre. Virchow's *Arch.* Bd. 52, s. 327. 1871.

Simon. Ueber das Vorkommen des Harnstoffs im Blute (De la présence de l'urée dans le sang), dans *Müller's Archiv für Anat. und Physiol.*, 1841.

Le même, chapitre Blut (sang), de son ouvrage intitulé *Physiologische und pathologische Anthropochemie mit Berücksichtigung der eigentlichen Zoochemie*, Berlin, 1842.

Simon (G.). Ueber die Menge der ausgeathmeten Luft bei verschiedenen Menschen und ihre Messung durch das Spirometer (De la quantité d'air expiré chez les divers hommes et de sa mesure à l'aide du spiromètre) Giessen, 1848.

Simon (John). *Deutsche Klinik.* 1862, 1853.

Smith (E.). On the quantity of air inspired at every 5, 15 and 30 minutes of the day and night, and under the influence of exercice food and medicines, etc., dans *The Lancet*, 1857.

Le même. On the influence of exercice on respiration and pulsation, dans *Edinburgh medical Journal.* 1859.

Le même. Experiments on the phenomena of respiration, dans *Proceedings of the Royal Society*, t. IX, 1859 ; et dans *the Lancet*, I. 1859.

Le même. Résumé de recherches expérimentales sur la respiration, dans *Journal de physiologie*, en 2 parties, t. III. 1860.

Smoller. Ueber das Verhältniss von Pulsfrequenz, Respiration und Temperatursteigerung in einigen acuten Krankheiten (Rapport entre la fréquence du pouls, la respiration et l'élévation de la température dans quelques maladies aiguës), dans *Vierteljahreschrift für praktische Heilkunde*, Prag, 1860.

Smoller. Stud. üb. Oxalurie. *Prager Vierteljahreschrift.* 1861.

Snow. On the Pathol. Effects of Atmosphere vitiated by Carbonic Acid Gas and by a Diminution of Oxygen (*Edinb. Med. and Surg. Journal*, t. LXV, année 1816).

Spallanzani. Mémoires sur la respiration, traduct. de Sennebier, Genève. 1803.

Le même et Sennebier. Rapports de l'air avec les êtres organisés, 3 vol. Genève, 1807 (les deux premiers volumes sont consacrés à la respiration).

Stasseurg. Modifications que le quinine fait subir à l'exhalation de l'acide (*Arch. für experiment. Physiol. Leipzig*, 1874).

Stefanoff. Urée dans la syphilis. Diss. de Saint-Pétersbourg, *in Centralblatt für Chir.*, 1876, n° 1.

Steiner (Moritz). Versuch zur Ermittelung der Respirationsgroesse in Fieberhaften (Diss. inauger., Tübingen, 1868).

Stern. Ueber den inneren Mechanismus der inspiratorischen Erweiterung der Lunge. (Sur le mécanisme intérieur de l'ampliation inspiratiore du poumon (*Allgem. Wien. med. Zeitung* 1873).

Stokes. Traité des maladies du cœur (Traduction Sénac).

Stokvis. Weekbl von het Nederland. Tydschr voor geneesk, n° 37. 1876.

Stopezanski. Ueber Bestimmung des Kreatinins und Harns und Verhertwung desselben C. Diabetes mellitus. *Wien. Wochenschr.*, n°s 21, 25, 1863.

Storch. (Schmidt's Jahrbücher. 1871, t. 152 p. 146).

STRAUSS. Des récents travaux sur les gaz du sang et les échanges respiratoires (*Archiv. gén. de Médecine.* Avril 1873).

STRUMMER (Adolf.). Uebersicht über die wichtigsten neueren Fortschritte der Physiologie und Pathologie d. Harns. *Schmidt's Jahrb.* 1877, p. 117.

SUBBOTIN. Mittheilung über den Einfluss der Nahrung auf den Hämoglobingehalt des Blutes (*Zeitschrift f. Biologie*, 1871).

SYDNEY RINGER. On the influence on change of posture on the characters of endocardial murmurs, *in Edimb. med. Journ.* Févr. 1861.

SYDNEY RINGER. On the relative amounts of sugar and durea in the urine in Diabetes mellitus. *Transactions of the med. Chir. Soc.*, 1860, p. 323.

SYDNEY RINGER. *Med. Chir. transact.*, 1859, v. XLII.

T

TEALE (J.-W.). Remarquable élévation de la température (50°) après un traumatisme de la colonne vertébrale. Guérison (*The Lancet*, p. 340,6 mars 1875 ; *Gaz. des hôpitaux*, p. 355, 1875)

TEISSIER (J.). Du diabète phosphatique. Th. de Paris, 1876.

THOMAS. Fieber und œrtliche Stœrung in Leipzig (*In Arch. der Heilkunde*, 1876, p. 321).

THORNBURN. *British journal*, 1862.

TIEGHEM (Van). Recherches sur la formation de l'urée et de l'acide hippurique. *Annales des sciences naturelles*, 5ᵉ série, t. II, 1864.

TODD's. *Cyclopœdia of Anatomy and Physiology*, vol. IV, art. Thorax.

TOMMASI (T.). Sull urea nelle urine diabetiche. *Lo sperimentale*, XXXVIII, q., 1876, p. 259-274.

TRAUBE. Zur Theorie des Cheyne-Stokes'schen Athmungs-phœnomens. (*Berliner klin. Wochenschrift*, 1871 et 1874.)

TRAUBE. Zur Fieberlehre. (*Med. Centralzeitung*, 1863, 1864.)

TRAUBE et JOKMANN. Zur Theorie des Fiebers. *Deutsche Klinik*, 1855.

TSCHERINOFF. (*Sitzungsberichte der Kaiserl. Akad. der Wiss. Wien.* 1865.)

TSCHESCHICHIN. Abaissement de la température après la section de la moelle, dû à la dilatation des vaisseaux sanguins. Des centres modérateurs. (Reichert's u. Dubois Reymonds, *Archiv. für Anat*, p. 152.)

TREVIRANUS. *Zeitschrift für Physiol.*, t. IV, p. 23.

U

UNRUH. Ueber Stickstoffsausscheidung bei fieberhaften Krankheiten. *Virchow's Archiv.*, t. XLVIII.

V

Valentin. Chapitre Das Athmen (La respiration), dans *Lehrbuch der Physiologie des Menschen*, 2ᵉ édit., vol. I, Braunschweig, 1847. Cet article renferme le résumé d'expériences faites en commun avec Brunner.

Le même. Beiträge zur Kenntniss des Winterschlafs der Murmelthiere (Contributions à l'étude du sommeil hibernal de la marmotte), dans *Untersuchungen zur Naturlehre des Menschen und der Thiere*, 1ʳᵉ et 2ᵉ livraison, 1856.

Le même. Ueber Athmen nach Unterdrückung der Hautausdünstung und die belebenden Wirkungen höherer Wärmegrade (De la respiration après la suppression de l'exhalation cutanée et de l'action vivifiante des températures élevées), dans *Archiv für physiologische Heilkunde*, 4ᵉ série, t. II, 1858.

Le même. Ueber Athmen im geschlossenen Raume (De la respiration dans des espaces clos), dans *Zeitschrift für rationnelle Medicin*, 3ᵉ série, t. X, 1861.

Valentin et Brunner. Ueber das Verhältniss der bei Athmen des Menschen ausgeschiedenen Kohlensäure zu dem durch jenen Process aufgenommenen Sauerstoffe. (Rapport entre l'acide carbonique exhalé et l'oxygène absorbé par la respiration chez l'homme), dans *Archiv für physiologische Heilkunde*, t. II, 1843.

Vallin. Recherches expérimentales sur l'insolation et les accidents produits par la chaleur (*Arch. gén. de Méd.*, t. XV, p. 129), 1870.

Vallin. Du mécanisme de la mort par la chaleur. (*Arch. gén. de Médecine*) 1872.

Valmont. Recherches sur l'urée dans les maladies du foie. *Mémoire inédit pour le prix Corvisart*, 1877.

Vauquelin. Observations chimiques et physiologiques sur la respiration des insectes et des vers, dans *Annales de chimie*, t. XII, 1792.

Vierordt. Recherches expérimentales concernant l'influence de la fréquence des mouvements respiratoires sur l'exhalation de l'acide carbonique, dans *Comptes rendus de l'Académie des sciences*, t. XIX, 1844.

Le même. Physiologie des Athmens mit besonderer Rücksicht auf die Ausscheidung der Kohlensäure (Physiologie de la respiration dans ses rapports avec l'exhalation de l'acide carbonique), Karlsruhe, 1845.

Le même. Article Respiration, dans *Wagner's Handwörterbuch für Physiologie*, t. II, 1845.

Le même et Ludwig. Beiträge zur Lehre von den Athembewegungen (Contributions à l'étude des mouvements respiratoires), dans *Archiv für physiologische Heilkunde*, t. XIV, 1855.

Vierordt. Physiol. des Athmens, p. 84 et suiv.

Virchow. Zur pathologischen Physiologie des Blutes (Sur la physiologie pathologique du sang), dans *Archiv für pathologische Anatomie*, t. I, 1847; t. II, 1849 ; t. V, 1853.

Vogel. Ueber die Existenz der Kohlensäure im Urin und im Blute (*Journal für Chem.*, von Schweigger, 1814, t. XI, p. 401 et *Annales de chimie et de physique*, 1815, t. XCIII, p. 71.

Vogel. *Zeitschrift. f. rat. Med.* Bd. IV, 1-4.

Vogel. *Arch. des Vereincsh. für Wissench. Heilkunde.* 1864.

Voillez. *Union médicale*, juin, 1860.

Voit. Die Gesetze d. Zersetzungen d. stickstoffhaltigen Stoffe im Thierkörper. *Zeitschr. f. Biologie*, I, Bd, pp. 69, 107, 109, 168, 1865.

Voit et Forsker. Sur le dosage de la vapeur d'eau à l'aide de l'appareil de Pettenkofer pour l'étude des phénomènes de la respiration. (*Zeit. fur Biolog.* XI).

Vulpian. Leçons sur l'appareil vaso-moteur. Physiologie et pathologie (2 vol., Paris, 1875.)

W

Wachsmuth. *Arch. der Heilkunde*, 1865.

Wahl (E.-B.). Zur Kenntniss der Wärmeregelirung bei Fieberden. *Sanct-Petersburger med. Zeitschrift*, Bd. XII, 1867.

Wasilewski. Material zur Lehre von den insensiblen Ausgaben im Fieber (*Peters. med. Wochensch.* Anal. in *Centralblatt*, p. 671, 1878).

Weber. Ueber den Fieberfrost (Sur le frisson de la fièvre) dans *Neue medicinisch-chirurgische Zeitung*, n° 18, 1847.

Le même. Ueber Wirkung der Hitze und Kälte auf die Nerven (Influence de la chaleur et du froid sur les nerfs), dans *Müller's Archiv für Anatomie und Physiologie*, 1847.

Le même. Einfluss der Wärme und Kälte auf die Flimmerbewegung (Influence de la chaleur et du froid sur le mouvement vibratile), dans *Frorien's Notizien an dem Gebiete der Natur- und Heilkunde*, 1847.

Le même. Ueber Wärmeentwickelung in entzündeten Theilen (De la production de chaleur dans les parties enflammées), dans *Deutsche Klinik*, 1864.

Weber (Ed.). Des conditions de l'élévation de la température dans la fièvre. Th. de Paris, 1872.

Weber (O.). Sur la fièvre en général et la fièvre traumatique en particulier (*Medizinische jahr.* Bd XIV, juin 1867.)

Weest (Sam.). Observations upon the elimination of urea in certain diseases. *Med. chir. Transact.*, vol. LVIII, p. 299-335.

Wegscheider. Zur Kenntniss der Temperaturvertheilung in fieberhaften Krankheiten (*In Arch. für path. Anat. und. Phys.*, 1877).

Weil (E.). Essai sur la fièvre à propos de la pneumonie, traitée par la digitale. Thèse de Paris.

Welker. Blutkörperchenazhlung und Farbe prüfende Methode. Prague, 1854.

Wertheim. Ueber den Lungengasaustausch in Krankheiten (Des échanges gazeux qui se font par les poumons dans les maladies (*Deutsch. Archiv. für klin. Med.* 1875).

Wiederhold. Die Ausscheidung fester Stoffe durch die Lungen. *Deutsche Klinik*, 1858, n° 18.

Willams. Report of Experim. on the Physiol. of the Lungs and air Tubes (Report of the Meeting of the Brit associat. for the Advanc. of science. Glascow, 1840, p. 411).

Willis (R.) Urinary diseases and their treatment. London, 1838.

Winogradoff. Beiträge zur Lehre vom Diabetes mellitus. *Virchow's Arch.* Bd. XXVII.

Winternitz. Ueber Calorimetrie. (*In Virchow's Archiv.*, p. 503).

Le même. Ueber Wesen und Behandlung des Fiebers. *Wiener Klinik*, 1875.

Wintricht. Krankheiten der Respirationsorgane (*Virchow's Handbuch der speciellen Pathol.*, etc., t. V, 1854.

Wood (Horat C.). Nature et mécanisme de la fièvre. (Washington, Smithnian Institution, 1875.)

Worm Muller. One Forkoldet imellens Blodlegencernes Autal og Blodets Farvekraft.

Worthington. De l'obésité. Paris, 1878.

Wunderlich. Pathologische Physiologie des Blutes, Stuttgart, 1845, et dans *Archiv für physiolog. und patholog. Chemie*, t. III, 1846.

Wunderlich. De la température dans les maladies (Trad. Labadie-Lagrave. Paris.)

Wurtz. De l'urée contenue dans le chyle et dans la lymphe. (*Acad. des Sciences*, 1859.)

Wurtz. De la production de la chaleur dans les êtres organisés ; thèse de concours, Paris, 1847.

Z

Zimmermann (P.). De respiratione nitrogenii oxydulati commentatio. Marbourg, 1844.

Zuntz et Rœbrig. Théorie de la régulation, etc. *Arch. f. d. gesammte Physiol.* Bd. IV. S. 235. Bonn, 1871.

TABLE DES MATIÈRES

TROISIÈME PARTIE.

Variations pathologiques du milieu extérieur.

QUATRIÈME PARTIE.

Variations pathologiques des produits de combustion.

Chapitre XII. — *De l'acide carbonique. Technique.*

Chapitre XIII. — *De l'acide carbonique. Physiologie.*

Chapitre XIV. — *De l'acide carbonique. Pathologie.*

Chapitre XV. — *De la calorification.*

VERSAILLES. — CERF ET FILS, IMPRIMEURS, RUE DUPLESSIS, 59